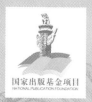

"十二五"国家重点图书出版规划项目

国医大师临床研究

中华中医药学会 组织编写

张琪医论医话集锦

张琪临床医学丛书

江柏华
潘洋 主编

张佩青
曹洪欣 总主编

U0231699

科学出版社
北京

内 容 简 介

本书是"十二五"国家重点图书出版规划项目《国医大师临床研究·张琪临床医学丛书》分册之一,获得国家出版基金资助。全书是从国医大师张琪教授既往著作和讲座中收集整理的关于中医教育、临床以及学术思想的总结,所列举案例均是张琪教授中医临床用药经验和辨治经验的结晶,其中临床案例均是反映其学术思维和临床辨证的有效验案,突出反映其精深的造诣和独具匠心的临证经验,全书内容依次为治学、育人、理论、临床四部分,涉及中医基本理论、病因病机、诊法、治疗法则以及方剂和药物的临床运用等。本书内容宏博、见解深邃,可启迪心智、指导中医临床诊断与治疗以及新药的研究开发。

本书可供广大中医药工作者、中医药院校学生阅读参考,也可供中医药爱好者阅读使用。

图书在版编目(CIP)数据

张琪医论医话集锦 / 江柏华,潘 洋主编 . —北京:科学出版社,2014.4
(国医大师临床研究·张琪临床医学丛书/张佩青,曹洪欣总主编)
"十二五"国家重点图书出版规划项目
ISBN 978-7-03-040278-3

Ⅰ. 张… Ⅱ.①江… ②潘… Ⅲ.①医论-汇编-中国-现代 ②医话-汇编-中国-现代 Ⅳ. R249.7

中国版本图书馆 CIP 数据核字(2014)第 052670 号

责任编辑:郭海燕 刘 亚 曹丽英 / 责任校对:刘小梅
责任印制:肖 兴 / 封面设计:黄华斌 陈 敬

科学出版社 出版
北京东黄城根北街 16 号
邮政编码:100717
http://www.sciencep.com

北京新华印刷有限公司 印刷
科学出版社发行 各地新华书店经销

*

2014 年 4 月第 一 版 开本:787×1092 1/16
2017 年 2 月第三次印刷 印张:13
字数:367 000
定价:78.00 元
(如有印装质量问题,我社负责调换)

《国医大师临床研究》丛书编辑委员会

《国医大师临床研究》丛书序

2009年6月19日，人力资源和社会保障部、卫生部和国家中医药管理局在京联合举办了首届"国医大师"表彰暨座谈会。30位从事中医临床工作（包括民族医药）的老专家获得了"国医大师"荣誉称号。这是新中国成立以来，中国政府部门第一次在全国范围内评选国家级中医大师。国医大师是我国中医药事业发展宝贵的智力资源和知识财富，在中医药的继承创新中发挥着不可替代的重要作用。将他们的学术思想、临床经验、医德医风传承下来，并不断加以发展创新，发扬光大，是继承发展中医药学，培养造就高层次中医药人才，提升中医药软实力与核心竞争力的重要途径。

为了弘扬中华民族文化，广泛传播和充分利用中医药文化资源，满足中医药人才队伍建设的需要；进一步完善中医药传承制度，将国医大师的学术思想、经验、技能更好地发扬光大。科学出版社精心组织策划了"国医大师临床研究"丛书的选题项目，这个选题首先被新闻出版总署批准为"十二五"国家重点图书出版规划项目，后经科学出版社遴选后申报国家出版基金项目，并在2012年获得了基金的支持。这是国家重视中医药事业发展的重要体现，同时也为中医药学术传承提供良好契机。国家出版基金是国家重大常设基金，是继国家自然科学基金、国家社会科学基金之后的第三大基金，旨在资助"突出体现国家意志，着力打造传世精品"的重大出版工程，在"弘扬中华文化，建设中华民族共有精神家园"方面与中医药事业有着本质和天然的相通性。国家出版基金设立六年以来，对中医药事业给予了持续的关注和支持。

作为我国成立最早、规模最大的中医药学术团体，中华中医药学会长期以来为弘扬优秀民族医药文化、促进中医药科学技术的繁荣、发展、普及推广发挥了重要作用。本丛书编辑出版工作得到了中华中医药学会大力支持。国家卫生和计划生育委员会副主任、国家中医药管理局局长、中华中医药学会会长王国强亲自出任丛书主编。

作为中国最大的综合性科技出版机构，60年来科学出版社为中国科技优秀成果的传播发挥了重要作用。科学出版社为本丛书的策划立项、稿件组织、编辑出版倾注了大量心血，为丛书高水平出版起到重要保障作用。

本丛书同时还得到了各位国医大师及国医大师传承工作室和所在单位的大力支持，并得到各位中医药界院士的支持。在此，一并表示感谢！

本丛书从重要论著、临床经验等方面对国医大师临床经验发掘整理，涵盖了中医原创思维与个性诊疗经验两个方面。并专设《国医大师临床研究概览》

分册,总括国医大师临床研究成果,从成才之路、治学方法、学术思想、技术经验、科研成果、学术传承等方面疏理国医大师临床经验和传承研究情况。这既是对国医大师临床研究成果的概览,又是研究国医大师临床经验的文献通鉴,具有永久的收藏和使用价值。

文以载道,以道育人。丛书将带您走进"国医大师"的学术殿堂,领略他们深邃的理论造诣,卓越的学术成就,精湛的临床经验;丛书愿带您开启中医药文化传承创新的智慧之门。

《国医大师临床研究》丛书编辑委员会

2013 年 5 月

路　序

　　吾友张琪教授天性敦敏，无涉虚浮，皓首穷经，师而不泥，诊病疗疾，出奇制胜，化险为夷，诚吾辈之翘楚，国医之栋梁。近闻张老于九十大寿之际，又将其学术思想和宝贵经验系统整理成书，即将付梓，欣喜之余，仅弁言数行，以表贺忱。

　　张老系首获国医大师殊荣之一，但其素性谦和，毫无骄姿，而是愈感不足，团结同道，唯善是从。不尚空谈重疗效，知行合一。常曰："医乃活人之道，余不自欺亦不欺人也。"故博及各科，尤精研肾病数十载，救人无数，成果丰硕，蜚声华宇。医之大者天下为公，寿臻耄耋，常思中医之振兴，多次建言献策，可谓用心良苦。年虽九十，犹亲临一线，为民服务，实杏苑之楷模。

　　夫名垂青史者，非独名钟鼎于庙廊，垂竹帛于殿堂。《左传》有言："太上立德，其次立功，其次立言，谓之不朽。"而张老利济苍生七十载，起民之天札，而增其寿者，难以数计。自轩辕尊岐伯为天师，探鸿蒙之秘，阐生生之机。制九针，尊养生。神农尝百草，医药始成，开世界医学之先。厥后仲景、皇甫、思邈等历代医家，纷纷著书立说，使中国医药学不断发展，日臻完善。至于近代，运气有别，习性有异，新知不应束之高阁，古论不能弃之不用，发皇古意，融汇新知，为治学之道。张老于鲐背之年，医湛德高，仍好学不倦，立言以传后世，毫无保留公之于众，乃龙江医派今之旗帜。

　　张老养生有术，守恒有节，九十高龄仍耳聪目明，心广体健，实大德者有其寿，为中医之福。研索经典，老而弥坚，博采众长，推陈创新，临证思维，跃然纸上。叹书之宏富，辨病与辨证之精，立法处方遣药之妙等，足可为后世登堂入室之舟楫。

　　吾与张老，既是同乡，又是同道，相知相交数十年，互相砥砺，切磋学问，日有所益。惜吾辈年事已高，不觉间年近期颐，忆往昔民生之多舛，国医之浮沉，感慨良多。曾几何时，中医将废，幸中医同道奋起反抗，仗义执言。看今朝，中医药事业蒸蒸日上，国泰民安，不仅国内繁荣发展，且走出国门，跻于世界医学之林，为人类造福，吾辈欢欣鼓舞，难以言表。

　　祝张老福体康泰，传承后学，再续佳作。愿我后学，若能参阅本书，捷足先登，步入大医之途，则幸矣！

壬辰年孟冬于北京怡养斋

颜　序

　　杏林耆宿，张琪国医大师，河北乐亭名医之后。幼承庭训，早窥国医之堂奥；未及弱冠，只身闯荡东北。从事中医药临床、教学、科研工作七十春秋，既登堂执鞭，饱育桃李，又坚守临证，未尝一日懈怠；既衷岐黄仲景，遍览金元明清诸家，又与时俱进，借鉴今人之医学成果，通古贯今，活人无算，为北疆龙江医派当今之旗帜，名扬寰宇。近年来兼任上海同济大学中医大师人才传承首席教授，循循善诱，不远万里，几下江南，大家风范，为世所重。为医精勤，诊必有得。关心中医事业，八老上书，传为佳话。

　　余与张琪先生以医会友，交厚数十载，谈医论艺，获益良多。今逢老友九十寿诞，门人弟子将其历年著作、论文、验案、讲课资料多方整理，汇成一轶。余觉其收罗宏博，取舍谨严，珠玉琳琅，皇然巨制，蔚为大观，兹一出版，必将补苴前失，嘉惠后来，诚为医门盛事，意至美也。欣见杏林又增大作，乐为之序。

颜德馨

壬辰大雪于餐芝轩

总 前 言

张琪是我国著名中医学家、中医临床家、中医教育家,全国著名中医肾病专家,首届国医大师,黑龙江省中医研究院的创建人之一,全国肾病治疗中心奠基人,位列黑龙江省四大名医,当代龙江医派的旗帜,是黑龙江中医发展史上的一座丰碑,更为中医学术上的一代宗师。

张琪历任黑龙江省祖国医药研究所(现黑龙江省中医研究院)研究员、内科研究室主任、副所长、技术顾问;黑龙江中医药大学教授、博士生导师;中华中医药学会常务理事、顾问、终身理事;中国中医科学院学术委员会委员;国务院首批享受政府特殊津贴专家;首批全国老中医药专家学术经验继承工作指导老师;曾当选第五届、第六届全国人民代表大会代表,第七届、第八届黑龙江省政协常委;九三学社黑龙江省省委员会常委、顾问。

张琪出生于中医世家,少承庭训,克绍箕裘,自幼熟读中医经典,秉承祖父"不为良相,便为良医"的谆谆教诲,勤学不倦。青年时期,他亲历国难,为解民众之疾苦,他不顾中医界每况愈下之前景,毅然决然地投身于哈尔滨汉医讲习所,精研中医理论,密切临床实际,博采众长,开始了悬壶济世的一生。新中国成立后,张琪积极响应政府号召,办诊所,兴教学,抓科研,为中医药事业的振兴与发展奔走呼号,鞠躬尽瘁。张琪以其精湛的医术和正派的为人,深受业内外人士的赞颂。

黑龙江省祖国医药研究所自1956年开始筹建,张琪作为其创建人之一,将对中医的满腔热情全部倾注在该所的建设与发展上,奉献出了自己全部精力。并于20世纪60年代即开始致力于肾病的研究和治疗,至今该所已成为全国闻名的肾病治疗中心。张琪从医70年,肩负临床、教学、科研重任,硕果累累,桃李满园。

张琪为学,首重经典,博及医源,探幽索微,无一时虚度。他遍览群书,殚见洽闻,深谙儒家思想精髓,医儒相汇,堪称一代儒医之典范。张琪治学勤勉求真,既不自欺,更不欺人,不尚空谈,但求务实。《脉学刍议》、《张琪临证经验荟要》、《张琪临床经验辑要》、《中国百年百名中医临床家丛书·张琪》、《国医大师临床丛书·张琪肾病医案精选》、《跟名师学临床系列丛书·张琪》、《国医大师临床经验实录·国医大师张琪》等经验集均已付梓,皆源于临床有效实例,真实完整地反映了他的学术思想和临床经验,获得业界人士的广泛赞誉。

张琪为医,怀普治苍生之情,成造福桑梓之事,处世济贫苦,行医为人民。他详审病机,辨证精准,遣方用药,切中肯綮,运用多元化思想,善用大方复法辨治内伤疑难杂病,尤以治肾病经验宏富。他思求经旨,博采众方,师古而不泥,在昌明国粹的同时,不忘融汇新知。利用现代医学技术,结合70年中医临床、教学与科研经验,开展了多项科研课题,成绩斐然,并将科研成果应用于临床,制成系列中成药,减轻了患者的身心痛苦,降低了患者的经济负担,在百姓心中是济世活人的苍生大医。

张琪为师,非常重视中医学术薪火相传,青蓝为继,他承岐伯以《内经》教黄帝、长桑以秘药传扁鹊、公乘阳庆以禁方授仓公之遗风,传道授业,尽心竭力。数十年来,他言传身教,无论其著书立作,或临证讲授,所思所悟,悉心教诲。如今张琪培养的众多弟子,多得心法真传,并在各自领域有所建树。张琪杏坛播春雨,学生杏林散芬芳。张琪以其巨人般宽厚的臂膀,承载着弟子们在中医界的赫赫丰功。

张琪为人,性情平和,如水随形,善利万物而不争;淡泊名利,清净高远,具有崇高的追求和高尚的意趣,将省疾诊病奉为第一要务。其以"不求尽如人意,只愿无愧我心"为座右铭,在自心坦荡之余不忘众生,以海纳百川的胸襟,壁立千仞的气度,广施德泽,行仁义之事,俯仰无愧,心无萦纤,是其能荣登寿域之缘由。生活中,他遵养生之法,御守恒有节之术,虽星霜染鬓,但面色红润,精神矍铄,得享鲐背之寿。

本丛书概括了张琪七十春秋为中医界做出的重要贡献,是对其为人、为医、为师的总结,本丛书成书之时恰逢张琪九十华诞,忝为贺礼。疏漏之处敬祈识者斧正。

《国医大师临床研究·张琪临床医学丛书》编委会
2012 年 10 月 1 日

目　录

第一部分 治学篇

一、论中医现代化

张琪教授《中医现代化发展战略研究报告》读后感

近日,收到中国中医科学院原院长曹洪欣教授寄来的《中医现代化发展战略研究报告》,反复看了几遍,感觉很好。课题组做了大量的调查研究工作,该书提出的中医现代化发展战略思路是值得肯定的,我完全赞同。我对中医现代化有一点不成熟的思路,提出仅供参考。

中医现代化是用现代化语言把中医理论体系的内涵表达出来,形成现代化学术,让其通俗易懂。我认为现代化语言既要不失原意,又要有所升华,既不要用现代医学牵强附会来表达,又要能译成白话文。我认为中医药学是古代自然科学,虽然与哲学有联系,但它绝不是哲学,如阴阳五行虽然来源于《周易》,但中医学脱离了《易经》,而将其用作研究人体脏腑相关的工具。阴阳五行、脏象经络相互滋生、相互制约,铸成人体整体恒动观,保持机体的相对平衡。所谓"阴平阳秘,精神乃治",一个脏腑阴阳有了偏胜偏衰则会影响其他脏腑,整体观就是如此,我认为这是古代辩证法思想,要使其现代化,必须应用现代辩证法思想,才能把它讲清楚。

再者,用现代多学科研究中医理论体系,这是国家提出来的,我认为可与中医本身现代化同步进行,但对中医基础理论研究提出一点看法。近年一些中医科研机构做肾的研究、脾的研究课题,虽然有了一点成果,但客观上不尽如人意。杨振宁教授介绍西方讲究"实用科学",值得考虑。我认为中医理论体系是从实践中总结出来的,反过来又指导实践,研究基础理论应该与临床结合,孤立地研究中医理论是不符中医学规律的,这样研究出来的成果对实际无大的帮助,很难得出满意的结果。

还有一个问题值得注意,国家中医药管理局培养优秀中医临床人才的举措可以扭转部分中医从业人员不重视中医学术的现状,这样初步看是有成效的,但缺少临床实践,只有学习经典理论,且与临床实践结合,才能有大的收获。

二、谈阴阳五行用于医学并非玄学

张琪教授评《阴阳五行玄而又玄》

此文谨就中国科学院院士何祚麻发表的文章《阴阳五行玄而又玄》,提出个人不同的看法,愿与何院士商榷。

我是一名中医工作者,对《易经》的评价不作任何争辩。谨就"阴阳学说"提出不同的看法,阴阳五行来源于远古时代,以《易经》为具体内容,它本身并不代表玄学或科学,星相巫术利用它作为说理的工具则属玄学迷信,医学利用它作为说理的工具则非玄学而属于自然科学范畴。

医学用阴阳五行和脏腑经络气血营卫将人体构建为一个有机整体。阴阳学说主要使用其不同属性之间的对立制约、互根互用、消长平衡、相互转化等以阐明脏腑经络的功能活动。五行学说则是古人利用自然界五种不同的物质属性配合五脏,应用相生相克的学说借以阐明脏腑之间的相互资助又相互制约,揭示其功能活动达到其相对平衡协调。因而阴阳五行学说构建了中医基础理论的纲领核心,贯穿于中医学生理、病理、诊断、治疗、养生等各个方面,为中医理论与临床思维不可缺少的重要方法,临床的辨证论治、药物的四气五味、天人合一等学说离开阴阳五行则无从谈起。

阴阳学说大到整体,具体到五脏六腑经络细微结构,其中脏腑分阴阳而脏腑本身又分阴阳,如肾阴、肾阳、肝阴、肝阳等,十二经络、奇经八脉皆隶属于阴阳。《素问·阴阳离合论》谓:"阴阳者,数之可十,推之可百,数之可千,推之可万,万之大不可胜数,然其要一也。"其要一也,就是人体从整体到局部,阴阳互根互用互为消长平衡以促进有机体生命活动。

中医的辨证论治就是根据脏腑之间阴阳偏盛偏衰而给予相应的调节治疗以达到阴阳平衡,所谓"阴平阳秘,精神乃治"。但这种平衡是相对的,还可以相互转化,这是我们中医临床经常遇到的。这种理论体系,从现代医学看是不能理解的,可以称为独到的理论体系,独到二字是在区别于现代医学。

我认为中医理论体系是完整的、系统的,是古代医学家们从千千万万人与疾病斗争的临床实践中总结出来的,它凝聚着中华民族的智慧结晶,历千年而不衰,经得起实践验证,属于自然科学。何院士把它视为"玄而又玄"的玄学,显然是错误的。

何文引用《易经》,谈到中医学说整体观是笼统思维,没有具体分析就去辨证等。其实中医辨证是非常精细的,如中医"同病异治"、"异病同治"以说明中医因人体质不同偏阴偏阳出现的症候各异,因而治法不同,并非没有具体分析,当然这属于医学学术问题。

何文又提到总体上中医疗效不如西医,中医理论没什么进步等,实际上是为阴阳五行玄而又玄找出依据。但是这种依据依然是站不住脚的,我从医六十余年,在中医机构里所看到的患者,大多是经过西医治疗无效而来就诊的,不少患者经过中医治疗有效甚至可以治愈,但是单凭这一点,不能说中医比西医疗效好,因为还有许许多多的病中医疗效不好,经过西医治疗有效甚至可以治好。应该实事求是从客观上看中西医各自的优势以及不足,这才是求真务实的态度。

关于中医理论研究没有进步的问题,还是有点事实,但是这不能归属于中医学术问题。近百年来中医受到歧视排斥,中医学术呈现一蹶不振之势。旧中国有余云岫之流提出废止中医,由于广大中医抗议才未能得逞,新中国成立初期卫生部门又走了一些弯路,直到1953年毛泽东主席提出的对中医工作的指示,中医才获得了新生。不久后的"文化大革命",使刚刚有点兴起的中医又横遭摧残。十一届三中全会后邓小平对中医作出了新的指示,成立了国家中医药管理局,使中医又获得了生机。但是中央中西并重的方针并未到位,中医科研医疗机构在人力财力物力上仍然十分薄弱,这是当前中医科研滞后一个主要环节。但是就是在这个环境下,中医理论的研究还是有所发展,如脏象、经络、脾、肾的研究;活血化瘀的研究;如青蒿素、双黄连、雷公藤等药物的研究;肝病、肾病、脾胃病、风湿病等中医临床都取得了良好的成果。热性病的治疗,如流行性乙型脑炎、流行性出血热、2003年惊动全国的非典型肺炎,中医的疗效都居于领先地位,得到了世界卫生组织的认可,现在世界上有一百多个国家都开始对我国的中医药重视起来,这难道不值得我们中华民族骄傲吗?

何文提到中医抱着《黄帝内经》不放的问题,我认为不是抱着不放,而是抱得不紧。抱着不放实际上是要把其精华部分继承下来,升华提高发展创新以达到古为今用的目的,而不是泥古不化抱残守缺,毛泽东主席指出"中医药学是一个伟大宝库,应该努力发掘加以提高"。中医药学是我国卫生事业的重要组成部分,是中华民族共同的财富。我们希望科学家们给予鼓励支持,不断充实完善我国传统医学的理论体系,使我国传统医学与世界医学并列于世界医学之林,更好地为人类健康服务。

三、发展中医不能丢掉"中医思维"

中医药对人民的健康事业是很重要的,尤其有很多疾病,西医诊断不明确,治疗效果不理想,而通过中医辨证治疗,往往能够收到很好的效果。正因如此,多年来一些人在无法否认中医疗效的情况下提出的"废医存药",否定中医理论的论调,更显得无知和荒谬。因为中医诊治疑难病方面的优势恰恰是建立在对人体气血阴阳平衡的调理基础上的,如果脱离了中医理论的指导,自然也就无法正确使用中药。

中医本身就是一个开放的体系,现代科学不能排斥,它们之间也并不矛盾。如对于肾病来说,在没有现代诊断技术之前,水肿消除,患者状态恢复就是治愈了,现在我们还要消除患者的尿蛋白,提高其血浆白蛋白。在临床中,中医对某些疾病的认识往往能与现代医学产生明确的对应关系。例如,中医认为的血瘀,在现代医学中表现为血液黏稠、血脂高等,用中药活血化瘀治疗之后,患者的血脂也跟着降下来了。此外,现代医学对一些脑神经系统的症状往往无药可用,而中医可以采用补肾的方法治疗,因为肾生髓,而脑为"髓海"。同样,临床证明补肾药还可以辅助改善缺钙症状,因中医认为"肾主骨"。

很多年轻的中医医师英语很好,但中医的功底却比较薄弱,还有的中医院,看病只靠仪器,连脉都不摸。现时代的中医也应该首先把中医学好,没有深厚的功底,就无法对疑难病作出准确的诊断和治疗。而只有发挥中医在疑难病诊疗上的优势,才能让人信服,才能把中医发扬光大。

中医对于学习者的悟性要求也比较高。"医者意也",中医必须有较强的分析辨证思维,才能做到辨证准,用药精,而这个悟性也来源于中医功底,功底深,思路自然就广。学中医不能有门户之见,必须先博后专。

四、继承和发扬中医药学的管见

中医药学有几千年的历史,它对我国的民族繁衍起过重大作用,历代医药家在长期同疾病做斗争的过程中,不仅积累了丰富的临床经验,而且形成了一套独特的理论体系。这套理论经历了从实践到理论反过来又指导实践的认识过程,具备很强的科学性。对这一伟大珍贵宝库如何挖掘继承和发扬光大,使之造福于人类,目前存在着许多不同的看法,张琪教授就此问题提出了以下两点看法。

1. 纠正继承中医学中忽视理论的偏向

当前在学习中医中存在着一种偏向,即重视方剂药物而忽视中医理论,方药能治病固然是事实,但必须在理论指导下进行,脱离理论的方药犹如"无源之水,无本之木"。目前仍存在一些现象,即用西医诊断中医治疗,抛弃中医辨证论治之特色,其实质是走废医存药的老路,这只会造成有继承之名无继承之实。中医学的理论和实践是不可分割的统一体,它是我们祖先在长期同疾病做斗争的过程中,经历了由实践到认识,再由认识到实践的无数次循环往复,逐步由感性认识上升到理性认识,进而产生了我国传统医学的理论体系。该体系源于实践反过来又指导实践,所以说它具有较强的科学性。中医诊治疾病的特色是辨证论治,内容概括了理、法、方、药。理,是病理机制;法,是治疗法则;方,是方剂;药是药物组成。四者是密切联系不可分割的,如果不用理法指导只凭方药就难以治疗疾病,即使某些单方草药治疗某些病有效,但亦绝不可能脱离理法的指导,如《金匮要略》中甘麦大枣汤治疗脏躁病,其病机是"心藏神","神不足则悲",心血不足则神不足,所以临床表现为"悲伤欲哭",于是在治疗此病时,于原方加一些养心血安神的药会有良好疗效。如果属于肝郁气滞的脏躁病,临床表现也是悲伤欲哭,此时该方不仅无效反而促使病情加重。再以单味药为例,延胡索有镇痛作用,但它只能治疗气滞血瘀性的痛,对急性炎症的痛则无效,如果只知镇痛,不用理论指导就不能取效。

再如我们治疗肾病综合征水肿,尤其对一些反复发作的顽固性肾病水肿,根据中医理论调整肺、脾、肾三脏功能,宣肺以通调水道,健脾以运化水湿,温肾以调节开合,可取得良好的疗效,而且在水肿消退的同时,血浆蛋白相应的提高和胆固醇相应下降,水肿不再重复,疗效得以巩固。《黄帝内经》认为人体水液的代谢,是由胃到脾,经过脾的运化上输到肺,又经肺的通调功能下达肾和膀胱。这种生理机制显然和现代医学水液的生理代谢不一致,但中医用其指导临床,既然能够取得疗效,就不能否认其科学性。鉴定真理的标准,只能是实践,只要它能有效地指导临床实践,毫无疑问就应该很好地学习继承。当然两千多年前的理论不能说到此为止就不需要再提高了,这是故步自封的思想。这些理论不仅需要发展,更需要用现代科学手段使之整理提高,但问题是首先必须把它很好地继承下来,不然又怎么能提高呢?

方药内容丰富多彩,的确是一个伟大宝库,在理论指导下还可以变通应用,如根据"痛则不通,通则不痛"的理论,临床用活血化瘀治疗痛症有效,但据不完全统计活血化瘀方药有近百种,常有甲方不效,改用乙方,乙方不效,改用丙方的情况。其原因是瘀血的部位不同,瘀血的新久不同,因寒因热的不同等,有的须凉血活血,有的须温经活血,有的须益气活血,活血的药物有其共性,又有其不同处,用哪类药治疗哪类瘀血,必须在辨证指导下应用,归根结底,还必须用理论指导。

研究中药用现代科学的方法,经过药理分析,提取有效成分,向前大大地发展和提高了。但不能只注意单味药的研究,更要研究其复方。因此,同样不能忽视继承工作,中药是祖国医学理论体系不可分割的统一体。两千多年来,中药一直是在中医理论指导下应用,如果忽视这一点,不学习继承,单凭西医、西药观点对号入座,必然会产生片面性和盲目性。我曾常看到有人把清热解毒的中药和抗菌消炎的西药对号入座,一见到炎症性疾病就清热解毒药上阵,结果有的有效,有的无效,有的不仅无效,还出现不良反应。例如,治疗胆囊炎患者,临床表现发热、胁痛、呕吐等症,认为是炎症不错,治疗用清热解毒的药,如柴胡、黄芩、蒲公英等,也无可非议。但是,有的病例有效,有的病例服过若干剂后,症状虽有好转,但发热不退,最后经过辨证患者舌红、脉数、气短无力,属于气阴二虚,随之用益气滋阴的药物治疗而愈。实践使我认识到用清热解毒药治疗,只注意了炎症,是从西医"病"的观点出发的,而忽视了机体的抗病能力(正气),忽视了中医从正邪两个方面考虑的理论指导,所以不能取得应有的疗效。

中西医是两种不同的理论体系,各有特点,各有不同之处,彼此都不能取而代之。中医的特点是辨证,西医的特点是辨病,"证"与"病"是不同的。因此,就不能用西医的病和中医的证(中医也有"病")硬套,西医的一个病包括中医的若干个证,如神经症,包括中医的惊悸、怔忡、不寐等,相反的中医一个病也包括西医若干个病,如中风,包括西医的脑血管病、颜面神经麻痹等疾病。比较理想的是将西医的病和中医的证相结合,互相取长补短。有的病西医诊断很明确,中医就相形见绌;有的病中医诊断明确,西医检查无结果。从这里可以看出,各有所长,各有所短。在临床中这方面的例子很多,如我曾治疗一例患者,患者不能说话,据家人代述,2周前患者和邻居吵架生气后,失语,经西医诊断检查不出阳性体征。中医诊断属于类中风失语,用了九剂祛风顺气、清热开窍的药,患者就能说话了,像这样的例子很多,如"大气下陷"、"奔豚"等,在此不能一一列举。如果忽视对中医的继承工作浅尝辄止,必然不能掌握其精华所在,自然就反映不了其特色,中医的优势也就很难发挥。至于西医诊断明确,而中医四诊不明确的例子就更多。因为重点是谈继承中医的问题,所以西医方面就从略了。

2. 怎样继承和提高的问题

对中医课程系统的学习后,首先需要接触患者,中医西医一样,都必须通过临床在实践中提高,只有不断地临证实践，才能不断掌握辨证论治，才能对书本上所学到的知识有所领悟和体会。中医理论虽然未经现代实验室实验，但它是经过长期医疗实践得出来的结论也是科学的。我初学医时，虽然学了中医理论，但知其然，不知其所以然，觉得其不如现代医学有科学根据。以后从事临床久了，在实践中认识到中医理论同样有科学根据，只不过是见诸临床实践罢了。正因为它见诸于实践，所以必须经过临床才能证实其科学性，这方面的例子举不胜举。例如，《黄帝内经》病机十九条有"诸风掉眩，皆属于肝"的记载，当时学习并无体会，后来在临床中见到不少肝阳上亢眩晕患者，出现舌红、脉弦等证候，属于肝阳上亢，用平肝息风药物治疗，眩晕症状得以解除，这时才认识到《黄帝内经》理论的正确性。再有对"心肾不交"这一病机，过去一直体会不深，直到临床遇到心烦不寐、怔忡、心悸，出现舌尖赤，脉滑数，用养心安神药无效，才认识到属于心火亢盛，肾水不足，由于心肾水火平衡失调，才产生出上述系列证候。而用黄连阿胶汤一类药物，清心火，滋肾水治疗，很快取得疗效。这些例子充分说明了理论必须和实践结合，才能把所学到的知识，真正继承过来。反之，只学到一些书本上的知识，不在临床上应用，必然成为本本医生，走向另个偏向。

再谈一下怎样读中医书籍的问题，中医书籍很多，是前人同疾病做斗争的经验总结，是宝贵的遗产，我们应当很好地学习继承。只有通览百家，才会有渊博的学识、广阔的思路和坚实的理论基础。但浩如烟海的书，怎么读呢？一个人的精力有限，统统读完亦不可能，怎么办呢？必须遵照"取其精华，弃其糟粕"的原则，至于哪些是精华，哪些是糟粕，应该用辩证唯物论和历史唯物论的观点去识别，中医书籍虽然多，但只有一个理论体系。从秦汉时期的《黄帝内经》开始，以至近代的著作是一代代逐渐发展起来的。在学习时，首先抓住它的理论体系，如阴阳、五行、脏象、经络、病机、治则等，必须把基础理论掌握了，再学习《伤寒论》、《金匮要略》。因为这两部书提供了辨证论治的范例，内容比较丰富，不仅有治疗急性传染病的方法，而且对慢性病，如消化、呼吸、循环、神经、内分泌、泌尿等各系统的疾病，都有不少有效的治疗方法。学习本书时，重点应该学习辨证、立法、用药，对其糟粕要淘汰。汉以后，历代劳动人民有了更多的创造，在学习中要注意吸收各家之长，如金元之刘、李、朱、张四大家各有所擅长。李东垣重视脾胃，在他著作的《脾胃论》、《兰室秘藏》等书中创造出补脾胃、升阳益气的方法，这就是他的所长，我们就应该继承他这一点，如升阳益胃汤、补中益气汤等，只要辨证属于脾胃虚清阳下陷的病，用之就有效。张景岳注重补肾，创造了左归饮、右归饮。对肾中元阴、元阳有所阐发，对肾虚的患者，从阴阳互根的理论论治用药，疗效很好。其他如清代唐容川的《血证论》，擅长治血证。王清任的《医林改错》，虽然书很薄，但他创造了许多活血化瘀的方剂，对医学有贡献。温病学说是在伤寒论的基础上发展起来的，它丰富了伤寒论的内容。在诊断上，温病学说通过观察舌的变化进行辨证，比伤寒论的辨证大大前进了，还创造了三焦、卫、气、营、血辨证。应用的方剂有安宫牛黄丸、紫雪丹、银翘散、桑菊饮等。在治疗急性热性病方面更加丰富了。对当代的著作，医学杂志等，更应该学习，因为当代的著作在某些方面比古代更完善，古代毕竟受历史条件的限制，有一定的局限性，不像现代科学这么发达，历史是发展的，中医也应在发展中前进。

最近出版的《现代名中医医案精华》一书集中了全国名中医治疗经验结晶，不少病案在辨证论治的同时结合西医诊断，其病证结合较古代医案更为精确。再如全国成立了急症协作组，为中医药治疗急症开辟了新纪元，如对流行性出血热、重症肝炎等取得了新的进展。过去流行一种风气，说中医是"慢郎中"不能治急性病，这是不符合客观实际的。伤寒、温病都是急性病，古代和近代不少名医都是以治疗急性病见长，如肺炎、麻疹、脑炎、痢疾、疟疾等，疗效都十分明显。问题在于医生必须解放思想，敢于向急症进军才能有所建树和突破。

书本上的要学，书本上没有，散在民间的单方、验方、中草药也是祖国医学的一个重要组成部分，也要学。目前涌现出许许多多过去书本上没有记载而行之有效的中草药，如满山红治疗气管炎，雷公藤治疗类风湿关节炎和肾小球肾炎，青蒿素治疗疟疾等，远远超出了《本草纲目》的内容。这些例子生动地证明了"客观现实世界的变化运动，永远没有完结，人们在实践中对于真理的认识，也就永远没有完结"。同时使我们真正认识到祖国医药学确实是一个取之不尽,用之不竭的伟大宝库,有待于我们努力发掘,加以提高。

继承和发扬是辩证的统一体,继承是为了更好地发扬,发扬是在继承的基础上进行的,没有继承就谈不到发扬。因此,拒绝学习和继承是错误的。只有认真的继承,才能真正发扬,真正做到"古为今用"、"推陈出新"。学习前人、他人的,自己也要有独创,把学习与独创相结合,才能"有所发现,有所发明,有所创造,有所前进"。

五、提高中医疗效之管见

中医之所以延续几千年而不衰,主要在于疗效,可以说疗效是中医的生命力。在20世纪90年代的今天,存在着中医和西医竞争的问题。目前西医之发展一日千里,中医如不发挥自己的优势,不断提高临床疗效,势必有被淘汰的可能。那么如何提高疗效,张琪教授认为应从以下三方面着手。

1. 高质量教育是提高疗效的根本

提高疗效的基础,必须从育人开始,培养一代新的名中医是当务之急。但名中医不是自封的,首先要有精湛的医术和高深的造诣,只有具备过硬的功底和丰富的临床经验,才能提高辨证论治水平,同时也才有较高的疗效,反之若没有过硬的基本功,要想提高疗效,犹如缘木求鱼。试观古今有成就的名医,没有一个人不是经过不断探索才成就名医的。20世纪90年代的中医自然要学习一些多学科知识,这也是教学科研医疗工作所必需的,但有一条,必须把中医这门学科学好,不然就要形成样样通,而样样松不成材的废品,很难完成振兴中医的巨任,所以张琪教授认为提高中医素质是提高中医疗效的根本问题。

2. 专科之建设是提高疗效的措施

目前,中医除了外、妇、儿和眼、耳鼻、肛门等极少数小科外,一般都是大内科,失之于广泛而难于专。有些名老中医临床经验丰富,但仍然是以对某类或某些疾病有深入研究,疗效卓著而闻名。例如,当代名医邹云翔擅治肾病,关幼波擅治肝病皆是如此。当然他们都有广博的知识基础,张琪教授认为中医就应该朝着这个方向发展。只有专才能有深度,才能掌握疾病的规律,在此基础上才能提高疗效,否则只能是失之泛泛,达不到精深的程度,当然就不能提高疗效。特别是当前一些疾病,如肝硬化、慢性活动性肝炎、慢性肾小球肾炎、再生障碍性贫血、白血病、癌症等都属于老大难疾病,国内外都还没有好的治疗办法,中医药对类似这些病也只能是探索性的治疗,从祖国医学伟大宝库中挖掘有效的治疗方法,积累大量的病例,在目前治疗的水准上进一步提高。进行专科建设,创造性地运用中医辨证与西医辨病相结合的方法,尤其是在传统医学治疗的基础上,敢于创新,才能有所突破,要源于传统,又要高于传统,才能具有强大的生命力。

还有一个值得重视的问题,临床及科研不能只着眼于西医认为老大难的疾病,有些病西医无较好的治法,而中医疗效却较好,如某些神经系统疾病、功能性疾病、妇科疾病等。从这些方面确定主攻方向,较为容易提高疗效,取得突破性进展。自从抗生素问世以来,许多发热性疾病几乎都不用中药或都用的很少,在一般人的心目中,西医治急性病好,中医只能治慢性病,实际上这种想法是不公正的。中医治疗发热急证(包括传染性和感染性疾病)是有其特长的,古代和当代的名老中医,不少人都是以治疗急症而成名的,在振兴中医的今天,我们应把治疗急症的课题承担起来,用中药治疗急症有其简、廉、验的特点,而且收效快,这也是提高中医疗效很重要的一个环节。

3. 中西医结合是提高疗效的关键

中西医是两种不同的医学体系,两者从两个角度对疾病进行探索,从客观上看各有所长,也各有不足之处,如果把两者有机地结合起来,取长补短,将会大大地提高疗效,而且在疗效的基础上会产生一系列规律,反过来指导临床,使疗效进一步提高。例如,治疗慢性肾炎用肾上腺皮质激素与清热利湿或补肾健脾类中药,其完全缓解率优于单纯西医或中医的疗法;再如糖尿病的治疗,西药降糖比中药快但不巩固,停药后血糖、尿糖即上升,中西药合用不仅能巩固疗效而且明显改善症状,且减少不良反应;其他如肝硬化、再生障碍性贫血、心血管疾病等都有类似问题。但这种结合是有机的结合,而不是中西药滥用,用中药和西药都必须有针对性,使其相辅相成。目前有两种思想偏差值得注意,一是用西药就不能用中药,若用一种药能解决,当然就不需再用其他药,但事实上是单用一种药不能解决,而两种药合用解决了,偏偏不予承认,而且持反对态度,这是不客观的,缺乏具体问题具体对待的态度。二是在治疗上以西药为主,用点中药做点缀,美其名曰中西医结合,实际面貌全非,完全西医化了,这样怎么能发挥中医的优势呢? 如此情况在我们中医单位并非少数,其原因在于中医功底差,辨证论治水平不高,疗效自然难以提高。目前中医临床科研不少是拼凑一个中药复方或单方,搞几项指标和动物实验,张琪教授认为后者是科研工作必不可少的,但关键问题是那个方剂究竟疗效如何? 能否经得起重复验证。据我所知,不少是经不起重复验证的,那么这样的成果不论指标怎么先进,又有什么作用呢? 张琪教授认为以上这两种偏差是阻碍中西医结合的绊脚石,要达到中西医真正的结合,必须纠正这两种偏差,才能真正使两者结合,使疗效大大地提高,以造福于人民。

六、论辨证论治与病证结合

张琪教授认为中医临床科研应遵照中医学理论体系进行探索,以辨证论治为核心,参考辨证与辨病结合,相互取长补短,深入下去,才能发挥中医的优势,展示中医的特色。

张琪教授带领的课题组就是按上述原则进行的,历经长时间观察,从中医基础理论探索,发现慢性肾小球肾炎的病机为肺、脾、肾三脏功能失调,水液不能正常排泄,影响精微的吸收,肺、脾、肾虚为本,湿热毒邪为标,久则入络形成血瘀,治法应以补益脾肾为主,辅以清利湿热活血通络之剂。经长期观察尿中蛋白、血尿转阴或减少,患者体质增强,症状消除,精神改观。《黄帝内经》云"正气存内,邪不可干",由于体质增强,相应的复发率也大大地减少了,这一点是我们对本病用中医辨证论治与辨病结合的阶段性收获,反映了中医对本病整体论治的特色。

辨证论治是祖国医学对疾病诊断治疗总的概括,是祖国医学理论体系的核心,但是迄今为止对证的确切概念,尚缺乏一致的认识。如有人认为"证"是症候群,把《伤寒论》六经辨证视为六类症候群;有人认为"证"是对患者机体当时出现的各个症状和体征,按照八纲进行综合归纳,给整个机体疾病状态所作的一个总的评定;再者认为"证"是现象是证据。言人人殊,都有其合理部分,也都有一定的片面性。张琪教授结合辩证法的学习,认为中医学是从宏观的角度,结合从实践可得的人体生理、病理反映及其变化规律,反复推敲、类比、综合、概括、找出正确的结论。辨证论治必须用哲学观点加以阐释,方能易懂易识。

1. "证"和"辨证"的涵义

祖国医学有"六经辨证"、"八纲辨证"、"脏腑辨证"、"卫气营血辨证"、"三焦辨证"等,所有这些都说明了前人在认识疾病中不断深化和不断发展的过程,如外感病从《素问·热论》到张仲景《伤寒论》六经辨证,直至叶天士卫气营血辨证,吴鞠通三焦辨证等都说明了祖国医学在对外感病认识的不断丰富发展,那么"证"是什么? 如何辨证? 这个问题确有加以探讨的必要,张琪教授认为"证"是机体在疾病发展过程中的某一阶段出现的病因病机的概括,包括病变的部位、原因和性质,因而全面准确地反映着疾病的实质。

辨证就是首先通过望、闻、问、切诊察方法,广泛收集资料,深入了解病情,在此基础上利用脏腑经络、卫气营血病因病机等,进行分析归纳、综合概括,从而辨别疾病属于何种证候,做出正确诊断的过程。哲学上认为事物有现象和本质,二者是客观事物固有的,相互联系不可分割的两个方面,现象是本质的外部表现,本质是现象的内部联系,没有离开本质的现象,也没有离开现象的本质,本质总是通过大量现象表现出来的。疾病也是如此,有它的现象和本质。《内经》说"治病必求于本",本就是本质,求本就是通过辨证而找出其本质,由此可更确切地说,"证"概括了疾病现象和本质两个组成部分,是二者的总和。一个疾病的病理变化虽然是隐藏在机体内部的,但其外部必然会出现一系列证候,前者必须通过思维才能把握,后者可以被感官直接感受,但是前者必须通过后者才能把握。如《伤寒论》太阳中风证,发热汗出、恶风、脉缓是其外部表现,外中风邪表虚营卫不和是其本质。伤寒证,发热恶寒、体痛、呕逆、脉紧是其外部现象,寒邪外束是其本质。医者必须通过外部表现,才能确定其内在本质,所以说"证"是现象和本质的总和。辨证就是通过外部现象而寻求其内在本质。

2. 辨证抓主证

如上所论,每一种病理变化,其外部都反映一系列综合征,《伤寒论》依据不同的综合征分属于六经之所属,立方遣药。但这些综合征中必然有一些起决定性和影响作用,其他证候都是随着这种证候的产生而产生,随着这种证候转变而转变的,前者就是主证,后者是兼证。医者必须善于识别哪个是主证,哪个是兼证,抛开兼证,抓住主证。解决了主证,兼证就可以迎刃而解,因为主证反映病的本质,兼证常由主证连带而生,往往是非本质的反映,因此抓主证是一个高明医生临床技术高超的具体体现。又如《伤寒论》太阳中风桂枝汤证共 8 条,第 2、12、13 条是从正面反映出来的,如头痛、发热、汗出、恶风、脉浮缓等;其他各条则不典型,是从侧面反映出来的,如 53 条"病常自汗出"和 97 条"发热汗出",这样就往往使人不易辨识,从正面反映的证候可一目了然,无须费解,从侧面反映的证候则需要探微索隐。《伤寒论》之所以具有辩证法思想是因为它在《内经》治病求本的思想指导下,认识到疾病的本质和其外部现象之间的相互关系,因此我们就不能用模式化来要求某某证必须具备,方可用某某方,应该遵从仲景"但见一二证便是,不必悉具"的教导。

再有现象从反面反映病的本质构成假象,病情隐蔽出现的症状表里不一,如"格阴"、"格阳"和"假虚"、"假实"之证,"病人身大热反欲近衣者,热在皮肤,寒在骨髓也;身大寒,反不欲近衣者,寒在皮肤热在骨髓也。"外表寒热,均属假象,而内在的寒热才是实证,"大实有羸象,至虚有盛候",这些都是告诫我们不要被假象所迷惑。因为现象和本质之间有时会存在差别的矛盾,它们是对立的统一,如《伤寒论》少阴病手足厥冷,脉象微细等阴寒内盛证,同时又伴有里寒外热身反不恶寒之真寒假热证。阳明病的热邪深伏,出现热深厥亦深的手足厥冷,真热假寒证,如果辨证不清虚虚实实必致恶果。用哲学的观点来阐明辨证,抓主证舍次证,舍假从真是最恰当不过了。"去粗取精,去伪存真,由此及彼,由表及里"。在错综复杂扑朔迷离的证候中,必须认清真伪抛弃非本质部分,抓住疾病的实质,才能达到辨证准确,论治中肯。《素问·标本病传论》谓:"谨察间甚,以意调之,间者并行,甚者独行……"。必须明察标本,辨轻重缓急,分清主次,才能找出疾病症结。

3. "证"要标准化、规范化

"证"作为认识疾病的环节来把握,应该力求稳定,这正是系统方法论对人体病态的成功认识。因为只有像太阳证、阳明证、少阳证等这样一种稳定的现象,才能反映疾病内在稳定的病理实质,这种稳定的系统构成了"证"的系统化规范化,它正是中医治疗疾病着眼之处,也是诊断疾病所赖之指标,如虚证、实证、寒证、热证等。当然这种指标还有待利用现代科学加以验证提高。国内不乏这方面的指导,今后也应该朝着这个方向努力。除此以外,目前对中医传统指标的"证"应该系统化规范化。应当承认,由于历史条件,祖国医学对形态结构的研究还不免粗糙,辨证指标尚缺乏定量性分析标准,而且即使有标准也不够统一,这就给临床运用带来一定困难。例如,舌诊,以红舌为例,有绛红、艳红、深红、紫红、正红、淡红之分。如何求得一致的标准？脉诊也是如此，前人就有"胸中易了，指下难明"之说，不无一定道理，因此急需统一辨证的客观标准，加强各种客观指标的定量分析，使其达到系统化规范化，以提高辨证论治的水平。在临床体会中，首先是诊断标准化，中医辨证的各项指标也要像西医那样，逐步做到标准化规范化，只有辨证各项指标规范化，观察才能客观化。中医四诊指标的观察，防止带有主观成分，今后努力要使指标客观化。例如，上面谈的脉诊问题，如何利用现代科学方法，用图像、曲线等把它显示出来。目前国内有些单位虽然正在进行研究，但成果尚不够理想。不可否认这个问题难度较大，但是相信逐步会取得成功的。总的看中医四诊指标的标准化是辨证规范化的基础，无论难度多么大，也势在必行，因为这是时代的需要，张琪教授愿与国内中西医同道共同努力来完成这一伟大光荣的任务。

4. 辨证与辨病相结合

中医重视辨证，"证"是概括疾病现象和本质两个组成部分，是两者的总和。"证"是认识疾病与治疗疾病的主要依据，理、法、方、药基本上是以"证"为基础的。中医重视辨证，辨证就是通过外部现象而寻求其内在本质。但是在祖国医学中，在重视证的同时也不能忽视病，就是说既着眼于证，又着眼于病。辨病可以扩大视野，扩大对病的认识、治疗思路，补充辨证不足。从客观上看辨证是对疾病进行动态的观察，是对疾病程序的诊断，如伤寒六经的传变，温病卫、气、营、血的传变等；而辨病则是对疾病进行静态的鉴别，如中风、臌胀、痹证、虚劳等属于静态不变的。从证和病的概念来说，证反映着各种致病因素所引起的非特异性反应，反映着疾病的共性，而病反映其特定的病因所引起的特异性反应，反映着疾病的个性。中医虽然有同病异治、异病同治，以证为主共性的特点，但是这种共性却非漫无边际而是有一定范围的。因此证必须和病结合起来，也就是共性和个性相结合才能全面地反映疾病的规律，如寒邪外袭之伤寒与痹证之寒痹，虽然同属寒邪，但治疗存在差异。仲景的《伤寒论》虽然以辨证论治为核心，但皆与病相联系，如太阳病、阳明病、少阳病、厥阴病等，言证必言病，言病必言证。

病证结合的病，既包括中医的病又包括西医的病。例如，慢性肾衰竭的中医病名主要有关格、虚劳、腰痛等，同是关格病但表现出来的证却有湿热内蕴证或湿毒入血证等不同。慢性肾衰竭辨证为脾肾两虚、湿毒瘀血证就是病与证结合的体现，是把西医的病与中医的证结合起来，西医病名诊断与中医辨证结合的诊病模式，按西医疾病的发展规律进行证的诊断，是病证结合诊断疾病的思维模式。

现在有一种倾向，西医诊断的病用中医论治，这样就容易限于西医，为西医的病所拘泥，不能在一定程度上发挥中医或影响辨证之特色，亦步亦趋，追逐西医的病因病机，必然得不到好的疗效。例如，西医诊治慢性肾盂肾炎尿检有白细胞、菌尿，西医治疗就着重在菌尿和白细胞炎症方面，哪种药消炎，哪种药能消灭细菌，结果疗效不理想。张琪教授认为对任何一种病必须考虑中医是什么病，辨证应该用什么方药治疗，然后再考虑西医诊断，参考西医的病因病机补充中医辨证论治之不足，以达提高疗效之目的。例如，肝硬化腹水，西医认为是由于肝功能失代偿期门静脉高压而形成，中医叫其为单腹胀，中医则认为本病有寒热虚实之不同。按中医方法，辨证治疗，寒则温之，热则清之，虚则补之，实则泻之。因此我认为应分清那个为主，那个为辅，不能以西医辨病西药治疗为主，再用点中药作辅助治疗，这样就不是辨证与辨病结合治疗了。

我认为病证结合不是西化，而是要将西医的一些现代科学仪器的检查及实验结果纳入到中医的辨证之中，既有利于疾病的早期发现和早期诊断，也有利于拓展临床思路，甚至于能在一些疾病无"证"可辨的情况下，通过西医的检查手段发现其阳性体征而为中医辨证提供依据，弥补中医辨证的不足，这样就会发挥两者之长，就能大大提高中医药诊治疾病的疗效。但此种意义上的辨证与辨病相结合，绝非抛开中医理论、中医辨证论治，按西医的诊断去应用中药，而是中医、西医的有机结合，不是混合，是取长补短，相得益彰。两者有机地结合，可以开阔辨证论治、立方遣药的思路，且能相互协同,发挥两者之长,将会使中医辨证大大提高。例如,一个肾炎患者水肿消退没有明显的证候,只有尿蛋白不消失,就必须对尿蛋白辨证施治。那么气阴两虚兼有湿热;肾气不足,固摄失司,精微外泄;湿热毒邪蕴结下焦,精微外泄均是其临床常用的中医辨治经验。糖尿病"三消"症状已消失,只剩下高血糖和高尿糖,那么就按病针对血糖、尿糖施治,此时为气阴两伤,定位在肺脾肾,拟益气滋阴之剂多能取效。慢性肾炎及慢性肾衰竭即使无明显的血瘀证的表现,但是结合现代医学的研究以及肾活检病理诊断的结果,在治疗中加入活血药可以增强疗效,活血化瘀应贯穿治疗的始终。当然强调中西医辨证和辨病相结合,并不意味着贬低中医辨证论治的特色,相反的却是补充了辨证论治的不足,提高了临床疗效,发展了辨证论治。但也应该充分肯定,有许多西医无法解决的疾病,经过中医辨证论治而得到痊愈,故既要实事求是地看到它的特点,又要看到它的不足之处,才能给予客观正确的评价,使中医学有所创新和发展。

实际中医传统就是辨病与辨证结合,并非单纯讲辨证而否认与病结合,如张仲景的《金匮要略》每篇都是病与脉证结合,如痉湿暍脉证治、百合狐惑阴阳毒脉证治、血痹虚劳脉证治等,言证必言病,可见中医学本身传统就是病证结合,并非单独辨证而不言病。现代只注重西医的病而把中医的病淡化了,不言而喻这也是一种偏差,虽然现代医学的病比中医的病系统化科学化,但有些病西医诊断不明确,甚至认为无病,但患者却痛苦不堪。如常见的痹病,西医必令其系统检查达到指标才能确诊为风湿病,否则无法认同。而中医的痹病,又分行痹、痛痹、着痹,辨证属于风寒湿。在拙著《张琪临床经验辑要》中列十方,曾经治疗甚多此类患者,像这类病,中医病名就很有价值了。还有尿路感染(包括肾盂肾炎、膀胱炎),西医诊断检查必须有白细胞细菌才能确诊,用消炎药治疗有效。但是有的患者尿检查阴性,用抗生素无效,患者尿急尿痛尿频,十分痛苦,就无法诊断,诊为尿道综合征。此类疾病同尿路感染都属于中医淋证范畴,如劳淋、气淋、寒淋、热淋。显然,此西医尿道综合征确切合理,而且各种淋证都浸透着辨证论治。类似例子举不胜举,因此不能用西医病名概括一切。

综上所述,辨病不能单独认定西医的病,还必须包括中医的病,才能方无遗漏,这绝非是一个病名的问题,还包涵治疗问题。必须以辨证为主,然后再结合病,辨病既要包括西医的病也要包括中医的病,才能发挥中医辨证的特色。在临证中对内科杂病重视中医的辨证与辨病相结合,明了疾病病史,抓住病机变化,针对病证及症状结合现代医学仪器检查结果,综合分析,全面把握,层层有针对性用药。尤其对疑难顽疾,西医多项检查往往无阳性结果及明确诊断及治法。通过四诊诊察收集资料后,均能对复杂、罕见、怪异的疾病,施以正确的辨证与辨病结合的中医诊断,而后立法用药,疗效显著。张琪教授临床七十年,像这样的例子多不胜举。这也是中医学的特色和优势,应该加以弘扬和推广。张琪教授深深感到中西医并重决策的英明性,如果西医一枝独秀,而没有中医药的结合,类似的病就无法治疗,只会使患者痛苦终生,甚至死亡。

七、研经典、采众长、重临床

1. 中医整体观建立在阴阳对立统一基础上兼谈《伤寒论》的辩证法

中医认为人体是一个有机的整体,以阴阳五行脏腑经络气血营卫为基础,以阴阳互根对立统一为机体之源泉和动力,整体观为中医学之特色。《黄帝内经》谓"阴平阳秘,精神乃治"。一旦阴阳失调偏盛偏衰即为病态,从宏观上是这样,微观即脏腑器官经络也是如此。《素问·阴阳别论》谓"阴阳者,数之可十,推之可百,数之可千,推之可万,万之大不可胜数,然其要一也"。人体大到躯体组织器官,小到微细经络,无一不在阴阳互根对立统一的基础上,生机活跃,生生不息。所以说"然其要一也"。

人体脏腑组织器官有了阴阳失调,有诸内必形之于外,可以从外部表现探求疾病的本质。《素问·阴阳应象大论》谓:"阴阳者,天地之道也,万物之纲纪,变化之父母,生杀之本始,神明之府也,治病必求之于本。"张景岳解释"本",致病之原也,就是说一切疾病的本质和根源统属于阴阳的变化。因此,一名合格的医生首先必须对于中医基础理论精通,特别是对于中医基础理论的纲领阴阳学说。阴阳互根学说统领全局,阴阳学说弄通了,其余便可迎刃而解。五行学说配五脏,以生克乘侮理论作为脏腑相关基础,经络的络属上下左右遍布全身,纵横交错,营卫气血环行全身,温煦、濡养四肢百骸,构建人体有机的整体。我研究《黄帝内经》连续几十年的临床经验深悟,认为此理论是内经的核心,为我国传统医学的理论体系奠定了基础,当然,《黄帝内经》博大精深、包罗万象,如天人相应学说、上工治未病、病因病机等都是非常重要的,应该深入探讨。

《伤寒论》是我最崇拜的一部伟大著作,其内容蕴藏着辩证法,开创了辨证论治理法方药的先河。我在拙著《临证经验荟要》中的《谈伤寒论的辩证法思想》一文中写到:该书以六经为纲,全书内容贯穿着辩证求因,审因论治的辩证法思想。作者勤求古训,博采众方,用六经为纲辨证不仅可用于外感病,内、外、妇、儿科杂病也同样适用。正如前人柯韵伯云:"是六经之为病,不是六经之伤寒,乃六经分司诸病之提纲,非专为伤寒一证立法也。"《伤寒论》同时把阴阳脏腑经络、病因病机学说及诊断治疗法则有机地联系在一起,具体运用于临床,特别是根据正邪之消长进退演变,运用汗、吐、下、和、温、清、消、补、八法,在治疗上有创造性发展。

除仲景学说外,对后世各家之书亦必须阅读。祖国医学是代代相传不断发展的,必须兼收并蓄、博读深思、明辨笃行才能应对繁杂的疑难疾病。例如,唐代的《千金方》、《外台秘要》,以及金元四大家的著作都有发展前进,不论内妇儿科都是在以前的基础上有继承有创新,尤其是明清温病学家的崛起大大丰富了外感热病治疗的内容,从理论和实践上补充了《伤寒论》的不足,历史的发展规律就是如此。杂病领域,如李东垣的《脾胃论》,以补脾胃升清阳为主的补中益气汤、升阳益胃汤等,治疗脾胃不和之中满分消丸和中满分消汤等。张景岳新方左归丸、右归丸等,论阴阳互根相互转化,阳中求阴、阴中求阳等在治疗肾病方面有所发展创新。再如王旭高之论肝病、王清任治血瘀、唐容川之《血证论》、张锡纯之《医学衷中参西录》等,都是余喜阅读之书。读前人书在于学习他们的经验,以扩大我们的视野和思路,但是要学而不泥,要在继承前人的基础上增长学识,提高辨证论治的本领。

2. 理论与实践结合

学习中医理论必须与实践相结合,我在幼年时,受先祖父庭训,读《黄帝内经》如上古天真论、四气调神论、阴阳应象大论、阴阳别论等。《伤寒论》要读原文,当时读了以后,食而不知其味,不知有何价值。后来从事临床以后,才逐渐理解其中的实用价值,方领悟经典著作是中医的精髓。所以,张琪教授认为一定要博览群书,除经典外,也要涉猎后世各家。张琪教授的治学思想,一是广泛阅览古今著作,二是要结合临床,而且要多临床。张琪教授从医近七十年,从没离开过临床一线,他认为只有通过临床,才能领会基础理论的宝贵价值,才能有所创新。张琪教授治疗的疑难病中,往往是前人书中未见的,通过其辨证思维而治愈。例如,2009年治一例青年全身皮肤上至头面下至躯干四肢全是出血点,连成一片没有健康皮肤,去门诊求治,按紫癜凉血止血法治疗无效,患者去北京、上海等大医院请血液科、皮肤病专家会诊,均无结果。有的医院拟诊白塞病,经激素治疗无效,而出血点继续出血不止。

患者家住长春,来哈尔滨慕名求诊。患者脉诊舌诊虽均无热象,但是全身乏力,倦怠疲惫,张琪教授反复思考分析,认为此属脾虚。脾统血,脾主肌肉,由于脾气虚血失所统而血随肌肤外溢,遂予归脾汤加味治疗,处方如下:黄芪50g,西洋参15g,白术20g,当归15g,白芍15g,茯苓15g,元肉15g,远志15g,酸枣仁15g,生姜15g,红枣5颗,三七10g,侧柏叶20g。初服14剂,无新出血点,继服20剂,出血点消失大半,继续调治而愈。后遇两例过敏性紫癜,中医诊为肌衄,患者身含顽固性出血点,诊其脉、观舌象均无热象而全身疲倦,用中西药均无效,用归脾汤治疗均治愈。实际临证本身就是学习,临证愈多,经验愈丰富,辨证论治愈熟练,反过来愈能证实理论,发展理论,继承创新。我的治学方法,一是阅读古今书籍文献,二是临床不息,三是总结提高。不仅要总结治愈的,未治愈的也要分析,找出未治愈的原因。张仲景的《伤寒论》记载的坏病误诊就是总结坏病的失治误治,有的是别人治的,有的是他自己治的,失败是成功之母,从失败中总结出好的治疗方法,这一点更是《伤寒论》的宝贵之处,因此总结分析是非常必要的。

3. 疑难病治疗经验

凡属疑难病多因病因病机错综复杂,寒热虚实夹杂,非单一方法所能治疗,辨证要精细,治法要针对病机多元化,方能与之相适应。例如,张琪教授经过长期治疗肾病的经验,总结出了该病的系统规律。一是肺脾肾虚为病之本,由于肺脾肾功能失司,不能正常分布水液,因而形成水肿、尿蛋白、血尿等,日久则导致邪热、湿毒、瘀血等病理产物,出现肾功能不全。正虚邪实,补正则碍邪,祛邪则伤正。因而,补脾肾、泻湿浊、解毒活血多元化治疗才能有效,应用大方复治法,经过大量病例观察,对延缓肾衰竭有良好疗效。有不少病例可延缓数年甚至十余年,有的氮质血症还可以恢复正常。

病案

常某,女,45岁,绥化市。

患者有慢性肾小球肾炎病史3年余,尿蛋白持续3+,尿红细胞15~20个/HP,经中西药治疗无效;近半年发现肾功能改变,血肌酐405μmol/L,尿素氮18.5mmol/L,来门诊求治,诊断为慢性肾小球肾炎,慢性肾功能不全(氮质血症期)。

初诊 2008年4月4日。腰酸痛,腿软,头眩,四肢无力,手足心热,不欲食,大便每日一次,血红蛋白95g/L,血压130/80mmHg,脉象沉弦,舌质紫苔白腻,综上辨证为肾阴亏耗,湿浊不化,血络瘀阻,宜用补肾化湿活血解毒泻浊法。

处方 熟地20g 山茱萸肉20g 山药15g 丹皮15g 茯苓15g 泽泻15g 草果仁15g 半夏15g 紫苏15g 桃仁20g 当归20g 赤芍15g 葛根15g 红花15g 连翘15g 丹参15g 大黄7g 甘草15g

本方用六味地黄丸滋补肾阴,用解毒活血汤加丹参大黄活血解毒泻热,用草果仁、半夏、紫苏以醒脾化湿浊。

此患者经3次复诊,血肌酐明显下降,血红蛋白上升至11g/L,全身有力,腰膝酸痛大减。2009年4月18日复诊,血肌酐98μmol/L,尿素氮7.85mmol/L,恢复正常。此患者曾经在哈市某医院被建议透析,患者未接受,来中医治疗,经治疗后肾功恢复正常,且远期观察疗效巩固。

病案

吴某,女,48岁。

患者在某医院确诊肝硬化腹水,大腹水肿,甚至不能转侧,经用中西药利水消肿均无效,来张琪教授门诊求治。肝功能有明显改变,曾经放腹水2次,虽暂时缓解,不日腹水又恢复如初,用呋塞米等利尿剂后小便500ml/d左右。

初诊 2009年2月16日。见其面容消瘦,面色青黯,腹胀大,活动受限,此属中医单腹胀,见其舌质红,苔白腻,手掌红有灼热感,胸内亦有热感,腹胀难忍,大便每日一次,溏泄,从脏腑辨证在肝脾胃,肝气郁不得舒解,胃热气逆不能下行,脾气虚不能运化,肝郁脾虚胃热导致中宫升降失调,水液不能下行,因而酿成大量腹水,发为臌胀。病机错杂,当以疏肝行气、清胃热降气逆、益气健脾利水相结合,多元化治疗方能奏效。

处方 柴胡15g 枳实15g 川朴20g 姜黄20g 半夏15g 陈皮15g 茯苓30g 猪苓20g

太子参 30g　白术 25g　砂仁 15g　泽泻 30g　黄芩 15g　黄连 15g　车前子 30g　甘草 15g

二诊　3 月 1 日。服药 14 剂,初服 7 剂,小便增至 2000ml/d,腹皮见松,患者感腹胀见好,继服 7 剂,小便增至 3500ml/d 左右,腹皮见消,继用原方加槟榔 25g 水煎服。

三诊　3 月 20 日。服药 20 剂,小便大增至 4500～5000ml/d,腹胀大消,能进食,自觉有饥饿感,舌转润,苔薄,脉沉滑,嘱继服前方。

四诊　4 月 5 日。服药 14 剂,腹胀全消,已无腹水,精神大好,面色转润,舌质红润,大便 1～2 次,不溏,肝功能亦有好转,继续调治,患者情况稳定,肝功亦有明显好转,从而缓解。

以上两个病例病机寒热虚实错综复杂,遗方用药必与之相适应,如单一的疏肝行气,清热除湿,健脾益气,利水消肿,不仅不能奏效,反而会促使病情加剧。张琪教授常用大方复治法熔诸法于一炉治疗此类疾病,往往可随手奏效,此为多年来其治疗疑难重症经验之心得。

八、谈中医文献整理与研究的重要性

《中医文献整理》刊首语

中医文献为我国古今医学家的学术思想和证治经验的载体,是我国文化的一个组成部分。凡从事中医工作者,必须熟谙中医文献,精通中医理论,结合实践,方能得心应手取得良效,但古今文献浩如烟海,往往使学者无所适从,必须将其整理研究以达古为今用之目的。国内中医刊物从事文献探讨者则相对缺乏,唯有上海《中医文献杂志》是绝无仅有的研究文献专业的刊物,其旨在整理研究古今中医文献和继承名老中医经验,发行已近三十年,可谓一枝独秀,深受广大中医的喜爱。我每期必读,颇受其惠。例如,我院一名糖尿病肾病患者,高度水肿,大腹臌胀不能转侧,经用中西药治疗均无效,辨证阴水、阳水、寒热虚实均不明显,忽忆及上海市中医文献研究馆整理之《肿胀专辑》,其中载有陈士铎《辨证录》治疗臌胀水肿之决水汤,此方重用茯苓二两,车前子一两,王不留行五钱,肉桂三分,赤小豆三钱。分析此方重用茯苓淡渗利水,车前子微寒利水,王不留行通络,小量肉桂温阳以出膀胱之气化,陈氏说明此方"水决而土不崩",因而此方重用茯苓、车前子,服方后小便如涌泉而下,连续服之,臌胀水肿全消,下水 15kg,继续调治,尿蛋白(+)缓解出院。

以上病例足以说明中医文献整理研究工作的重要性,文献研究与临床研究是密不可分的。希望广大中医尤其是青中年中医同志们,要重视全国唯一的《中医文献杂志》这一精品,以增长学识开拓进取,对继承创新大有裨益。

第二部分 育人篇

　　耄耋之年的张琪教授不仅忙碌于临床和科研工作，还致力于高级中医药人才的培养，不仅培养自己的研究生和徒弟，还为上海中医药大学中医大师传承人才培养项目和全国优秀临床人才班讲课、带教，他希望中医事业的继承人长江后浪推前浪，一代更比一代强。

　　张琪教授认为："伴随着跨世纪中医药学发展的需要，中医药界必须培养和造就一大批对本专业具备深邃的学术理论造诣，有过硬的诊疗技能和研究能力的人才队伍，才能充分发挥中医药特色，适应新世纪发展的要求，承担起振兴和发展中医药的重任。"

一、医道与人生

摘自张琪教授做客凡草文学社讲话

　　我今天向同学们介绍一下学习中医的方法，怎么能学习好，怎么能学习深入？希望"老马识途"的精神对大家有所帮助。

　　首先，要热爱专业，矢志不渝。作为中医药大学的学生，首先要摆正中西医两种医学的主属关系，不然就要走错路。在全国各中医药大学都存在一个问题，有些同学认为中医不如西医好，将大量精力花费在学习西医课程上，但与那些西医院校的学生比较，其西医水平相差又很远。结果导致其中医功底不扎实，难以满足人民群众对中医的需要和要求，人们就会对中医人有看法，这样不仅对大家本身有影响，对整个中医药事业也有影响。身为中医专业学生，一定首先要立志把中医学好，而且要热爱这门学科。

　　"热爱专业，矢志不渝"就是我自己学习中医的经历。在我们那个年代，蒋介石和汪精卫政府实行废除中医案。那时没有中医院，西医院也没有中医科，整个中医面临取缔，许多人劝我不要学习中医，但我受家庭的影响，矢志不渝。曾祖父和祖父都是当地的名中医，我亲眼目睹他们治好了许多疑难疾病。祖父叮咛我仔细研读医书，我17岁开始读《黄帝内经》《伤寒论》，但学而不知其味，背而不知其意，不能理解其中的深奥理论和用法的奥妙之处，体会较浅。后来，为了生存来到东北。当时在东北学习中医是不可能的一件事，不少亲朋好友劝我放弃。但是中医有可靠的临床疗效，它扎根于人民群众之中，解除人民疾苦，因此人民信仰中医，拥护中医。国民党时期虽然三番五次取消中医，但是中医不但没有取消，反而日益壮大。我看到中医必定有复兴之日。

　　从客观公正的角度评价，两者各有所长、各有所短。西医有它的优势，其诊断比我们先进，治疗也有优势。但是要看到有些病症西医诊断不明确，但中医可以明确诊断并且能采取有效的治疗方法；还有些病虽然西医诊断明确，但没有有效的治疗方法，中医可以治愈减轻患者痛苦，这样的实例也很多。中医确实能解决一些西医也无法解决的疑难病证。因此，新中国在第一次颁布宪法时将中医和西医同时列入宪法。

　　这以后国家非常重视中医，再后来提出中西医并重，现在就是中药和西药齐头并进。特别是江泽民主席在政协会议上提出以后，全国中医药大学发展的都很快。人民群众十分信仰中医，信仰中医的主要原因是中医的临床疗效好。传统医药正在不断发展，蒸蒸日上。国家领导人提出：祖国医药是一个伟大的宝库,应努力挖掘加以提高。中医药是我们国家的瑰宝,希望同学们认识到中医中药的宝贵,珍惜爱护它。只有热爱它,才能深入学习、研究它。日积月累,水到渠成,自然就能成为名医,为人民解除疾苦。

中医学有独特的临床疗效和理论体系。为什么说它"独特"呢?就是因为它与西医理论体系不同。虽然二者都能治好疾病,但疗效有所区别,主要是因为它们有各自不同的理论体系。例如,非典是由 SARS 病毒引起,西医认为消灭 SARS 病毒疾病才可治愈。但是中医辨证属温病范畴,按温热病治疗,采用祛湿热的原则,大大降低了死亡率,提高了治愈率,取得非常好的临床疗效。虽然中医不是治 SARS 病毒的,但是疾病治愈了,原因是中医认为人是一个统一的整体,中药对整个人体具有调节作用,扶正祛邪。中医治疗疾病从整体出发,不是针对局部疾病治疗用药,局部的疾病要从宏观整体考虑。

介绍一个病例,患者是省森工总局的一位领导。在外地出差时消化道大量出血,经当地医院救治,出血已经控制。回来后在哈市某医院住院治疗,胃大部糜烂,该院中医科用海螵蛸、败酱草等药物治疗糜烂,服药后患者胃中不适,效果不佳,于是请我前去会诊。我见患者倦怠,精神委靡,纳少,无力,考虑该患者长期劳累过度,脾胃虚损,导致体质虚弱。"脾胃虚弱,百病犹生",不考虑西医的胃糜烂,采用中医辨证思维,以扶正为治疗大法,采用李东垣的升阳益胃汤治疗,主要药物有黄芪、党参、白术、茯苓、陈皮、防风、柴胡、甘草等。患者坚持服药 1 个多月,患者自觉胃中舒服,效不更方。继续服用患者精神状态好转,饮食正常,经胃镜检查:糜烂消失,疾病痊愈。后来,患者和该医院的医生询问我,"哪些药物是专治胃糜烂的?""中药黄芪具有排脓的作用,是黄芪的作用吗?"我回答说:"不是单独哪一味中药的独特作用,是整个复方的综合作用。升阳益胃汤主要治疗内伤脾胃病,本方的主要功效是升清阳、养脾胃之气,虽然没有专治糜烂的药物,但诸药合用正气恢复,糜烂消失。"我举这个病例是想说明我们要热爱中医,热爱中医专业,你们到四五十岁就会有深深的体会。现在就有不少的中青年中医专家,对这一点体会深刻,他们治病效果非常好,门庭若市。如果只是虚有名气,患者治疗几次效果不好,以后就不会再来。只要你刻苦钻研,体会深刻,临床效果好,找你的患者就会多。

现在国家重视人民的卫生健康,提倡中医中药。吴仪副总理参加中医中药会议并发表讲话,更可以看出国家对中医药非常重视。首先,关键在于我们如何自力更生,如何发挥我们的作用。我们要办好我们的医院,发挥我们的自身优势,患者才愿意到我们这里就诊。其次,中医与西医不能互相排斥,要取长补短,相互结合,如肾病综合征采用中药加速治疗,一方面可以减少激素的不良反应,另一方面可以降低复发率,这与著名的西医肾病专家叶任高总结的结论相同。我们要从患者健康出发,只要对患者有利的方法,我们就采取,不要搞门户之见。但我们必须立足于中医中药,不能摒弃中医中药,因为我们是学这门专业的,我们要发挥它的特色,这是你们年轻一代责任,你们是中医事业的接班人,我们老一辈人寄希望于你们,中医的未来就在你们身上。

勤奋学习,是成功之本。要想学的好就要勤奋,多阅读,既要阅读古代经典文献著作,又要阅读现代书籍。我自身就是如此,自学《伤寒论》,并从中尝到了甜头。我在不到 20 岁时,遇到一种高热病,那时西医并不像现在这么发达,抗生素类药物很少。我见患者高热、口渴、特喜冷饮、脉洪大,为《伤寒论》白虎汤证,于是选用白虎人参汤。患者服用了三服药,高热就退了,生石膏非常便宜,人参略贵,也没有花太多的钱。这次的诊疗经历,使我对《伤寒论》重新认识,并对其产生了浓厚的兴趣。还有一次,我回河北老家,那时我 20 多岁。有一位患者患头痛病,头痛难忍撞墙,在北京协和医院诊断为神经性头痛。后来到我家求诊,我见其面色发青、发白,为阴暗色,脉沉,手冰凉,辨证为吴茱萸汤证,属厥阴头痛。我用吴茱萸、党参、生姜、大枣四味药。患者不信,说生姜大枣他常用,吴茱萸他没有用过,怀疑是否能有效,我建议他回去试试。吃了几服药后患者头痛减轻,连续服了几服药就好了。像这样的病在西医院是无法治愈的,用几服中药即可治愈而且经济。

20世纪40年代流行霍乱,死的人很多,大多数都是日本人,而中国人死的很少,原因是中国人自服中药。中医药效果很好,我治疗几个霍乱病,主要用四逆汤、白通四逆汤、四逆汤加白通人尿猪胆汁汤,这都是《伤寒论》的有效方剂。因为熟读《伤寒论》,见到患者的临床症状,认知该病证,就知道用此类方药,用药后效如桴鼓。人尿都用小孩的新鲜童便,用开水煮开再加胆汁、干姜、附子、葱白,用后就见效。干姜人参附子(四逆汤),现在用得不多,有这样的疾病多数由西医进行抢救,发挥不了中药的作用。我个人认为,用中药治疗比用西药治疗更经济,疗效更好。

通过这些临床实践,我对《伤寒论》更感兴趣,就更加深入研究《伤寒论》,并准备写一本《伤寒论》注解,后又看到单纯注解《伤寒论》的书籍太多,遂又觉得单纯注解《伤寒论》意义不大,注解百篇不如临床实践一次,缺乏实用性。应写一本对何病有效,有实用价值、对后世有用的书。我是一个实用主义者,不主张写过多的书,版本、注本是文献学专家研究的范畴,我们搞临床的应把重点放在学习原文,把意思说清楚。例如,什么是厥阴头痛,厥阴头痛都能出现什么症状,怎么辨证,我们需要将这些最精华的内容解释清楚。让学生学习之后知道如何辨证,如何认证,这是最主要的。

你们学习应先从《伤寒论》开始,张仲景的112方,并不限于书上说的那些病证,随着时代的发展,这些方剂的主治适应范围在不断扩大。由于用药有效而宝贵,《金匮要略》和《伤寒论》的方剂才得到了广泛运用。《伤寒论》的方剂适用范围非常广,其他古代医家的书也是如此。把《伤寒论》学好,尤其是方药的配伍,再结合"本草"进行学习。学习"本草",最好的是《本草纲目》。《本草从新》和《本草备要》比较简单,初学者可以学习,一学就会,之后再深入研究《本草纲目》。

清代的书籍,我认为张锡纯的书是最好的,要经常读《医学衷中参西录》。张锡纯熟读《黄帝内经》、《难经》等经典著作,对古医典有深刻的理解,他分析的医理很对。他引用的经典东西很多,以《伤寒论》为例,他自己注解《伤寒论》,并研制出很多独到的中药方剂,如"活络效灵丹",只有当归、丹参、乳香、没药等几味药,临床非常有效;升陷汤主要有黄芪、升麻、柴胡、桔梗、枳壳等几味药,临床效果也非常好。有一种大气下陷的病证,胸痛,憋闷得喘不上来气,甚至晕厥。我遇到过这样的病例。有一女患者,望诊面色苍白,脉弱,胸中憋气,晕厥数次,心电图正常,西医检查未发现异常。这就是西医的短处,没发现客观指标就无法确诊。但患者憋气、晕厥、感觉不舒服等症状持续不消失。有好多这类患者,花了不少钱还检查不出病,对于没有病自己为何不舒服很不理解。我当时辨证为大气下陷证。张锡纯依据《黄帝内经》那句话说的:"上气不足,脑为之苦满,头为之倾,目为之眩。"这个气到脑子冲不上去,就是现在说的供血不全的意思。"目为之眩"就是眼睛看东西不清楚。这个患者用益气升陷之升陷汤,连续治疗几次后痊愈。通过这个临床病例,我的经验是先多读点书,再临床。我个人就是多读书,多临床,多总结,这是学习的"三多"过程。而王清任曾多次去北京、奉天等地刑场观察尸体,亲自解剖,自立新说。虽然当时的条件十分简陋,结论也十分粗糙,但他的这种敬业精神是可贵的,无人能比的。他的几部著作虽然很薄,但临床非常实用,作用特别大,活血诸方为不少患者解决了临床疾苦。最近有一个10岁小孩,症见呃逆不能自止,声音沙哑,不能上学。上海和北京一些医院做CT检查脑部无病变,但患者的症状确实客观存在。我想起了癫狂梦醒汤。我考虑其病机在肝,《黄帝内经》上说:"肝喜条达恶抑郁,肝在志为怒。"人体气机重在舒调,抑郁长久而蓄积暴发,暴发后而发病。所以,用癫狂梦醒汤治疗,重用桃仁25g,一周后症状减轻,其家属非常高兴。后来据他爷爷说,是因孩子在学校犯了点错误,老师让他写检查,因检查多次不合格而得的病。这个病例非常有希望治愈。中医药对这类的疾病尤其擅长,这是中医的特色,也是西医的不足。西医只有发现器质性的病变才能治疗。我讲解这些病例的目的是鼓励你们好好学习,认真勤奋地学习。先学习现在的教材,学好基础后再学课外的读物。有了学校的基础知识,再学其他知识才能更容易理解和接受。将来把基础与临床结合,就会有很好的临床疗效。刚才举的例子就是很基础的,并不是这个方剂治疗这个病,而是要辨证准确。

学中医首先要学会辨证,只有辨证准确,用药得当才能治好病,这是要靠勤奋获得的。勤奋学习是成功之母。现在我随年龄的增长虽精力不足,但仍坚持看书,并有选择有目的的阅读。白天出诊看病,临床实践,有疑难问题就查书。既要阅读中医书籍,又要查阅最新西医学文献资料。中医是宏观,西医是微观;中医是整体,西医是局部,二者结合起来取长补短。你们是21世纪的人才,与我们那个年代有区别,现今中医的发展也与我们那个年代不同,我希望你们能够中医和西医都学习。

中医学的书汗牛充栋、浩如烟海。"书山有路勤为径",读书要有路,以勤奋为径;"学海无涯苦作舟",在知识的海洋中,无岸可及,这就要能吃苦,苦读书,多读书。给患者治不好病,就要动脑子,动脑就要吃苦。《黄帝内经》中"行乐致福"。不动脑,任何一种学问都做不好。"思之知之,思之不知而求之"。总之,最终要有一个结果。再有是"学无止境",医学的发展日新月异,新的东西不断出现,毕业以后无论是走到临床还是从事教学,还要不断地学习。活到老,学到老,才能有提高,才能有发展。

二、对中医教育的四点看法

张琪教授根据郝光明先生信中提到的中医教育工作存在的问题,提出如下看法。

第一个问题:信中指出"现在中医院校的许多老师和学生虽然一天到晚都在学习中医学知识,但对中医能否治病没有信心……"。张琪教授认为这个问题确实存在,且不是个别现象,而是大多数现象。中医不仅能治病,而且能治一些西医所不能治的病,有其独特疗效。它的疗效是在独特理论指导下形成的,因而中医独有的学术地位是不容置疑的。张琪教授从医七十余年,一直在临床工作,有自己的切身感受,他认为中西医各有所长,有些病中医治疗效果好,有些病中西医结合治疗效果好。中医院校老师和学生对中医能否治病缺乏信心,张琪教授认为原因是多方面的,一是领导的导向问题,中医院校的领导必须贯彻中央方针,中西并重,突出中医特色;二是理论与实践脱节,大多数中医院校在课堂上讲的是中医知识,而到病房实习却西医化严重,用的西药多于中药,很少用中医辨证论治指导学生。

不少学生反映讲课的教师多是青年教师,不少教师没有临床经验,上课是照教材宣讲,到病房又是西医化,老师很少用中医辨证论治指导示教。这就不难理解老师和学生为什么对中医治病缺乏信心,对中医学术地位有所怀疑。当然也不能一概而论,从新中国成立后创办的中医院校培养出来的新中医,也有部分人对中医专业有较高的造诣,富有临床经验,可惜人数太少,不成比例,远不能适应中医教学研究的要求。

第二个问题:张琪教授认为研究中医不能局限在一个方剂上,对于一个病应从中医的理论到临床进行研究。因为中医治病的特点是辨证论治,同病异治,异病同治,是不同于西医治疗的。因为不如此,就不能有好的疗效。关于疗效评估结果,用现代医学的评估是可以的,但也存在问题。例如,慢性肾炎是否治愈要看尿常规检查,萎缩性胃炎要看胃镜。先进科学仪器是现代科学的组成部分,中央对中医的方针是用现代科学整理中医,现代医学是现代科学的组成部分,但是整理不等于代替。博大精深的中医学和现代医学是两种体系,彼此都不能取而代之,只有优势互补,才是唯一的正确方向。如有些病西医诊断不明,中医辨证却清楚,这种情况评估疗效就应该按中医评估。

关于实验研究,也是用先进科学方法研究中医学。但是建立模型利用细胞分子学实验研究,这应该属于从事基础实验的专业人才去做。对于中医本科生、硕士、博士研究生大多数应该在中医学术上提高,特别是临床课题在疗效上提高。目前不少研究生只建立一个动物模型,搞几种指标的实验就万事大吉了,对提高中医学术水平和临床疗效没有创见,无多大裨益。本来对本专业根底菲薄,三年又无大的收获,回到临床上对患者难于应付,难怪有些专家说"博士不博"。张琪教授多年来培养了60余名博士、硕士、博士后和学术继承人,其教学方法是随师侍诊,结合具体病例口头传授耳濡目染,日久就可学到一些临床经验,几十年来培养出一些有精湛理论且富有临床经验的新一代名中医。他们之中有的已成为国家、省或市级中医领导人、学科带头人,有的已成为博士或硕士研究生导师,成为中医事业的栋梁之材。他认为带中医研究生用师承制的方法较好,但其中也有弊端。

第三个问题:"现在大多数中医院都西化了……"。张琪教授认为这确是事实,他觉得在西化了的下面应该加上一句"都萎缩不振了",其原因就是没有中医特色。中医院必须使某些病疗效高于西医,得到广大患者的认同,才会有强大的生命力,医院才能越办越好,否则一律用西药治疗,中西医无差别,不能突出中医学特色,自然萎缩不振。

第四个问题:张琪教授认为中医传统教育师承制的方法,符合中医学的特点,在高等院校应该聘请有经验的中年、老年中医进行临床辅导,理论结合实践。国家中医药管理局在全国举办的三期名师带高徒的创举,取得了较好的效果,培养出一批富有临床经验的新中医,但是面太小,杯水车薪,远远不能满足人民的需要。建议在高等院校内补上这门课,全国一盘棋,请进来走出去,使学生在临床实践上有所收获,逐步扭转"重西轻中"这一不利局面。关键在于自上而下的各级领导能否认识到中医教育存在的这一严重问题,不然的话,前途堪忧!

三、谈新世纪中医药学发展和人才培养问题

新世纪中医药发展的关键在于人才培养,然而培养什么样人才,怎样才能培养出人才,则是有争议的。张琪教授认为新世纪中医人才首先必须对中医药有坚实的中医学术根底,有高明中医本领,富有丰富临床治疗经验,这是第一位。其次再掌握一些现代科学技能(掌握现代医学),只有如此才能适应新世纪人民对中医药治病的要求,尤其是作为新世纪中医工作者,不论从事医疗、教学还是科研,都必须精通中医学术理论,具备丰富的临床经验才能充分发挥中医特色,当然还必须学习一些现代科学知识,来丰富发展提高。值得注意的是老一辈中医最为关注的是除了一部分中青年中医热爱中医药学术,在中医工作中有所建树外,不少中青年中医不热爱中医学术,对中医学术浅尝辄止,浮光掠影,相反的对于现代医学却颇感兴趣,重西轻中的思想占据主导地位,一些中医单位西医化非常严重,发挥不出中医特色,中医医院病源逐步减少,尽管有国家政策扶持,而中医本身内涵建设存在问题,不能适应新时期人民就医的要求,如不纠正,这种现象长期下去,在商品经济的大潮中自然就有被淘汰的危险。近来张琪教授发现一些文章把中医机构不景气的原因归罪于中医学术古老不能创新,这种观点是不客观的。邓小平理论的精髓是解放思想,实事求是,他认为解放思想本身就是要我们敢于创新,实事求是就是要我们坚持实践是检验真理的唯一标准。试观全国中医单位,不少好的单位搞的红红火火,像广东省中医院日门诊量平均6000人次,居于全国中西医院之冠。他们就是坚持发扬中医特色治疗且疗效显著,从而赢得患者的欢迎,经得起实践考验,在实践中有所提高创新。综上所述,创新是建筑在坚实的基础上,否则为无源之水,无本之木。

张琪教授认为中医学术的发展是多极的,一是随着自身规律发展,一是同现代科学整体提高,前者可以体现中医在医疗实践中,在前人的基础上有所提高和创新,继承而不泥古,发前人之未发,创新就是自新,后者就是用现代科学手段整体提高,从微观上阐明其机制,反过来指导实践也是创新,二者可以同步进行,相互促进,使中医药学不断飞速发展,新世纪中青年中医应该朝这个方向前进,才能成为一代名医,对人民健康作出应有的贡献!

近年来张琪教授更关注中医教育和人才的培养,2000年他在《上海中医药杂志》上发表了"再谈新世纪中医药学发展和人才培养问题"一文,提出"博大精深,文献是根本"、"学以致用,临证启新知"的创新理念。

1. 博大精深,文献是根本

中医药学是一个伟大宝库,是取之不尽、用之不竭的瑰宝,必须树立热爱本专业的思想和顽强的

敬业精神,才能执著地追求、探索。中医学同任何一门科学一样,没有顽强的拼搏进取精神,要想有所建树是不可能的。中医学历代文献浩如烟海,浸透着历代医学家与疾病斗争的心血结晶。从历史唯物论观点看,先贤们各有所长,如东汉张仲景之《伤寒论》《金匮要略》,开辨证论治之先河,其本人被称为医中之圣;唐代孙思邈之《千金方》勤求博采,搜罗宏富,其论而有据,方切实用,其本人被后世医家尊为"药王";金元四大家各有所长。明清以来,名医辈出,如张介宾之《景岳全书》,被誉为温补派的代表;李时珍之《本草纲目》,集药物之大成;喻嘉言作《医门法律》,议病议方;徐大椿之《兰台规范》,以至温病学派叶天士、吴鞠通、王孟英、吴又可等,晚清民国时代中西医汇通派王清任、唐宗海、恽铁樵、张锡纯等,都对中医药学的发展作出了巨大贡献!中医文献汗牛充栋,难免使后世学者有望洋兴叹、望而生畏之感。但是中医药学理论的精髓、历代名家临证经验之结晶,尽皆在斯,欲成就一代名医、大医者,莫不学海泛舟,"咬定青山不放松",才能在实践中触类旁通。然而读书的方法要博而精,既要通读,又要采其所长弃其所短。学无止境,博大精深的中医药必定是干到老,学到老,才能成为新世纪的一代名医。

2. 学以致用,临证启新知

除了深入阅读书籍文献之外,更重要的是印证于临床实践。如果只是埋头于文献,不结合临床实践,那就成了"本本"先生了。读书的目的,是为了提高临床疗效,而通过临床疗效的提高,才能真正尝到读书的甜头。中医的阴阳五行、脏象经络、生理病理等基础理论,都是前人在治病过程中加以探索和总结出来的,并非面壁虚构的。只有通过临床疗效的不断提高,才能证实其理论,发展其理论。例如,治疗肝炎肝硬化等疾病,用"见肝之病,当先实脾"的理论指导,健脾理脾以柔其肝,常收到良好疗效;治疗肾病综合征腹水,依据《黄帝内经》"诸湿肿满,皆属于脾"、"脾主运行水湿"等理论从脾论治,也往往收到小便通利,腹水消除的效果。如我曾治一肾病综合征患者,患者高度水肿,大腹胀满,用泼尼松、呋塞米等药无效,入本院求治。尿常规显示:尿蛋白(+++),血浆白蛋白低,血脂高。大腹水肿不能平卧,舌苔白厚腻,无汗,五心烦热,小便24小时仅200ml左右,脉沉滑。辨证属于脾湿不能运化,胃热气逆,湿热中阻,清浊混淆,以至于水湿停聚之症。投以中满分消丸(改为汤剂)加槟榔20g,连服14剂,一昼夜尿液增加到3000ml,水肿胀满全消,尿蛋白(++);继以益气补脾胃之剂,服药50余剂,尿蛋白(±),血浆蛋白恢复正常而出院,远期疗效巩固。1998年3月,曾治一公姓妇女,60岁,经某医院确诊为肝硬化失代偿期、腹水,来本院门诊求治。患者神疲乏力,面色及巩膜黄染,体消瘦,腹胀满(中等腹水),恶心不欲食,大便溏泄,每日2~4次,低热,体温37.8℃,小便色深黄,舌质红,苔白,脉濡数。彩超显示肝弥漫性病变,脾厚4.8cm,中等腹水。谷丙转氨酶445U/L,血清白蛋白20g/L,球蛋白30g/L,总蛋白50g/L,总胆红素251μmol/L,直接胆红素173μmol/L。辨证湿热蕴蓄,湿盛于热,脾为湿困,运化受阻。治法:先以化湿理脾,清热解毒退黄。处方:砂仁15g,白豆蔻15g,苍术15g,石菖蒲15g,茵陈15g,藿香15g,大腹皮15g,黄连10g,板蓝根20g,神曲15g,芦根30g,甘草15g。先服7剂,食纳稍好,乏力稍轻,泄泻减少,仍腹大便溏,小便黄,低热不退,口干口苦,改用温脾利湿清热法,以李东垣中满分消丸加味主治:白术20g,茯苓20g,泽泻15g,黄连10g,猪苓15g,干姜10g,大腹皮15g,白豆蔻15g,砂仁15g,厚朴15g,茵陈25g,桂枝10g,板蓝根20g,大青叶15g,甘草15g。连服上方18剂,腹胀大减,仅有少量腹水,小便增多,大便每日1~2次,成形不溏,食欲好转,全身较有力,面色及巩膜黄染亦明显消退,舌苔转薄,脉象缓和,低热消退,体温36.5℃左右,谷丙转氨酶104U/L,总胆红素154μmol/L,直接胆红素81μmol/L,B超显示腹水阴性,脾厚3.8cm。即以上方化裁,至8月21日诸症皆除,脉象缓和,舌润口和,谷丙转氨酶14U/L,总蛋白72g/L,总胆红素19μmol/L,肝功能全部恢复正常。1999年10月复诊,远期疗效巩固。本病辨证在于湿热困脾,脾湿运化不灵,水湿与热中阻脾胃,清浊升降失常。治疗抓住脾为湿热所困的病机,以中满分消丸、茵陈五苓散(汤)、甘露消毒丹等方加减化裁,分利湿热,退黄疏郁散结,而取得良好疗效。特别值得探讨的是,东垣中满分消丸(汤)合泻心、平胃、四苓、姜朴于一方,根据《黄帝内经》"中满者泻之于内",以辛热散之,苦寒泻之,淡渗利之,上下分消疏利湿热之邪,以利脾胃枢机之功能复常,则胀满自消。余以此方化裁治愈肾病综合征、肝硬化腹水辨证属脾胃湿热蕴结者,大部分病例有明显疗效,因而悟出《黄帝内经》"诸湿肿满皆属于脾",并非完全指脾虚,诸如脾为湿热所困,运化受阻,亦可出现胀满,东垣主治热胀之中满分消丸、寒胀之中满分消汤,两方皆效。后方乃属脾阳虚不得运化,寒湿胀满,亦多见于慢性肾炎、肾病综合征之重度水肿,辨证准确,用之亦有卓效。

由此可见,中医学理论源于临床实践,临床实践又推动了理论发展,从而再指导实践,在实践中再不断提高发展创新,这是古今一切医家所遵循之路径。中医学虽是历代医学家同疾病斗争的心血结晶,但当代名老中医同样也有不少建树。特别是新中国制定了中医政策后,中医和中西医结合研究更有迅猛的发展,无论是对急性病还是对慢性病诊疗规律的认识和疗效都有所突破。例如,对急腹症、乙型脑炎、出血热、中风等急症,肝病、肾病、冠心病、痹症和重症肌无力、萎缩性胃炎、再障等慢性病所总结出来的治疗方法,都是在继承前人经验的基础上有所发展和创新。中医学就是遵循着这个规律,代代相传,逐渐发展起来的。我认为这是中医的主流,广大青年中医必须坚定不移的遵循这条路走下去。

3. 科技创新,扬己之长铸辉煌

在新世纪科学日新月异发展的今天,中医药除了积极地发展自身,博采众长,不断前进外,同时要善于吸收先进的科学技术和现代化手段,以丰富和发展自己。采用现代科技科学手段是为了促进中医药的发展,而不是用西医取而代之。当前一切先进高科技手段都可以很好地吸收利用,如诊断方面,先进的仪器、辅助治疗的先进手段等,只要是有助于中医药学的发展,有所创新的,都可以为我所用。多年来中西医结合专家用现代科技手段对中医脏象理论进行了研究,并且分子生物学水平的研究取得了较大的进展;中药方面如丹参、青蒿素等研究都取得了可喜的成果,这些研究成果既丰富了中医药学理论,又充实了现代医药学。我认为用传统医药的方法研究中医药和现代科学方法研究中医药,二者是相辅相成,不可分割的。例如,对肝硬化、类风湿关节炎、慢性肾炎、重症肌无力等病的中医药治疗,都能用现代医学诊断指标加以证实,其疗效也能从实验室微观指标加以说明。应当值得注意的是,部分中青年中医和部分中西医结合的同志只强调用现代科学手段研究中医,而忽视了传统医药的基本功,对中医知之不多,基础不牢,重西轻中,只强调现代科学的一面,忽视另一面,那就不可能有所成就,这也是张琪教授等老中医所担忧的事,这样下去中医必然失去优势,那就有被淘汰的危险。因此,我们一再呼吁,当前青年中医必须在中医学术上狠下功夫,奠定坚实的基础,同时再学习一些多学科知识,然而是前者是基础,如果忽视了,只强调学习现代多学科知识,最后也只能贻误自己,把中医学丢失了,又谈何继承与发展!

四、关于如何学好中医的几点看法

我结合自己的切身体验,将其在黑龙江中医药大学给学生讲"如何学好中医"的内容整理成了如下几个方面。

1. 热爱专业,矢志不渝

祖国医学历史悠久,源远流长,是我国历代劳动人民长期同疾病做斗争的经验积累,既具有丰富的临床经验,又形成了一套独特的理论体系,由于它来之于人民用之于人民,与人民的生老病死息息相关,所以历久而不衰。如今在社会主义四个现代化建设,防病治病保卫人民健康中,中医与西医一起担负着重要的作用,所以我国把发展现代医药与传统医药一同列入宪法,两种医学并驾齐驱,为我国医疗卫生事业的两支生力军,这是从我国的实际情况和人民的需要出发的。青年中医同志们要想在中医学术上有所造诣,首先必须树立坚强信念,热爱中医学这颗祖国文化宝库中光辉灿烂的明珠,才能学而有成,才能有所建树。目前正在高等院校学习中医的同学们,绝大多数是因为热爱祖国医学专业而踊跃入学的,但也不能否认有部分同学并不一定从内心里热爱中医,只是由于各种原因而入学。没有正确的动机,思想基础不牢固,"身在曹营,心在汉",就不会学而有成,岂不可惜! 殷切希望这部分同学要端正学习态度,纯洁学习动机,矢志不渝,最后才能达到成功的彼岸。

我回顾弱冠之年学习中医时期,正处于日汪伪统治年代,那时中医面临被消灭的局面,不少亲友出于好心,劝我放弃学习中医,生恐贻误前程。那时因受家庭影响,亲眼看到中医能够为人民群众治好许多疑难疾病,这在脑海里埋下了种子,让我从思想上喜好它,所以,尽管遇到重重困难,却毫未动摇我学习中医的意志。

现在时代不同了,在新中国中医受到了党和人民的无比重视,全国和各省、市、自治区成立了中医的高等学府——中医学院。青年中医同志们,你们不啻为天之骄子,同我当年学医那个时代相比,如今有天渊之别,千万不要辜负党和人民对你们的期望,要珍惜自己的青春年华,充分利用大好的学习条件,树立民族自信心,继承好祖国医学这门科学,努力进取,挖掘瑰宝,学以致用,争做一代有才华的名医,成为中医事业的接班人。

2. 知难而进,持之以恒

我认为学好中医的另一个条件,是需要有知难而进、持之以恒的决心。祖国医学是一门高深的科学,它拥有浩如烟海的文献典籍,浸透着历代医家对疾病斗争的结晶,是取之不尽,用之不竭的宝藏。有人说学好中医要比学好西医困难得多,是不无道理的。当今高等院校编了中医学统一教材,从基础到临床趋向于系统化、条理化,要比硬啃原著容易多了,尽管存在着这样那样的问题,需要修改补充,但"高以下为基"(老子语)对初学者来说还是必要的。然而单凭教材内容是远远不能深入下去的,必须通览历代名著,每部著作都有它的长处,要博览古今医籍,吸取众长为我所用。但这些书不是也不可能一下子都要学完,而是要你朝着这个方向迈进,日积月累,就会学而有成。不容讳言这样做,是有困难的,困难是否可以克服呢? 我认为只要有"知难而进,持之以恒"的决心,困难是完全可以克服的。古语说"精诚所至,金石为开"。古文基础差可以借助于工具书,对中医术语或基础课内容不太理解时可以查阅《中医大辞典》,当一个问题、一个字、一句辞不懂,弄清楚了之后,就增长一点知识,不要小看这一点知识,日积月累则涓涓不壅,终成江河,从不知到知之,从知之不多到知之甚多,一个人不可能生而知之,都是学而知之。革命前辈徐特立说过:"有困难是坏事也是好事,困难会逼着人,困难环境能锻炼出人才来。"做学问正是这样,"学如逆水行舟,不进则退"。青年同志们,你们既然立志学好中医,这点困难又算得了什么? 关键在于你们是否有志树立知难而进的决心,是迎着困难向前,还是在困难面前当逃兵,这才是成功和失败的分水岭。

3. 勤奋学习是成功之本

唐朝大文学家韩愈说过"业精于勤,荒于嬉"。试观古今中外有成就的科学家、文学家,包括医学家,都是焚膏继晷地勤奋学习。学中医也毫不例外,没有这种勤奋好学锲而不舍的精神,要想学而有成是不可能的。有人说:"凡是有成就的人,皆是具备天才者。"我们并不否认天资有一定作用,但它并非主要的,主要的还是在于勤奋学习。我国当代大文学家郭沫若说:"形成天才的决定因素应该是勤奋……有几分勤学苦练,天资就能发挥几分。"一个人不管天资如何颖悟,但若懒惰不学习,必定是不会有成就的。所以学习中医关键不在于天资如何，而是在于是否勤学苦练。张琪教授学医至今，养成了一种习惯，一天不看书，就如同没吃饭一样。看书要辅之以思考，更要结合实际。毛泽东同志说："读书是学习，使用也是学习。"边工作边学习，是一种学习的好方法，至今对一个病辨证不清，治疗效果不好时，他本人还在查阅有关文献资料，以求得开拓思路。所有这些都离不开勤奋二字，古语有"书山有路勤为径，学海无涯苦作舟"。

4. 重视实践，结合理论

中医之所以经历数千年而不衰，深为广大人民信仰，主要是因为其能为人民解除疾病痛苦，且具有自身的特色。尽管新中国成立前在反动统治下，中医遭到排斥打击，甚至废止取缔，而在人民群众心目中却享有崇高的威望，所以它具有强大的生命力。但是，目前在中医教育战线上，存在着重理论轻实践的倾向，从书本到书本，枯燥乏味，理论与实践脱节，培养出来的学生缺乏实践的本领。这一点应该是青年同志们引以为戒的。张琪教授主张安排实习课，最好是边学理论，边临床诊病，使理论与实践密切结合，收效才能较好。所以无论是本科生还是自学者，我主张千万要重视临床这个最主要的环节，医生的天职是为患者解除疾苦，一个高明的医生应时时刻刻离不开患者。我国著名内科专家张孝骞八十多岁还坚持查病房出门诊，著名中医专家蒲辅周亦是八十多岁还为患者诊治，一方面反映了老前辈们高尚的医德，另一方面也反映了他们的精湛医术是从千千万万患者的反复实践中总结出来的。医学的理论来源于实践，反过来又指导实践，不实践不能证实理论、发展理论，这是二者的辩证关系。当前我国中医事业需要既有理论又有实践本领的人才，"青出于蓝而胜于蓝"，是历史发展的规律。

5. 中西并蓄，摆正主从

现在时代不同了，20世纪90年代的中医应该掌握一些现代医学基本知识，因为这是无论从事医疗，还是搞教学、科研都不能回避的问题，但是有个问题，作为中医专业的人，首先必须把自身专业掌握好，打下坚实的基础，同时学习一些现代医学知识，二者相辅相成才能对中医学术有提高和发展。不少前辈及当代的名中医都是这样做的，如张锡纯、恽铁樵、陆渊雷、秦伯未等都是中医功底深邃，又吸取了现代医学知识，因而在中西医结合方面作出了突出的贡献。最可怕的是对中医基本功掌握不牢，浅尝辄止，没钻进去，这样的同志学习西医自然就会用西医把中医冲击了，而在这些同志的眼里往往是中医不如西医好，其结果必然沦为不中不西，自然谈不到发挥中医的特色了。正确的道路是有主有从，中医为主，西医为从，吸取现代医学来丰富和发展中医，采取拿来主义，这才是我们中医应该走的道路。

五、兼蓄各家，重在精熟

中医学是一门高深的科学，拥有浩如烟海的文献典籍宝库，为医者不应闭门自守、分门论派，而应博览百家，尽汲所长。历代医家各有千秋，要想学好中医，必须博览历代名著，荟众家之萃为我所用，因此要善于吸取各家之长取其精华，弃其所短，融各家学说于一身，从而指导临床实践。

我从事中医教学科研和临床工作七十余年，认为中医成才之关键在于勤奋学习、临床实践，信中而不排西，精读《神农本草经》、《黄帝内经》、《伤寒杂病论》、《医宗金鉴》、《脾胃论》、《血证论》、《医学衷中参西录》、《温病学说》等古典医籍，学习古代各家之长，使自己在中医药学系统中具有系统而丰富的知识。

我运用古方治今病的关键在于"精熟"两字。学习古方必先领会立方原意，洞悉其中精微，才能融会贯通。在具体应用时，又应善于化裁。脾胃派创始人李东垣的补中益气汤为世所重，而其清暑益气汤却被后世温病学家誉为"药物驳杂,有清暑之名,无清暑之实",王孟英竟另立一方代之,李氏名方遂被搁置。其实此方最能体现东垣之学术思想,方以补中气、升清阳的补中益气汤为基础,合生脉散以保肺救津,又加苍术、神曲、青皮以燥中焦之湿,黄柏、泽泻泻下泉之火,用意十分精到。当今随着人们生活和饮食结构的改变,劳逸失节伤气,烦劳操持伤阴,酒醴冷饮生湿,甘肥厚腻生热等病机,往往在一个患者身上同时出现,清暑益气汤的加减应用则更为广泛适用。

临床上古方治今病能够完全合拍者并不少见,故在应用过程中,有时可迳用原方而奏效,有时则须把握病机以成方化裁损益而建功,仲景有"随证治之"的明训,足堪我们玩味。例如,东垣当归六黄汤原为治阴虚有火的盗汗而设,是方有滋阴清热、固表止汗之功,然而此方实气血阴阳并调,方中甘柔与苦寒相伍,泻火合育阴补气共投,尤其是芩、连、柏三味,既可泻火又能坚阴,丹溪用此三味组方名"大补丸",可见全方清实火而又滋阴,决非囿于治盗汗一症。我临床上常用其加减治疗慢性活动性肝炎、肝硬化、慢性肾炎、肾病综合征、慢性肾功能不全、白塞综合征等,常根据阴虚火旺或正虚邪毒弥漫,阳热内盛等不同情况随机化裁,因证加减。此方不仅可改善临床症状,而且对改善肝肾功能、纠正某些异常理化指标,均有较好的疗效。

临床学习中应积极吸收古贤各种寒热攻补之法,因人因证而施,治病不能拘于一格。对古今有成就的医家应尊敬,但不能盲目崇拜。我钻研伤寒数十年,尊崇仲景,但不是泥执仲景成法的"经方派";研究温病,佩服叶天士,学习他用药轻灵的特点,但不同意叶氏的"柴胡劫肝阴,葛根竭胃汁"之说;对于王孟英,不同意王氏偏好寒凉,畏羌、独、芎、防如虎的用药特点,实际上伤寒与温病之间,虽有界限,但不能偏执。

我临证对肾病、疑难杂症的辨证论治有自己的独到之处,有较好的疗效,在《张琪临证经验荟要》、《张琪临床经验辑要》、《跟名师学临床系列丛书》、《张琪肾病医案精选》等书中的均详细记载论述。自创清热利湿解毒饮、山药固下汤、桃黄止血汤、化浊饮、消坚排石汤、坤芍利水汤、新方流气饮、和中消胀饮等治疗疑难病症的经验方。

因此,一个医生要精究方药,历代方书洋洋大观,任我们选用。尤其对那些历经千锤百炼的"名方",更要倍加用心体察,组方有成法,用方要知常达变,而变化之妙,存乎一心。

六、中医成才之路

张琪教授做客《求真论坛》讲座

今天应求真论坛的邀请,为大家讲一讲中医如何成才的问题,因为大家都是新一代的中医,今后中医工作、中医事业的担子就全都在你们的肩上,怎么样走一条正确的道路,找到一个正确的方向是非常重要的。

随着时代进步,疾病谱虽也发生了改变,但中医药的疗效一样能保证。有很多世界医学还没有解决的疾病,我们能解决,还有独特的疗效,如肝炎、肝硬化,中医中药的治疗效果是相当好的。最近我治疗了一例河南周口的患者,其在北京很多医院治疗了很长时间均未见好转,就诊的时候肝功能异常、脾大,我看过几次之后,让患者服了中药二十余剂,效果非常明显,转氨酶已经恢复正常,只有胆红素略高,特别是觉得全身有力,有精神,走十几里路都不觉得劳累。但是胆红素略高,有时候有一点鼻血,我就叫他用原方加黑栀子,黑栀子凉血清热,而且可以降低胆红素,近几天来电话说肝功能已经完全恢复正常,脾也已经回缩,这说明中医学有它独特的优势。

国家中医药管理局号召发挥中医药优势,但怎样才能发挥中医药的优势和特色?发挥中医药优势的前提是要精通中医。要想做到精通,就要不断地学习,必须干到老,学到老。

首先,必须是基本功扎实。大家往往都着急,其实学习不是一蹴而就的,是一点一滴的,集腋成裘。我学习的过程也是这样,刚开始读《黄帝内经》,也背诵了《四气调神大论》、《生气通天论》、《阴阳应象大论》之类的,但结果是食而不知其味,比较干涩,后来临床时间长了,反过来再看,就觉得有意思了。所谓欲速则不达,做学问也是这样,涓涓细流,汇成江河,来不得半点虚假。

其次,还要不断地临床,不断地深入钻研,这样下去就一定能成功,一定能够成为一个为人民服务的好医生。学好中医不能单凭教材上的那一点东西,必须自己多看书,多钻研,多思考,尤其要多临床。中医要想提高,离开临床不行,因为只有临床治疗有了结果,反过来才会认清中医理论,认识到中医理论的正确性,同时也会加深对中医学的兴趣和对中医理论的理解。我开始从事临床工作的时候才三十几岁,那时联合诊所的另外几位先生都是哈尔滨市著名的医生,所以没有人找我看病,当时也很着急,后来时间长了,有了几例治疗效果好的,就开始有回头患者了。不是说患者全都喜欢找老医生,小医生能治好病他一样会找小医生的,就看你是不是有疗效,光靠广告宣传是不行的,得靠患者替你宣传。

再次,还要不断总结,善于总结经验教训。过去我临床时,治疗效果好的要总结,要记录下来,治疗效果不好的也要写下来,总结一下为什么治不好。如果是因为病情的确很严重,已经没有什么好的治疗办法,那是可以的。但如果本来可以治好而没有治好的,就说明用药不精,辨证不准,思路不对,这是从失败中接受教训。《伤寒论》中不是也有一些误诊吗?这说明张仲景也有很多失败的病例,如桂枝加附子汤证,"太阳病,发汗,遂漏不止,其人恶风小便难,四肢微急,难以屈伸者,桂枝加附子汤主之",症状有"汗漏不止"、"恶风",是发汗太过造成的坏病,所以才用桂枝加附子汤温阳固表。所以说成功的经验要总结,失败的教训更要总结,总结失败的教训是为了从失败中得到提高。

然后,学习中医还要多看医学期刊,尤其是多看最新发表的文献。例如,学习中药学,我学习中药的时候对《本草纲目》下过功夫,我在《本草纲目》上面做了很多注,如黄芪那味药下面写着李时珍怎么讲的,李东垣怎么讲的,《神农本草经》怎么讲的,《名医别录》又是怎么讲的,但终究有它的主要作用。看文献是为了明白现代药理,中医的现代药理也应该知道,也可以参考,如葛根,这味药过去只是用作治疗"项背强几几",用于解表,柴葛解肌汤用它治疗项强的确非常有效。我曾经治疗过一个患者,主诉就是脖子硬,怀疑是颈椎病,但X线检查没有发现什么问题,后来询问病史的时候发现,他的发病过程是在外面上厕所时感觉有一阵凉风吹过,这不就是很明显的风寒外感吗?所以用葛根汤,葛根用量到一两,两服药就治愈了。服一服药觉得有汗出,脖子也轻松舒服,服第二服药就好了。但这只是传统中药学、本草学上讲的,现代药理研究证明葛根的成分之一葛根黄酮治疗冠心病、脑供血不全效果非常好,治疗结膜病、眼底病也有较好的疗效。这个就是古代医学没有的了。医学是不断发展的,中医学也一样,不能停留在前人说什么就是什么。其实中医学历代都有发展,很多老中医都有自己辨证用药的独特体会,这也是创造。

最后,再说说读书,现在书出的不少,但有些书有价值,有的就只是编书,只是把各种书抄在一起就又出本新的,这样的书也就没什么意思,没有自己的真东西,都是别人的,这样的书也没有什么价值,只能浪费时间。看书应该由浅入深,选择些好的,有确定疗效的,有经验的人写的来看。例如,入门书像汪讱庵的《医方集解》,年轻的时候多看一些这样的书是有好处的,要选择内容全面的,各家各派都有的书来看。除了《伤寒论》、《金匮要略》是必须学习的以外,像张锡纯的《医学衷中参西录》,程杏轩的《医述》,都比较全面,内科杂病几乎都有了,也有相应的方剂。古代医家是有几大派别的,各派都有理论,所以各派的书都要看一些,像李东垣的《兰室秘藏》,看过之后受益匪浅。前几天看过一个发热的患者,在各大医院就诊也没有查出发热的原因,患者一点力气也没有,到我家看病的时候三楼都上不去,吁吁作喘,一看即知是虚证,发热是李东垣所说的阴火上冲,是虚火,于是就用补中益气汤,方中用红参、黄芪,三服药发热就开始减退,体温降到38℃左右,患者自觉有力,继续用药十四剂,体温降到正常。这就是读李东垣的书的好处,不读李东垣的书,这样的病也就不认识。所以要多读书,脑子里信息多,思路就开阔,病是千变万化的,思路越多办法就越多。

我现在每天还要看一点书,因为有些病还没有治好,还需要不断学习,治不好就要考虑一下原因在哪里,像前几天看了一个抽动秽语综合征的孩子,开始用柴胡加龙骨牡蛎汤有些效果,抽动、秽语减少了,但是未痊愈,这就需要继续思考。再有像西医学说的自主神经紊乱,西医也没有什么好办法,我遇到过几例,有一例汗出如洗,晚上睡觉把被单都能湿透,西医就诊断自主神经紊乱,口服谷维素无效。这样的患者用中药治疗效果就很好,有的用桂枝加龙骨牡蛎汤,有的用玉屏风散,有的用当归六黄汤,根据辨证用药。

总之,中医药学的功底打好了,掌握了中医学的精华,就肯定能成为一代名医,一个优秀的为人民服务的好医生。

第三部分 理论篇

一、谈中医基础理论研究要结合临床

张琪教授重视基础理论的研究,更重视理论与临床实践的结合,基础理论的研究是为临床实践打基础。

肾具有分清泌浊的作用,主水液代谢,中医与现代医学不同,现代医学认为此种作用是肾和膀胱单独完成的,而中医认为其与肺脾肾三脏及胃膀胱三焦相关。肺主通调水道,《黄帝内经》云:"饮入于胃,游溢精气,上输于脾,脾气散精,上归于肺,通调水道,下输膀胱。"意即水谷精华经胃的吸收到脾,脾主运化,将精微输注到肺,肺朝百脉,再经肺濡养全身,肺气通调下达于膀胱,膀胱与肾相结合,即下达于肾,再通过膀胱的气化作用排出体外。以上任一脏出现问题,即可出现水肿。张琪教授多年来一直按照这个思路来治疗水肿。现代医学将水肿分为急性期和慢性期。急性期轻者多病位在肺,可通过宣肺而消肿,如麻黄杏仁薏苡甘草汤、麻黄加术汤。临证先要确定病变脏腑,再别阴阳。辨证要抓住那个脏器为主,若在脾脏,则症见腹泻,腹痛,脾胃不和,舌苔滑润,为脾阳不足证。脾主运化,一是运化水谷精微,水谷精微包括蛋白在内;二是运化水湿,若见以上症候则重点在脾,应从脾论治,如茯苓导水汤。若见下肢肿、腰酸、冷、畏寒、尿频尿少,则为肾阳虚,用温肾药来治,如真武汤,温肾又温脾。脏腑之间是相合的,肾阳为脾阳之母,若二脏合病,最常见的是脾肾同病,要脾肾合治,如参芪地黄汤重用黄芪治疗蛋白尿有效。黄芪入足太阴脾经,补脾气,白术补脾但不能补气,太子参、人参都是补脾肺之气的。

以前从脏腑功能来研究脏器,实际上是走弯路,如有些单位虽然研究出肾阳虚和肾阴虚是什么,但与临床结合不了。用现代科学研究中医,方向要找准,因为阴阳不是一种东西,也不是一种物质。如果硬要找出一种物质,这样的科研没有实用性,是失败的。

所以中医基础的研究不应孤立研究某一脏器,应结合临床。中医理论是我们的祖先从临床上得出的结果,给患者治疗有效,在有效的基础上再提出理论,理论反过来再指导临床实践。这种理论是反复实践形成的,所以行之有效,经得起考验。中医要提高,还要临床上有疗效,才是真正的提高。

二、对《黄帝内经》中"营卫失调"与痹证的认识

《黄帝内经》中"荣卫之气,亦令人痹乎?岐伯曰:荣者,水谷之精气也,和调于五脏,洒陈于六腑,乃能入于脉也,故循脉上下,贯五脏络六腑也。卫者,水谷之悍气也,其气慓疾滑利,不能入于脉也,故循皮肤之中,分肉之间,熏于肓膜,散于胸腹;逆其气则病,从其气则愈,不与风寒湿气合,故不为痹。……痛者,寒气多也,有寒故痛也。其不痛不仁者,病久入深,荣卫之行涩,经络时疏,故不通。皮肤不营,故为不仁。其寒者,阳气少,阴气多,与病相益,故寒也。其热者,阳气多,阴气少,病气胜,阳遭阴,故为痹热。其多汗而濡者,此其逢湿甚也。阳气少,阴气盛,两气相感,故汗出而濡也。……痹在于骨则重,在于脉则血凝而不流,在于筋则屈不伸,在于肉则不仁,在于皮则寒。故具此五者,则不痛也。凡痹之类,逢寒则虫,逢热则纵。……"

从上面这段话我们可以看出治疗痹证,如果只是祛风散寒,是不全面的,还需要调畅营卫,使气血运行通畅,再散寒祛湿温寒治疗就会顺畅。此即是"水谷之精气为荣,荣行脉内,贯通脏腑,无处不到。水谷之悍气为卫,卫行脉外,屏藩脏腑,捍御诸邪。邪欲中人,必乘卫气之虚而入,入则由络抵经,由腑入脏。是风寒湿之为痹也,皆因卫虚,不能捍之于外,以致内入,初非与风寒湿相合而然,是故痹止于荣而不及卫也"。正是由于《黄帝内经》中营卫失调为痹证发生内在因素的理论指导,历代医家在论治痹证时,十分重视调和营卫法。金元四大家之一的朱丹溪说:"气行脉外,血行脉内,昼行阳二十五度,夜行阴二十五度,此平人之造化也。得寒则行迟而不及,得热则行速太过。内伤于七情,外伤于六气,则血气之运或迟或速,而病作矣。"

病案

姜某,男,46岁,工人,哈尔滨人。

双足疼痛、凉、麻木2年半,1个月前加重。于2007年年初受冻后出现双足疼痛、凉、麻木,在哈医大二院(哈尔滨医科大学附属第二医院)确诊为双下肢动脉硬化(不完全闭塞),间断服中药及泡脚治疗,有所好转,于1个月前因涉水加重,服胰激肽原酶肠溶片及中药治疗无效,且逐渐加重,故于今日来我院就诊。

初诊 2009年7月8日。双足疼痛、凉、麻木,小腿肚抽搐,腿软无力,察其表情痛苦,诊其舌质淡红苔薄白,脉沉细弱。双下肢彩色多普勒示双下肢动脉内壁增厚不均、表面粗糙,右侧腘动脉硬化斑块形成,左侧足背动脉舒张期反向血流消失。此乃感受寒邪,侵袭下肢经脉,使气血凝滞运行不畅,日久营卫气血亏虚,筋脉失于濡养所致,法当温经散寒、益气养血、活血通脉,方拟当归四逆汤加减治之。

处方 当归20g 白芍20g 桂枝15g 细辛5g 黄芪30g 太子参20g 生姜15g 川芎15g 桃仁15g 王不留30g 牛膝20g 鸡血藤30g 地龙15g 山龙30g 木瓜15g 杜仲15g 川断15g 石斛20g 甘草15g

14剂,水煎服,每日1剂,早晚温服。嘱其注意休息,保暖。

二诊 2009年7月22日。服用上方2周后病情好转,双足疼痛、凉、麻木、腿软无力均减轻,小腿肚抽搐改善不显,察其表情如常,诊其舌质淡暗苔薄白,脉细弱,此仍为寒凝经脉,气滞血瘀,营卫气血亏虚,筋脉失养所致,但小腿肚仍抽搐,且舌质淡暗,考虑气血瘀滞较重,阴血虚,筋脉失养,故前方加香附15g、水蛭10g,改白芍30g,意在行气活血破血、养阴柔筋、缓急止痛。14剂,水煎服,每日1剂,早晚温服。

三诊 2009年8月5日。服用上方2周后明显好转,症见活动后双足轻微疼痛、麻木、腿软无力,小腿肚遇凉有时抽搐,诊其舌质淡红苔薄白,脉弱,据舌脉证,辨证治法同前,效不改方,故守二诊方继服14剂。

四诊 2009年8月19日。服用上方2周后症状皆无,诊其舌质淡红苔薄白,脉缓,检阅实验室报告为彩超示双下肢动脉内壁略粗糙,余正常,临床治愈。

三、"伤温统一"之管见

伤寒与温病为祖国医学论治外感病两大流派,二者的关系是中医界长期争论不休的问题之一。一则认为伤寒与温病有别,不能强求统一;一则认为温病是伤寒的延续,寒温应该统一。张琪教授对此问题略陈管见。

1. 伤寒与温病的形成和发展

伤寒与温病均溯源于《黄帝内经》、《难经》,当时的温病概括在伤寒之内。《素问·热论》曰:

"今夫热病者,皆伤寒之类也"。《难经》曰:"伤寒有五,有中风、有伤寒、有湿温、有热病、有温病"。张仲景《伤寒论》虽以伤寒命名而在太阳篇中分别列举了伤寒、中风、温病的证候,如"太阳病,发热而渴,不恶寒者,为温病"。可见该书中所称之伤寒有广义和狭义之分,而二者之分在于外邪性质的不同,即寒与温的不同。再如《素问·六元正纪大论》曰:"寒气行,雨乃降,民病寒交热中……","气大凉交至,寒气行,因而民病寒"。此属寒邪,即狭义的伤寒。又"气乃大温,草乃早荣,民乃厉,温病发作……","寒乃去,候乃太温……温病乃起……"。上述"温病乃起"、"温病乃作",皆因气候反常,如"气乃大温"、"候乃太温",此外邪性质为温,因而民病温厉,为热性传染病最早记载。《伤寒病》有不少条文,系温病用辛温解表而致误,如"若发汗已,身灼热者,名风温……","发汗后,不可更行桂枝汤,汗出而喘,无大热者,可与麻黄杏仁甘草石膏汤","服桂枝汤,大汗出后,大烦渴不解,脉洪大者,白虎加人参汤主之"。以上条文都属于温病误用辛温解表而招致的结果。综上所述,《黄帝内经》、《难经》、《伤寒论》已将温病囊括在广义伤寒之内了。晋·王叔和《脉经》论述了伤寒与温病的不同脉象。隋·巢元方《诸病源候论》有伤寒、时气、温病、斑毒症病诸候,从证候学进行了系统阐发。《千金方》、《外台秘要》二书中载有较多防治温病的方剂。由此可见,伤寒与温病起源于《黄帝内经》,而后汉、唐、晋历代医家在《黄帝内经》基础上,对病因学、证候学、治疗学等认识皆有较大进展。其中张仲景的《伤寒论》系统地总结了一套理、法、方、药规律,从而奠定了祖国医学治疗热性病的基础。

金元时期祖国医学出现了百家争鸣的新局面,促进了伤寒、温病学突飞猛进的发展。随着医家们的实践认识不断开拓,逐渐意识到温病必须从伤寒窠臼中脱离出来。在《伤寒论》的基础上,必须有所发展和创新,才能适应新形势的需要,这是完全符合历史发展规律的。

如当时被誉为四大家之一的刘河间,继往开来,提出了"六气皆从火化"的观点,明确主张"热病只能作热治,不能从寒医",创立了双解散、凉膈散等表里双解法,大胆突破了治疗温病的先河,为温病学发展的一个转折点,亦为温病学形成独立体系奠定了初步基础。

同时期研究伤寒者也日益增多,如金代成无己,研究伤寒数十年,对《伤寒论》详加注解,著有《注解伤寒论》、《伤寒明理论》。继成氏之后,注解伤寒者一直延续到明清近代,不下数百家,对伤寒的证因脉治颇多阐发,于《伤寒论》方的运用亦有很大发展,形成伤寒派,亦即后人所称的经方派。实际《伤寒论》方的应用,远不限于外感病,也应用于许多内科杂病。

明清时期,温病学有了飞跃的发展。明崇祯十四年,鲁、浙、冀一带温疫流行,死人甚多,医者按伤寒治之无效,吴又可创立了戾气自口鼻而入的病因学说,提出"非风、非寒、非暑、非温,乃天地间别有一种异气所感",摆脱了六淫的窠臼。杨栗山踵其后,认为属于杂气为害,戾气、杂气非六淫之气,乃天地间别有的一种异气。吴氏、杨氏突出的贡献是对疫毒致病的认识,并总结出一套行之有效的理法方药和治疗规律,他们对外感温病学有较大的贡献。

明清时期可谓温病学鼎盛时期,盛行于大江南北,以叶桂、薛生白、吴瑭、王孟英等为代表的温病学家,他们继往开来,在实践的基础上总结出了一套比较完整的理论体系和系统治疗方法,如《外感温热篇》、《温热病篇》、《温病条辨》、《温热经纬》、《霍乱论》、《疫疹一得》、《温热逢源》等,提出了卫气营血辨证和三焦辨证等,创造了许多行之有效的方药,大大丰富了外感温病的辨证论治内容,从而形成了与《伤寒论》学派相媲美的温病学派,构成了祖国医学外感热病的诊疗体系。

2. 六经与卫气营血、三焦辨证

伤寒六经辨证是以经络脏腑定位和八纲定性为基础,外邪由表入里,由经络入脏腑,由三阳入三阴,反映了外邪传变层次与治疗规律。温病的卫气营血辨证和三焦辨证,同样是阐发外感病邪由表及里,由上焦、中焦至下焦的浅深层次和治疗规律。伏气温病则由里达外,由血-营-气-卫,与外感温病正好相反。

六经、卫气营血、三焦辨证都反映了外感病证治疗规律,有些是相同的,有些则是相互补充的。它反映了前人对外感病的认识是不断深化和发展的,如伤寒太阳表证与温病卫分证,虽有表寒、表热的不同,但皆属表证,在病位上并无差异。又如伤寒阳明病为里热实证,与温病中焦气分实热证又是一致的。伤寒少阳半表半里与温病邪入膜原气分证又相同,温病中焦寒证与伤寒太阴病亦相符,下焦属肝肾,温病传入下焦与伤寒少阴厥阴二经证多有近似,如伤寒少阴病从热化之黄连阿胶汤证与温病传入下焦灼伤阴液相类似,伤寒少阴阳虚用真武汤、四逆汤等,温病下焦阳虚、舌白身痛、足跗水肿,用鹿附汤、安肾汤等,病位相同,方义亦无异。《伤寒论》厥阴病中乌梅丸、白头翁汤等皆为温病下焦所采用,又《温病条辨》"久痢伤及厥阴,上犯阳明,气上撞心,饥不欲食,干呕腹痛,乌梅丸主之","噤口痢,热气上冲,肠中逆阻似闭,腹痛在下尤甚者,白头翁汤主之"。类似例子不胜枚举,通过以上可以看出,伤寒六经、温病三焦、卫气营血辨证并不矛盾,而是一脉相承。而温病学又在许多方面补充了伤寒之不足,伤寒详于寒略于温,温病详于温略于寒,六经与三焦、卫气营血辨证各有所长,有一致性也各有不足之处,二者不可偏废,不能一方代一方。所以作为一名中医学者,既要掌握《伤寒论》的六经辨证,又要通晓卫气营血、三焦辨证,如此才能称为全面。

3. 对寒温统一的看法

伤寒与温病同是外感病,后者是前者的延续和发展,二者无疑是可以统一的。但是温病本身也存在各种流派,内容非常丰富。除了叶天士的《外感温热论》、吴鞠通的《温病条辨》外,还有王孟英的《温热经纬》、薛生白的《温热论》,余师愚的《疫疹一得》,雷丰的《时病论》。特别是独树一帜的吴又可的《温疫论》,阐发外感戾气而致病、邪伏膜原证有九传之论;戴麟郊著《广温热论》,倡五兼十夹学说;杨栗山的《伤寒温疫条辨》,更明于辨疫,力倡杂气为病,列以升降散为主的十五方,以苦寒泻热解毒为法;柳宝诒的《温热逢源》,突出了邪伏少阴,伏气为病,论多精湛;张凤逵的《伤暑全书》、王孟英的《霍乱论》等各家学说林立,反映了各自的特点,形成了温病学派。张琪教授认为,如果能撰写一部外感病专著,熔各家学派之特长于一炉,将是对中医治疗急性热病的一大贡献。不然只将《温病条辨》或《外感温热论》与《伤寒论》某些内容合二而一,称之为寒温统一,势必挂一漏万。因叶、吴只能代表一家之言,上述温病学家见仁见智各有千秋,对其不同的学术观点,应兼容并蓄,使之共存并发扬光大,不能强求统一而遗弃精华。

4. 寒温纵横与展望

外感六淫性质不同,在表或侵犯上焦应针对其外邪性质不同论治,如伤寒温病在表,有辛温、辛凉解表之不同,辛温解表宜桂枝汤、麻黄汤,辛凉解表宜桑菊饮、银翘散。伤寒学派每以桑菊、银翘为果子药不能治大病,实际吴氏乃根据其"上焦如羽,非轻不举"之治则,以轻可去实,治疗风温犯肺之大病。张琪教授曾遇一肺炎患者喘咳,前医用石膏、生地黄等重剂,患者不仅咳喘未愈反而开始腹泻,余以桑菊饮轻宣肺热,加扁豆、葛根以止泻,迅速好转,继续调治而愈,可见轻可去实之法是很实用的。

外邪性质不同,发病初期治疗有别,但其传变以后随证候施治,则无甚差别。俞根初的《通俗伤寒论》虽以伤寒命名,但其中囊括温病。张琪教授同意张锡纯之论断"伤寒温病始异而终同"。温病的辨证、方剂治疗大大地丰富了外感热病的内容,较《伤寒论》有了大的发展。例如,热病出现神昏谵语,《伤寒论》有经证、腑证,分别用白虎汤、承气汤治疗;温病增补了热闭心包,神昏谵语,舌红绛、脉细数,用清心开窍法,以安宫牛黄丸、局方至宝丹或紫雪丹类治疗;还有浊痰蒙闭心包出现神志如蒙、昏愦不语,用豁痰开窍法之菖蒲郁金汤等治疗;再加清营泄热的清营汤、气营两燔的增减玉女煎、化斑汤、清瘟败毒饮,具有清热解毒化斑之功效,在临床应用上效如桴鼓。仲景之《金匮要略·痉湿暍篇》论湿,只有麻杏苡甘汤、麻黄加术汤证等寥寥数方,温病学则有一系列湿证的阐发,包括内湿、外湿、湿热、寒湿等,内容极为丰富。例如,用三仁汤、薏苡竹叶散淡渗利湿,宣展气机;温邪伤表,阳为湿困用辛开温散,芳香化湿之三物香薷饮;湿热阻于膜原用疏利辛开化湿之达原饮等;湿阻中焦,证见身热不扬、汗出不解、渴不欲饮、胸闷泛恶、苔白腻等,治用辛开苦降、芳香利湿法,如吴鞠通之五加减正气散,王孟英之甘露消毒丹等,可随证选用。薛生白的《湿热病篇》对湿热阻于卫分、气分、入络、在表、在里等条分缕析,辨证论治尤为精湛。

温病学在辨证上也较《伤寒论》大有进步,如察舌验齿是一大贡献,温病学辨证舌脉并重,尤其突出舌诊的重要地位,如从舌质的红绛辨为邪入营分、血分,白苔绛底为湿遏热伏,察舌之润燥腐腻老嫩等以辨表里寒热。还有观察斑疹、白㾦色泽的荣枯等,皆为温病所独创。《伤寒论》仅有少数舌苔的记载,与温病学比较,则不免相形见绌。

由汉代张仲景的《伤寒论》到清代温病学派,经历了近1700年的历史,温病学在《伤寒论》的基础上有了突飞猛进的发展,形成了祖国医学外感温热病(包括传染病)丰富多彩的内容。它是我们治疗急性热病的珍贵文献,但也要看到它毕竟受历史条件的限制,在某些方面需要改革和提高,如剂型问题与抢救危急患者不适应等,我们要在前人的基础上有所创新,注意辨证与辨病相结合,筛选针对病原菌的中草药,把证与病有机地结合起来,在抢救急性热性病上创出抗感染抗休克的新剂型,改进给药途径,使中医药在治疗急重热性病方面,发挥其独特优势,作出重大的贡献!

四、浅 论 温 病

(一) 概说

温病是感受四时不同温热病邪而引起的多种急性热病的总称,包括现代医学中多种急性传染病和感染性疾病。由于四时气候变化不同,所产生的病邪有异,故发生的病证又各具特点,因之温病也就有着很多类型,如风温、春温、暑温、湿温、伏暑、秋燥、冬温、温毒、温疫等。尽管类型很多,但就其性质而论,可归纳为“温热”与“湿热”两大类别。温热者如风温、春温、暑温、秋燥、冬温等;湿热者如湿温、伏暑等。

1. 温热病

温热性疾病有以下共同特点:风温、冬温等为冬春两季温病,皆由风热病邪所引起,春季温暖多风,冬季应寒反暖的气候最易酿成风热病。其主要特征有明显的季节性,又有发病迅速的特点。暑温是夏季的常见温病,其形成与酷暑炎热有关,在夏季黄梅时节又多带有湿邪。燥热是秋季某些温病的致病主因,在秋季温暖而干燥的气候条件下,易患秋燥。它们共同的特点为阳邪致病,一般发病急速,初起即可见热象偏重,燥热伤津证候,如发热口渴自汗等。《温病条辨》谓:“温病初起脉不缓不紧而动数,或两寸独大,尺肤热,头痛,微恶风寒。身热自汗口渴或不渴而咳,午后热甚者,名曰温病。”此条一方面叙述了温病初起的主要脉证,又与太阳中风、伤寒两证做了鉴别。

温病与伤寒同属外感疾病,初起均见表证,二者有相似之处,又有差异之点。在病因方面,温病是感温热之邪,温为阳邪,耗伤阴津;伤寒是感风寒之邪,寒为阴邪,易伤人阳气。在病机方面,温病属热邪为病,表证短暂,传变迅速;伤寒为阴凝之邪,初起留恋在表,然后入里化热,演变较慢。温病初起,发热重而恶寒轻,多伴有口渴,苔虽白而欠润,舌边尖红,脉浮数等;伤寒初起,虽亦有发热恶寒,但多热轻寒重,且兼身痛无汗、脉象浮紧、舌苔白润而舌质淡,二者不难鉴别。

2. 湿热病

湿热(湿温)性疾病有以下共同特点:长夏(农历六月)、夏末秋初季节,多见阴雨连绵,空气中湿气弥漫,湿热之邪与人体脾胃之湿交阻酝酿发病。其特点是病势缠绵,病程较长。临证有两类,一是感受夏令湿热之气以表湿为主;一是人体里湿素重或饮食不节,脾湿不运,复感外邪,表里合邪而以里湿为主。

临床表现,初起身热不扬,身重酸痛,胃脘痞满,面色淡黄,小便黄,苔腻,脉濡或濡数。《温病条辨》谓:"头痛恶寒,身重头痛,舌白不渴,脉弦细而濡,面色淡黄,胸闷不饥,午后身热,状若阴虚,病难速已,名曰湿温。"此节为湿温初起的主要脉症,并指出了湿温与温热、伤寒、暑温的鉴别要点。暑温虽发生在夏末初秋季节,但暑温偏于热盛,治以清暑,《金匮要略》谓之"喝"。张琪教授忆昔年夏季在农村巡回医疗时在,气候酷热,农民中暑者颇多,症见身大热,昏不知人,脉洪大,舌燥,用大剂白虎加人参汤。湿温初起为湿邪在表,偏重于湿,治以三仁汤、薏苡竹叶散"芳化淡渗"为最效之方,待湿除热化之后,再用清热法治疗。湿热病兼脘闷肠鸣可选用加减正气散治疗。张琪教授常用的茵陈腹皮饮:草果仁 10g、紫苏 10g、茵陈 15g、半夏 10g、白蔻 10g、川连 5g、芦根 25g、滑石 15g、大腹皮 15g,对一般所谓常见的胃肠型感冒出现的身热头痛、脘闷、呕恶、肠鸣、大便不实均效如桴鼓。

(二) 温病的辨证论治

1. 卫分证与气分证

外感温邪表证,必犯卫分,肺主皮毛,首当其冲。故温病初起,出现发热咳嗽,咽痛,头痛,微恶风寒,口干微渴,无汗或少汗,脉浮数,苔薄白,舌边尖赤等症。

温邪入于卫分,卫气奋而抗邪,正邪相争,故发热恶寒。由于温为阳邪,所以多发热重而恶寒轻,热邪上犯清阳,故头痛;邪气入肺,气机不宣,故咳嗽咽痛;热邪伤津,故口渴;卫气开合失司,则无汗或少汗;脉象浮数,舌尖赤,苔白等均是温邪在表之证候。

卫分证属八纲辨证表证,亦属三焦辨证的上焦肺经证候,常见于热性病前驱期,以及感染性疾病的初期阶段。多见于冬春季节,如流行性感冒、上呼吸道感染、急性咽峡炎、扁桃体肿大、肺炎,某些传染病如麻疹、猩红热的初期。

温邪在卫在表,治疗以透汗为法则,《温热论》谓"在卫汗之可也",但透表宜辛凉不宜辛温,常用的方剂为桑菊饮、银翘散,二方均为辛凉解表之剂。

病案

李某,女,3岁。

初诊 1984 年 3 月 11 日。发热 7 天,住某院儿科病房,白细胞 18.7×10⁹/L,中性粒细胞 0.80,淋巴细胞 0.20,体温 39.7℃,听诊两肺上野水泡音,诊断为病毒性肺炎。住院后用青链霉素、先锋霉素,身热不下。会诊时,高热无汗,神昏,咳嗽喘促,尿黄口渴,舌边赤,苔白干,脉浮数。辨证为风温犯肺,肺气郁闭,宜辛凉解表、宣肺透卫。

处方 金银花 15g 连翘 10g 杏仁 10g 桑叶 10g 甘菊 10g 桔梗 10g 牛蒡子 5g 薄荷 5g 芦根 30g 前胡 5g 甘草 3g

水煎频频饮之。

二诊 药后得微汗,身热稍轻,咳嗽有痰,舌苔薄,脉滑数,表闭已开,里热尚未除,宜清解分利。

处方 金银花 15g 黄芩 5g 连翘 10g 前胡 5g 天花粉 10g 橘红 5g 枇杷叶 10g 桑叶 10g 桑白皮 5g

水煎饮之。

药后汗畅出,身热退,诸症皆除。

按 "风邪上受,首先犯肺",故用辛凉清轻之剂,宣肺以散上受之风,透卫以解在表之热,治此类症以清灵为佳,切忌过用寒凉之剂以遏制邪气不得外达。但如热邪炽盛、耗伤阴液则须重用生石膏。《温病条辨》有辛凉轻剂、辛凉平剂、辛凉重剂之分,乃针对病邪之轻重而立方,既防止药过病所,又不会杯水车薪达不到治疗目的。

哈尔滨有关单位研制出双黄连注射液,其药物组成为金银花、连翘、黄芩,本注射液乃从银翘散衍化而成,双黄连静脉注射对病毒性肺炎、细菌性肺炎、感染性疾病等疗效极佳。许多用抗生素无效的病毒性高热用此药常可收到满意疗效。此药现在哈市各医院应用颇广泛,为剂型改革一大成功,其源于中药高于中药,值得赞赏。但须掌握辨证,并非凡病毒性疾病皆效,必属风温风热者用之方效。黑龙江省地处祖国东北边陲,气候寒凉,属风寒者甚多,同是病毒性感染性疾病,必须用辛温发表之剂方效,因而必须注意寒与温的鉴别。

风寒初起在表犯肺,临证表现为恶寒发热,寒重热轻,咳嗽喘促,舌白润,不燥不渴。张琪教授治小儿肺炎有时遇到风寒犯肺者,用辛温宣肺之剂疗效颇佳。

病案

王某,男,6岁。

初诊 1991年12月25日。发病1个月余,咳嗽喘促,喉中痰鸣音,呼吸中有笛声,右肺上野听诊有水泡音,舌苔白滑,脉象滑,不发热,白细胞11.9×10^9/L,中性粒细胞0.67,淋巴细胞0.30,X线胸透右肺上野可见片状阴影,诊断为病毒性肺炎,曾用先锋霉素及青链霉素无效,后用双黄连注射液滴入1个疗程亦无效。来门诊求治,据以上脉症综合分析为风寒犯肺,肺气不宣,气机上逆所致。宜辛温宣肺气和胃化痰之剂。

处方 柴胡15g 桔梗15g 荆芥10g 紫苏15g 薄荷15g 半夏10g 杏仁15g 黄芩10g 瓜蒌仁15g 紫菀15g 牛蒡子15g 川贝母10g 甘草10g

水煎,分2次服。

二诊 1992年1月5日。服6剂咳嗽大减,痰鸣音亦减,继用上方治疗而愈。

按 张琪教授以本方化裁治疗小儿上呼吸道感染及肺炎属风寒犯肺者甚多,且大多有效,如喘促较甚者可加麻黄,胸满者加枳壳,外寒内饮者可用射干麻黄汤化裁。此方据杏苏饮与小柴胡汤二方化裁,定名为柴苏饮,治此类呼吸道疾患颇有效。

张琪教授所治疗之病毒性肺炎大多为经西医治疗无效者,辨证多属风寒犯肺,按辛温解表宣肺。如稍兼内热可用麻杏石甘汤,表寒里饮可用小青龙汤或射干麻黄汤,其他如金沸草散、止咳散等皆可选用,但如属风温则不可用,必须辨证方能无误。

(1)暑湿在卫分证

暑湿在卫分证主要症状为发热恶寒,无汗头痛,身重脘痞,心烦口渴,舌尖赤或边赤,苔腻,脉象濡数;兼症头晕,口不知味,不思饮食,大便溏。

本证为长夏季节,伤暑邪夹有寒湿,暑邪为寒湿所遏,阻于卫气分所致。寒邪束于表,卫气被遏,故发热恶寒、头痛无汗;暑邪遏于里则心烦口渴、舌红脉数;湿阻气分则身重脘痞、脉濡苔腻。本证为暑湿寒三气兼感,卫气同病,与一般邪气在表的单纯卫分证有所不同。

夏季暑气当令,气候炎热,一旦人体正气不足则暑邪易乘虚袭人而发生本病,更由于夏季湿气亦盛,暑湿之邪易于结合为病,同时在炎热季节人们常易贪凉饮冷。所以受暑后往往复感寒邪而成暑病,兼寒邪束表之证。治宜解表清暑,以辛散透表清暑利湿法,代表方剂如新加香薷饮,组方:香薷、金银花、扁豆花、厚朴、连翘。古方有四味香薷饮:香薷、川朴、扁豆、黄连冷服。

病案

赵某,男,57 岁。

患者于 1980 年 7 月中旬来黑龙江省黑河、绥化地区检查工作,中途发热,遂回哈尔滨在某医院住院,经用抗生素等药热不退,邀张琪教授会诊。

初诊 1980 年 8 月 5 日。症见发热 2 周不退,上午无热,下午 2 时开始低热,逐渐上升,最高 39.1~39.5℃,夜半热始退,在发热前微恶寒,继之则消失,头痛身重无汗,小便黄,便溏日 2 次,脘痞满,食纳减少,舌尖赤,苔腻,脉濡数。西医诊断为感冒。辨证为暑湿夹寒邪阻于卫分证。卫气被遏,所以发热恶寒而身重,脾湿失运,故脘闷便溏,宜以清暑解表、理脾化湿法治疗。

处方 香薷 15g 扁豆 15g 厚朴 15g 黄连 10g 砂仁 7.5g 藿香 15g 滑石 15g 竹叶 10g 甘草 10g

二诊 8 月 4 日。服药 3 剂,全身汗出。体温下降至 36.7℃,连续 2 日下午体温未上升,食纳好转,口知有味,舌苔转薄,脉沉,脘闷腹泻皆转轻,继续调治而愈。

(2) 暑湿伤气分证

暑湿伤气分证主要症状为时在长夏,气短自汗,四肢倦怠,面色苍白,精神不振,眼不欲睁,身热心烦,口渴恶食,肢体酸痛,小便赤短,大便溏,脉虚,苔白稍腻。

本证为暑湿伤于气分,涉及脾肺,暑湿伤脾故肢倦大便溏;暑热伤肺故气促心烦、自汗口渴目赤;暑湿伤脾、脾失运化故脘胀恶食。正虚邪盛宜益气健脾,清热除湿法,代表方为清暑益气汤:黄芪、人参、白术、当归、麦门冬、五味、青皮、陈皮、神曲、黄柏、葛根、苍术、升麻、泽泻、生姜、红枣,水煎服。

张琪教授多年前在农村巡回医疗,时值季夏,暑湿炎蒸,农民多患此病,就诊者特征为气短乏力,面色萎黄不泽,四肢困倦,肢体沉重,懒言恶食,大便溏薄,舌苔白腻,脉象多见沉缓,用此方治之,1 剂知,2 剂已,随手奏效。

此方以清暑益气命名,补中气升清阳,除湿邪,清热保肺坚阴,配伍苍术、白术、泽泻等上下分消其湿邪;青皮、陈皮、神曲消食利气,使补而勿壅;麦门冬、五味子合人参、黄芪保肺清热以益气阴,湿除热清气阴复则诸症自愈。

以上所举皆暑湿之邪伤于卫分,赵某之病以祛邪为主,用新加香薷饮使邪去则正安。清暑益气汤证类为暑邪伤气,气虚不能御邪,故以益气为主,利湿清热为辅,虽同为伤暑,审其正邪盛衰之不同,治法则同中有异。

伤暑有纯属热邪而不夹湿者。《金匮要略》谓之暍,"太阳中热者,暍是也。汗出恶寒,身热而渴,白虎加人参汤主之"。

张琪教授多年前在黑龙江省兰西县农村巡回医疗,治一邱某患者,男,30 岁,农民,在田间夏锄,突然昏迷,其家人抬至卫生院求治,壮热,体温 40℃,面赤,唇干舌焦,大渴大汗,心烦气促,头痛,脉象洪大有力,此属暑湿伤于气分,热炽津伤,壮火食气,以清热益气生津法治之。石膏 200g(砸碎)、党参 25g、知母 20g、粳米 25g、甘草 10g。患者连服 2 剂,热退,体温降至 35.8℃,脉象转缓,诸症随之消失而愈。

此类则纯热不夹湿邪,热炽伤津耗气,宜白虎加人参汤治之,投之立愈。

(3) 燥邪在卫分证

燥邪在卫分证主要症状为发热微恶寒,少汗伴有皮肤红,鼻干疼,咽喉干疼,干咳少痰,舌红欠润,苔薄白,脉浮数,此证好发于初秋燥热季节,常见于上呼吸道感染、急性咽峡炎等病。

燥邪易伤津液,使与肺卫相关的组织器官出现"燥象",所谓"燥胜则干",这是燥邪的特有征象,治疗用辛凉宣肺、润燥生津法,代表方剂桑杏汤:桑叶、杏仁、沙参、象贝、香豉、栀子、梨皮。

若燥热入里,耗伤津液较重,症见发热干咳,可用沙参麦门冬汤:沙参、麦门冬、玉竹、天花粉、扁豆、桑叶、甘草。燥热伤肺可用清燥救肺汤治疗。

病案

孙某,女,57 岁。

初诊 1980 年 7 月 10 日。近 3 个月来喉中干涩,如有异物,鼻干、眼干、口干,食纳不佳,身体日见消瘦,舌质红,苔白燥,脉滑略数,经某医院五官科、内科检查诊断为咽炎。中西药物治疗无好转,此属燥邪伤于肺卫气分证,宜润燥滋阴法治疗。

处方 麦门冬 20g 生地黄 15g 沙参 15g 枇杷叶 15g 石斛 15g 天花粉 15g 桑叶 15g 甘草 10g

水煎,日服 2 次。

二诊 7 月 25 日。连续服药 6 剂,病减大半,喉中异物感消失,舌苔转薄润,食欲略增,再以上方化裁治疗而愈。

病案

高某,女,25 岁。

初诊 1980 年 7 月 20 日。某校应届毕业生,在校期间感觉喉中干涩如棉絮,影响睡眠及食欲,分配工作后加重,经治疗无效,来门诊诊治。见舌红,苔白少津,脉象滑,辨证为燥邪伤肺,宜润燥清肺法。

处方 沙参 20g 麦门冬 15g 天花粉 15g 石斛 15g 知母 15g 桑叶 15g 川贝母 10g 生地 15g 桔梗 10g 甘草 10g

水煎,日服 2 次。

二诊 8 月 17 日。服上方 6 剂,喉中干涩如棉絮状大减,舌白,苔稍润,脉滑中稍带缓象,继以上方调治而愈。

按 以上两案为燥邪伤肺卫之证,用清肺润燥法而愈。《金匮要略》"火逆上气咽喉不利,止逆下气,麦门冬汤主之",亦此类症,沙参麦门冬汤从此方衍化,此病切忌苦寒化燥之品。

张琪教授治肺感染日久不愈者,辨证多属燥热伤肺,用清肺润燥法治之多能治愈。

病案

王某,学生,男,16 岁。

初诊 发热,咳嗽时痰带血,经 X 线胸透右肺下野片状阴影,诊断为①支气管扩张;②肺感染。但用抗生素及止血剂效不显。形体消瘦,精神委靡,倦怠乏力,食纳减,胸痛咳痰带血,有时大口咯血,舌红苔薄,脉象弦滑,辨证为燥热伤肺、肝火亢盛灼伤血络,宜清肺润燥、平肝凉血法。

处方 生地 20g 麦门冬 20g 沙参 20g 玄参 15g 白茅根 50g 百合 20g 藕节 20g 甘草 15g 桔梗 15g 郁金 15g

用上方 7 剂,胸部舒畅,痰减少未咯血,精神转佳,再以肃肺平肝化痰宁络之品加瓜蒌 15g、枇杷叶 15g、白茅根 30g,继服 6 剂,血止痰清而安。

《医门法律》清燥救肺汤治诸气膹郁,诸痿喘呕,喻氏谓:"诸气膹郁之属于肺者,属于肺之燥也,而古今治气郁之方,用辛香行气绝无一方治肺之燥者。"是则清肺润燥肺气得清则自下行,诸气膹郁自可解除。张琪教授经验,肺感染日久不愈,多是肺阴耗伤,正气不足,以养阴润燥往往可以治愈,清热解毒苦寒之剂,不惟不效,反化燥伤阴,促使病情加重,可不慎欤。

2. 中焦证(邪热入里证)

温热之邪入于中焦属于八纲的里热实证,临床表现以发热高而不恶寒,口渴、苔黄为特征,本证包括范围甚广,凡邪不在表而传于里,涉及内脏器官甚多,如肺、胃肠、胆等,因此可分为肺热证、胃热证、肠腑燥实证、胆热证等。

(1)肺热证

肺热证主要症状为发热不恶寒,咳嗽气喘,痰稠黏或黄稠,亦有见脓痰或铁锈色痰者,口渴舌红,苔黄燥,脉象滑数,可见于急性气管炎、肺炎及肺脓疡的某一阶段。

热邪灼肺,痰浊壅阻,宣降失司,则咳嗽气喘,咳痰黄稠,若灼伤肺络,痰血相混则色如铁锈,如热蒸肺叶腐败成脓则有脓样痰咳出。咳脓痰多属肺脓疡,用清肺消痈汤甚效。鱼腥草50g、桔梗15g、桑白皮15g、黄芩15g、芦根50g、川贝母15g、金银花30g、连翘30g、蒲公英30g、瓜蒌20g、薏苡仁30g、百合20g,水煎,日服2次。

大叶性肺炎痰热壅肺,宜清热宣肺化痰,宜加味麻杏石甘汤,石膏用量必须大于麻黄10倍,疗效才能显著。加味麻杏石甘汤:麻黄10g、杏仁15g、生石膏50g、甘草10g、鱼腥草30g、川贝母15g、黄芩15g、桔梗15g、射干15g,水煎服。咯血加茜草根15g、白茅根30g、侧柏叶15g;大便秘加大黄10g;痰浊壅塞气道喘促加葶苈子(布包)15g、瓜蒌仁15g。本方重在清肺泄热,麻黄、杏仁宣开肺气;石膏清热;甘草解毒;麻黄辛温,原属发汗解表之品,但与石膏相伍,则其作用不在发汗解表,而着重于宣肺泄热。对急性支气管炎、肺炎,凡属邪热与痰浊阻于肺经,肺气郁闭者皆适宜。

病案

孙某,男,7岁。

起初发热恶寒继则壮热无汗,体温39.7℃,经哈尔滨儿童医院检查右肺可闻及湿啰音,X线显示右肺高密度阴影,白细胞总数19.1×10⁹/L,中性粒细胞0.75,诊断为大叶肺炎后继发脓胸。经用青链霉素、氨苄西林、红霉素等抗生素治疗15天未见明显好转,体温下午有时达40.3℃。

初诊 1978年11月5日。患儿烦乱,颧赤,呼吸急促,鼻翼煽张,两肋牵动,咳声嘶哑,痰稠黏不易咳出,舌尖赤,苔燥,脉数。辨证为寒邪入肺蕴而化热,气逆不降,宜宣肺清热、降气定喘之剂。

处方 麻黄7.5g 生石膏75g 杏仁15g 甘草7.5g 葶苈子(布包)15g 桔梗10g 枳壳10g 黄芩15g

水煎,分2次服。

二诊 服药3剂汗出热退,痰易咳出,鼻翼煽张等症俱减弱,再以上方加麦门冬10g、沙参10g以滋养肺阴。

三诊 咳喘大减,鼻窍已无煽张,体温36.5℃,脉滑,舌转润,继续调治而愈。

按 本案符合《医宗金鉴》喘疹门"马脾风",寒邪客肺,寒化为热,闭于肺经,故出现上述证候,初用麻杏石甘汤合葶苈大枣泻肺汤,宣肺清热降气定喘,继加入麦门冬、沙参滋润肺阴调治而愈。

石膏为清肺胃热之要药,本案以7岁之儿童,用石膏75g取得了卓越疗效,可见必须大剂量应用方能有效。但胃肠素弱、大便溏者则必须慎用,曾遇肠弱大便溏患者用后泄泻益甚,外邪不解致邪气内陷,促使病情恶化。曾遇一例粟粒性肺结核患者,继发感染,发热不退,痰稠黏不易咳出,以抗结核药与抗生素联合应用,皆失败。某院曾用中药清热解毒剂,大剂量生石膏不仅无效,反而大便溏泄日数行,无奈将气管切开。邀余会诊,因思大便溏泄不宜再用清热重剂,观其痰稠如脓样,发热不退,投以千金苇茎汤合甘桔汤加鱼腥草、金银花、川贝母,连服6剂,热渐降,体温37.5℃,痰变稀薄,继用上方化裁,调治连服20余剂,热退而安。

因思温病学家谓"上焦如羽,非轻不举",可见轻灵之剂亦可治大病,药贵对症,那种以轻灵而弃之,不免带有某种片面性。

（2）胃热证

胃热证主要症状为壮热不恶寒,汗多口渴,喜冷饮,气促舌红,苔黄燥,脉象洪大而数。肺炎、伤寒、脑炎、流行性出血热、斑疹伤寒及其他感染性疾病的极期高热阶段皆可出现。

热邪入里,内传阳明胃经,正邪相争,里热炽盛故高热恶寒;热邪蒸腾,腠理开泄则汗多;热蒸液亏,故呼吸增大加快而渴饮、气粗、脉象洪大、舌苔黄燥,常用代表方剂为白虎汤、白虎加人参汤等。

（3）肠腑燥实证

肠腑燥实证主要症状为高热,午后尤为明显,大便秘结或纯利稀水,肛门灼热（热结旁流）,脐腹胀满痛拒按,甚则伴有烦躁神昏谵语,舌红,苔黄燥或灰黑带有芒刺,脉象沉实而数,可见于热性病及败血症等极期的某一阶段。

本证乃邪热进入肠腑与积滞相结,燥屎结于肠腑,传导失司,则便秘或热结旁流;腑气壅塞则腹满胀痛,压痛拒按;燥热内燔,腾于外则发热日晡尤甚;上扰神明则见烦躁昏谵等症。宜用大承气汤攻下实热法治疗。

（4）胆热证

胆热证主要症状为寒战发热如疟状,热多寒少,口苦而渴,咽干,脘胁局限疼痛,拒按,呕恶,舌红苔白,脉弦或弦数。此类证候可见于疟疾、胆道感染、急性胆囊炎、急性胰腺炎及外感半表半里之少阳症。

邪热郁于胆经,少阳枢机不利,故寒热往来如疟;胆火上炎则口苦而渴且伴咽干;脘胁局限疼痛拒按为实热阻滞少阳经所致;胆热犯胃,胃气上逆则呕恶;邪居少阳脉多弦,舌红苔白;邪化热则脉见弦数,舌白少津。代表方剂为小柴胡汤、大柴胡汤、蒿芩清胆汤。

张琪教授治外感发热不退,用柴胡、生石膏、半夏、草果仁为主皆可收效。外邪日久则化热,必柴胡与石膏合用,一疏解外邪,一清里热。外邪日久不解则多夹痰湿,用半夏、草果仁化痰湿开郁以除其兼夹之邪则热退。

病案

张某,男,22岁,工人。

初诊 1991年6月12日。发热40日不退,体温下午高达39.5~40℃,通身疲倦无汗,略有恶寒,舌苔白少津,舌质红,脉象数而有力。患者在某医院住院1个月余,经系统检查无结果,用过各种抗生素而发热不退,于是来中医院求治。据上列脉证分析属外邪入里化热不得外出,因而发热缠绵不解,宜疏外邪、清里热、化痰浊法。

处方 柴胡25g 桂枝15g 黄芩15g 生石膏100g 甘草15g 草果仁15g 半夏15g 金银花30g 连翘25g 生姜15g 红枣5颗

水煎,隔5小时服药1次。

二诊 6月15日。连服药3剂发热已退,体温36.8℃,全身无力自汗出,不欲食,舌苔白较前厚,此里邪外达所致,脉象滑,宜前方辅以益气清热之剂。

处方 黄连15g 黄芩15g 半夏15g 柴胡15g 党参15g 桂枝15g 草果仁15g 金银花30g 连翘20g 生石膏（砸碎）70g 生姜10g 红枣3颗

水煎,日服2次。

三诊 6月20日。患者服上方3剂未发热,体温35.8~36.7℃,食欲佳,脉象滑,舌白薄润,嘱停药观察,随访已痊愈。

3. 营分证与血分证

营分、血分多由气分证传变而来,也由外邪乘虚直接侵入营血而成。临床表现有发热夜甚,口干渴不欲饮,斑疹隐现,烦躁神昏,舌红绛,脉象细数等,其中以神志改变及舌质红绛为热邪入营的主要依据。热入营血和热闭心包证,是营血证两个主要证候类型,多出现于感染性或传染性疾病的极期或后期,代表方剂为清营汤、犀角地黄汤、安宫牛黄丸等。

热闭心包证主要症状为神昏谵语,甚或昏愦不语,灼热肢厥,舌红绛,脉象细数,多见于各型脑炎、脑膜炎及大叶肺炎等病的极期,伴有中毒性脑病时。

热邪内陷,则窍机闭阻,因而出现神昏谵语等神志障碍。灼热肢厥,乃热邪内陷、阳气被郁所致,舌红绛,脉细数,系心营热盛之证。本证从现代医学观点出发,乃病变侵犯大脑,使中枢神经处于中毒麻痹状态,为中毒性脑病的典型表现,代表方药为安宫牛黄丸、至宝丹、紫雪丹等。

安宫、紫雪、至宝皆适用邪热入于心包、高热神昏谵语之证,其中安宫牛黄丸方中黄芩、黄连、栀子苦寒清热解毒;牛黄、犀角凉血清营;麝香、冰片芳香开窍;雄黄解毒辟秽;朱砂、珍珠安神潜阳镇痉。本方具有清热解毒、芳香化浊、开窍逐秽、镇痉安神之功,适用于多种急性热病脑病引起的昏迷、抽搐、痉厥之证。

紫雪丹重用生石膏、寒水石甘寒清热;磁石平肝息风;玄参、升麻、犀角、羚羊清热凉血解毒;麝香、朱砂开窍宁神;朴硝、牙硝软坚通便;木香、沉香、丁香调畅气机。综合功用为清热解毒、镇潜息风、开窍宁神通便,治高热引起之昏迷痉厥为宜。

至宝丹重用冰片、麝香开窍;玳瑁、琥珀、朱砂安神镇痉;少佐犀角(水牛角)、牛黄、雄黄凉血解毒,通闭开窍之功较优,清热解毒之功略逊。

以上三药皆属辛凉开窍之剂,其作用主要是清泄心包邪热,化痰宣窍,促使神志清醒,用于热邪内闭心包,神昏谵语或昏愦不语,舌謇肢厥,舌质绛等症。此外尚有豁痰开窍法,其作用在于清化痰浊湿热,宣窍醒神,主治湿热郁蒸、酿痰蒙闭清窍、神志昏蒙、时明时昧、身热不高、舌红而苔黄腻等。宜菖蒲郁金汤、苏合香丸。

病案

苏某,女,24岁,护士。

初诊 1990年8月15日。病毒性脑炎,入某院体温39.5～39.8℃,深度昏迷,伴有呕吐项强,烦躁不安,头汗,四肢阵发抽搐,呼吸喘促,两目对光反射迟钝,瞳孔散大,角膜红,舌苔黄燥质赤,脉滑数。辨证为热毒蒙闭心包、肝风夹热煽动,宜以清热开窍平肝息风法。

处方 金银花30g 连翘25g 大青叶20g 山栀15g 黄连15g 郁金15g 石菖蒲15g 大黄10g 甘草10g

每日1剂,水煎服。

安宫牛黄丸每次2粒,日服2次,与汤药同时鼻饲,停用激素与抗生素。

服上方2剂后,大便得通,3次均污浊奇臭,神志转清。抽搐止,前方去大黄加生赭石30g,生地黄20g,继服安宫牛黄丸。

复诊 服药9剂,安宫丸30粒,患者神志完全恢复正常,发热退,体温36.3℃而愈。

病案

李某,男,37岁,干部。

面目遍身发黄,神志不清3日,阵狂躁,发热,体温38.5℃。下午较重,腹胀满,尿深黄,大便不爽,肝可触及,舌质红,苔腻,黄疸指数50U,谷丙转氨酶500U,脉象弦数,此属肝胆郁结,湿热蕴蓄、陷于心包,宜清热化湿、疏肝利胆、辛凉开窍。

处方 茵陈(后下)50g 山栀子20g 大黄10g 郁金15g 石菖蒲15g 枳壳15g 厚朴15g 蒲公英30g 茯苓15g 甘草15g 柴胡15g 赤芍15g

水煎服,安宫牛黄丸每次服2粒,日服2次。

服药2剂大便通利,2次如果酱样,神志转清,发热渐降,体温37.8℃,去大黄加败酱草30g,继续服安宫牛黄丸,经2个月调治,肝功能基本恢复正常而出院。

按 安宫牛黄丸对脑出血昏迷亦有较好的疗效,患者昏迷、牙关紧闭可用鼻饲法,亦可灌肠用。

另有周氏回生丹一方:五倍子60g,檀香、木香、沉香、丁香各9g,甘草15g,千金子霜30g,大戟45g,山慈菇45g,神曲150g,麝香9g,雄黄9g,冰片0.9g,朱砂18g,糊丸或水丸,成人每日服1.5g。治中暑或受寒或饮食不节,呕吐泄泻,腹中绞痛。

张琪教授年轻时用此药治疗极重之胃肠型感冒、呕吐泄泻、小儿饮食不节、腹痛发热等症,此药以朱砂为衣如小豆粒大,成人每次服10～20粒,小儿酌减,效果甚佳。屡用之以治时疫昏谵吐利,用之多效。曾治一小儿麻疹不透,昏睡吐泻,用此药后,吐泻止,疹全透出,患儿苏醒从而痊愈。可见此方具解毒除秽、芳香开窍之功。

五、阴阳五行整体观的解读

人体的生命根基在于命门。命门之所以成为生命根基,是因为真阳中蕴藏着真阴,以阴阳为代表的矛盾着的双方既统一又斗争,推动有机体的变化,构成了生命的源泉和动力。五脏六腑、四肢百骸及每一个细小组织机构,都是建立在阴阳对立统一的基础上的。明代著名医学家张介宾说:"命门之火谓之元气,命门之水谓之元精,五液充则形体赖而强壮,五气治则营卫赖以和调,此命门之水火,即十二脏之化源。故心赖之则君主以明,肺赖之则治节以行,脾胃赖之济仓廪之富,肝胆赖之资谋略之本,膀胱赖之则三焦气化,大小肠赖之则传导自分。此虽云肾脏之伎巧,而实皆真阴之作用。"真阴没有真阳不能成为真阴,真阳没有真阴也不能成为真阳。"孤阳不生,独阴不长。"液和气分开来谈,虽说阴主液,阳主气,但从总体上看,二者又是阴阳互根的具体产物。构成人体五脏六腑功能活力的源泉,正是由于命门中水火(真阴真阳)不断地相互争胜而产生的。张介宾说:"阴阳原同一气,火为水之主,水即火之源,水火原不相离也,何以见之? 如水为阴,火为阳,象分冰炭,何为同源? 盖火性本热,使火中无水,其热必极,热极则亡阴,而万物焦枯矣。水性本寒,使水中无火,其寒必极,寒极则亡阳,而万物寂灭矣。此水火之气,果可呼吸想离乎? 其在人身即是元阴元阳,所谓先天之元气也。欲得先天,当思根底命门,为受生之窍,为水火之家,此即先天之北阙也。"张氏取象比类,阐明人体脏腑功能运动不息的源泉,是水火(阴阳)两种力量相互斗争和相互依赖的结果。中医一向认为人之所以生,生命之所以能持续,实源于水火之相济。但是水火两种力量,必须在不断地争胜状态下,才会产生生生不息的作用。如果一方有了偏盛偏衰,则削弱了争胜的力量,人体就由生理状态转化为病理状态,甚至一方若遭到完全破坏,形成有水无火,有火无水的局面,生命也就随之终结。中医判断疾病以阴阳存为关键,道理即在于此。

由于阴阳二者之间,有对立的一面,也有依存的一面,所以在一定的条件下,可以各自向着相反的方向转化,阳可转化为阴,阴可转化为阳。这种转化的条件,决定于人体防御能力的"正"和治病因素的"邪",两种力量对比的情况,如"阴病见阳脉者生,阳病见阴脉者死。"前者是正盛邪负,对判断疾病预后,有着重要意义。同时阴阳亦随着疾病发展的不同阶段而转化,如有始病为阴,渐转为阳;始病为阳,渐转为阴。阴阳消长之机,实即正邪互为胜负的趋向。伤寒三阳转三阴,温病由上、中焦转为下焦,都是由阳转阴的例子。

营卫、气血是阴阳的一部分。行于脉内的是营和血,行于脉外的是卫和气("营行脉中,卫行脉外")。营中有卫,卫中有营,才能往来相贯,如环无端,使血液有规律的循环不息。因此营卫相协调,乃血液正常运行的动力。关键在于双方存在着相互依赖和相互争胜的关系。气推动血运行,而气又统御血,血敛气,而血又濡养气,此即"无阳则阴无以生,无阴则阳无以化"的道理。清末医学家唐容川说:"人身之气游于血中,而出于血外,故上则出为呼吸,下则出为二便,外则出于皮毛而为汗。其气冲和则气为血之帅,血随之而运行,血为气之导,气得之而静谧。气结则血凝,气虚则血脱,气迫则血走,气不止而血欲止不可得矣。"临床上治下血不止,用止血药无效,以补气药而血止,是气不摄血之故。治吐血以凉血药无效,以理气药而血即止,都说明了气和血的依存关系。

五行相生相克规律,阐明了人体各部分的联系和人体与自然环境的联系,相生相克的不是五行之质,而是五行之气。古人用五行的性质反映五脏的功能和脉搏的形态,这种学说是建立在天人相应,取象比类的基础上的。五脏之间保持正常的相互制约关系,无太过,无不及,则出现五脏之平脉。如果有了太过和不及,"气有余则制己所胜,而侮所不胜,其不及则己所不胜,侮而乘之,己所胜,轻而侮之"。便破坏了平时的相互制约关系,则出现病理状态。张介宾说:"邪气之来皆有余,故太过……元气之伤唯不足,故不及。"所以每个脏器的病变,都有太过或不及。以脉为例,如肝木亢盛,则脉来强实,弦而有力,不及则脉来不实,弦微无力;心火亢盛,则脉来盛去盛,洪而有力,不及则脉来不盛,去时反盛;肺金气亢盛,则脉来浮软而中央坚,两旁虚,不及则脉来浮软而微。肾水气太过,其脉来如弹石,不及则脉去如数;脾土气太过,则脉来如水之流,不及则坚锐如鸟之喙。脉搏的形态反映五脏的变化,它是建立在五行学说的基础上的,是前人在长期实践中创造出来的理论,对临床具有实际意义。例如,临床上常见眩冒、颠疾(高血压一类疾病)绝大多数出现弦脉,其机制属于肝木之气太过,木主生发,为人体气化升多降少之征。又有弦见于右关乃木盛侮土之象,临床上必见胃脘胀满、腹痛等症。这些都说明前人借五行的性质,归纳五脏的生理特性和作用,实是一种创举。

祖国医学的阴阳五行学说体现了人的机体是对立和统一的整体,各个器官都是相互制约和相互联系的。仍以脉为例,脉发源于心脏,却能诊察出全身的疾病。无论正常生理还是反常病理,都可反映于脉。它不单纯是心脏和循环系统的事。如果只从心脏和血管的生理观点来分析中医的脉诊,势必把中医的脉诊价值贬低,脉诊的真正精华也将无从得知。因此,只有正确理解阴阳五行整体观,才能真正了解中医这门深奥的科学。

六、诊脉察舌宜互参

临证时要注重舌脉症,根据舌象、脉诊判断疾病的阴阳表里寒热虚实,从而确定治疗大法,临证时必察舌、诊脉,即是看舌体、舌苔、舌质,诊脉虚实、大小、沉浮、迟数。

张琪教授认为辨证论治是中医理论的核心部分,是祖国医学诊断和治疗的重要方法,并且在临证中要始终坚持"辨证为主"的思想。在诊断中,要始终把四诊辨证放在首位,最重四诊合参。问诊在于得其病情,别其寒温,审其虚实,反对"医者不屑问,病者不肯言"的态度。闻诊以辨别声音之韵为主要,以五声五音五脏之变,声音相应为无病,反则乱而为病,盖情志之表现,为内有所感,而发于外也。其他如语言、呼吸、咳嗽、嗳气、呃逆、呕吐等声,皆可据以为诊。闻诊除听声外,还包括嗅味,亦应重视。望诊要观神、察色,审体质,别形态,尤以舌诊更为重要。经长期临床观察研究发现舌脉方面的异常变化与疾病有密切联系,如嗜茶嗜酒者及嗜饮生冷者舌质、舌苔及口唇会呈特有的病理变化。脉象方面,在认真总结前人二十八脉的基础上,发现了久服抑制药物而呈现的"模糊脉",心气不足而呈现的"动"脉,肝气郁滞长久而呈现的沉滞不起的脉象等。临证中在舌脉方面一个微小的变化,均能作为指导辨证施治的有力依据,制定出切实有效的治疗法则,而收神奇功效。实际上四诊辨证也是一个去粗取精、去伪存真、由此及彼、由表及里的分析综合过程,"四诊要入微,辨证要精详,只有这样才能做到明察秋毫,切中病机"。

（一）诊脉以测疾

脉象为机体自动反映生理、病理信息之窗口,为正确辨证提供依据,于辨析疑似证中功有独擅。在脉证相符情况下,脉象能反映患者疾病之内在本质、属性、病变部位以及五脏六腑与病变之相互关系,甚至可以审察疾病之预后或转归。故而《内经》曰:"微妙在脉,不可不察。"关于辨脉之意义与方法,李士材于《医宗必读》中曰:"大抵症既不足凭,当参之脉理。脉又不足凭,当取之沉候。彼假症之发现,皆在表也,故浮取脉而脉亦假焉。真症之隐伏,皆在里也,故沉候脉而脉可辨耳。辨脉已真,犹未敢恃,更察禀之厚薄,症之久新,医之误否。夫然后济以汤丸,可以十全。"八纲辨证中除阴阳为总纲,表里定病位外,惟虚实示疾病之实质,寒热标病变之属性。张介宾于《景岳全书》中曰:"虚实之要,莫逃乎脉",而寒热真假"察此之法,当专以脉之虚实强弱为主"。痰饮水气病必见沉弦脉始作饮邪治疗:左脉沉弦为水蓄膀胱,少腹胀满、小便不利用五苓散;右脉沉弦有力,大腹水肿多为水在胃肠,用控涎丹。

（二）察舌以窥病

《临证验舌法》一书中曰:"即凡内外杂症,亦无一不呈其形,著其色于其舌。是以验舌一法,临症者不可不讲也。"由此可见舌诊之重要临床意义,说明舌诊为辨证时不可或缺之重要手段。舌质舌苔直接反映人体气血津液之盛衰及邪气之浅深进退,因而舌鉴实为观察人体黑箱内病变之镜子。病情疑似难辨之时,从舌诊常可获得可靠证据。

临床所见之黄色黏腻苔,中带灰黑色,多为湿热内结之象,因其病理每主痰热内蕴,是以病多实而不虚。故大多医家见之,参合脉象症情,每用清热化痰法清之涤之,甚则兼通腑气以导之。实际此类患者有很大一部分由于湿性缠绵,常常黏滞难化,故于清热化痰之中参入润燥泄热诸品,临床疗效颇佳。此是因痰热日久,必损津液,虽云痰由湿成,而其阻塞隧道,致津液不能敷布,遂使局部干结而痰湿之黏着愈紧。一旦润之,则黏着易去。又且凉性化痰之品,不能作清热之药使用,既是痰湿与热相结,必选适当之清热药物为佐。虚则甘寒,实则苦寒,随症采用。盖痰由热煎湿浊而成,热若不解,则痰必坚凝。譬犹污泥粘壁而尚湿润,则一剥即可去之。如渐及半干,剥之不易,强剥之则易损伤墙面,此时若以水润之,待其润透,则自然剥之甚易。故其治疗常用润燥泄热之品加入化痰诸品之中,常获应手之效。物理与病理,每有相通之处,是以格物可以致知也,此乃辨证与治法中之变法,正医家所宜用心之地。

（三）熟悉四诊才能准确辨证

提高辨证论治本领的前提就是四诊要掌握准确。青年医生对中药使用没有老中医熟练,就是因为辨证论治不准确。而辨证论治不准确的原因之一就是四诊不熟,只有四诊熟,然后才能辨证,辨证准才能疗效好。因此,年轻的医生要注重四诊,在这方面苦下工夫。现代仪器检查虽对中医四诊有帮助,但是代替不了四诊。因为四诊不是像西医那样找出具体病灶,仪器是查不出寒热虚实的。

七、气血辨证论治浅谈

（一）益气诸法之临证应用

气的病变有虚实两个方面:一般可概括为气虚、气陷、气滞、气逆四类。前二者属于虚证范畴,后二者则属于实证范围。本文拟就气虚、气陷证加以探讨,重点对张琪教授的补气法临床运用经验心得作一初步介绍。

气虚病证,多由劳伤过度、久病耗伤或饮食失调等因素所致。一般常见的气虚证有肺气虚、心气虚、肾气虚、肾不纳气等。气虚病机是元气不足,脏腑功能衰退,元气不足则宗气必虚。宗气出喉咙而司呼吸,贯心脉而行气血,宗气虚损,故而少气懒言声低而怯。同时宗气不足则卫气虚,卫表不固,腠理疏松,汗孔开合失司,因而自汗气乏。气为血帅,血为气守。气虚则化源不足,血行无力而虚少,故见舌质淡、脉象细软无力等。

气虚除了其共同脉证外,尚须根据各脏腑功能特点,进一步分析其虚属于何脏何腑。例如,肺气虚的特点,是"主气"的功能衰退;心气虚的特点是"主血脉"、"藏神"功能衰退;脾胃气虚的特点是腐熟水谷和运化精微的功能衰退以及中气下陷;肾气虚的特点是"肾藏"、"生髓"、"主骨"和"气化"、"封藏"等功能的衰退。

气陷,是气虚病变的一种,是以气的升举无力为主要特征,其主要表现为脾气虚陷。气陷证多由气虚而来,多因中气不足,失其统摄、维系升举之职,其临床表现既可有气虚的共同脉证,如头目昏眩、少气倦怠等,主要还有胸闷、呼吸困难或腹部胀堕感、脱肛、子宫脱垂、大小便滑泄失禁等。

"虚则补之"。对于气虚之证当采用补气之法自不待言。但气之所属不同,兼杂证候各异,因而补气之法,又有多种形式,如益气甘温除热法、益气补心脾法、益气摄血法、益气活血法、益气利水法、益气补肾法、益气升陷法等。补气之方,古方甚众,皆可随证选用,巧在随证加减。补气之药,张琪教授多用黄芪、人参、党参之类,尤喜用黄芪。黄芪为补气之要药,张元素谓其用有五:"补诸虚不足一也;益元气二也;壮脾胃三也;去肌热四也;排脓止痛,活血生血,内托阴痕,为疮家圣药五也。"自《金匮要略》以来以黄芪为主的复方不可胜数,且随着配伍之不同,其作用亦因之而异。张琪教授临床运用其复方治疗各种以气虚为主的疑难重症常随手奏效。张琪教授将近年来治疗一部分疾病的经验笔之于下。

1. 益气升阳法

东垣谓:"饮食劳倦伤及脾胃,元气不足,火乘土位,火与元气不两立,一胜则一负,气虚则火旺,火胜则乘其脾土,脾虚元气下陷则阴火上升,会发生'气高而喘,身热而烦,短气懒言'。"又云:"脾胃一伤,五乱互作,其始遍身壮热,头痛目眩,肢体沉重,四肢不收,怠惰嗜卧,为热所伤,元气不能运用,故四肢如此。"此即李东垣首创的阴火论。"火与元气不两立",此火不是温养脾胃生长之气的"少火"。"少火"发源于命门,又名"肾阳"或"元阳",这种火与元气是互相滋生的。至于东垣所说的"阴火",则是"生气"的"少火"变为"食气"的"壮火",既助心火上盛,又损脾胃元气。阴火越升,元气越陷,谷气下流,这是产生脾胃病的主要原因。东垣认为这种"食气"的"壮火",是"元气之贼"。因此在诊断治疗上要非常注意这种矛盾的偏激,原则上应用甘温之剂以升其阳、补其中,稍佐苦寒以泻火,以解决火与元气之间的矛盾,这是颇有创见的。例如,补中益气汤、升阳益胃汤、补脾胃泻阴火升阳汤,皆属此类,临床用之,确有良效。

脏腑肢体皆禀气于脾胃,故称"脾胃为后天之本"。饥饱劳役伤其脾胃,则人体元气无以禀附,故阳气下陷,阴火上乘,即《内经》所谓"阳气者烦劳则张"。此类发热多于过劳后增重,经休息则热减,但多低热缠绵,经久不退,经西医各种检查无异常,因而不能确诊。

病案

刘某,女,42岁,干部。

低热不退2年,2年前感冒发热,高热退后体温一直未恢复正常,经常波动在37.5~37.8℃,过劳则加重,休息稍好。经哈尔滨市各医院检查未能确诊,又去京沪某些医院检查亦未确诊,曾用抗生素及中药滋阴清热之剂治疗皆无效。

初诊 1977年1月13日。来诊时体温37.6℃,自觉倦怠乏力,午后发热,伴短气懒言,口苦纳减,右季肋及后背疼痛,舌淡红苔薄,脉浮濡。此属内伤脾胃,阳气下陷,阴火上乘之证。宜甘温除热法,以升阳益胃汤治之。

处方 黄芪20g 白术10g 党参20g 黄连7.5g 半夏10g 陈皮15g 茯苓15g 泽泻10g 防风7.5g 正羌活与独活各7.5g 柴胡10g 白芍15g 生姜7.5g 红枣3颗

二诊 1月24日。服上方10剂,病情明显好转,服药2剂后全身微汗,体温降至36.8℃,继续服药全身逐渐有力,短气好转,背痛减轻,全身仍不断微汗,脉象较前有力。此脾胃元气渐复佳兆,继以前方服用。

三诊 2月8日。服上方9剂,体温一直稳定在36.5℃左右,自觉全身有力,饮食增加,诸症消除,舌润脉缓。后又服上方数剂,体温未再升高乃愈。

按 此案即升阳益胃汤原方,黄芪、党参、白术补气益脾胃,诸风药升阳,茯苓、泽泻利湿,佐黄连以清热补中有散,发中有收,为治气虚发热之妙方。

2. 益气固表法

《素问·生气通天论》谓:"阴者藏精而起亟也,阳者卫外而为固也。"阳虚不能卫外,则阴津外泄而自汗,玄府不密藩篱失守,病者常自汗而畏风,有似《伤寒论》中风症,但彼为表虚邪不解,营卫不和,宜桂枝汤解肌以和营卫;本证为表虚不固,故宜用黄芪以固表。桂枝能解营卫中邪,不能益营卫之气,益营卫中气舍黄芪则莫属。

病案

王某,男,17岁,学生。

初诊 1975年3月4日。自诉1年来常自汗,近半年病情加重,稍事活动或精神紧张则汗出不止,夜间床褥尽湿,身体日渐羸瘦,疲倦乏力,微恶风无热,舌润色正,脉虚弦。西医检查:心肺无异常,诊断为自主神经紊乱。中医辨证为卫气不固,阴津外泄,宜益气固表敛液止汗法。

处方 黄芪40g 白术20g 防风5g 煅龙骨20g 煅牡蛎20g 白芍20g 麻黄根15g 当归15g 甘草10g

二诊 3月9日。服上方4剂,汗渐少,全身略有力,精神稍好,舌脉同前,继以上方加五味子10g。

三诊 3月18日。服上方10剂,自汗基本停止,但活动后仍汗出,全身觉有力,精神转佳,舌润脉弦。此卫气已固,嘱其再服10剂,巩固疗效。此后活动亦不自汗,病告痊愈。

按 本方即以玉屏风散加龙牡、麻黄根等敛液止汗之品而治愈。

3. 益气通络法

张元素谓:"黄芪益气,活血生血。"由于气为血帅,气充则血随之而行,黄芪主要功能在于补气,气旺则血行。邹润安谓:"黄芪专通营卫二气,升而降,降而复升,一日一夜五十周于身,升即降之源,降即升之根,凡病营卫不通,上下两截者,唯此能使不滞于一偏。"《医林改错》中王清任创补阳还五汤,重用黄芪治元气亏损过半偏注于一侧之半身不遂,张琪教授运用此方增味治疗脑血栓及脑栓塞后遗症之半身不遂常收效满意,此外治一例体位性低血压亦取得显效。

病案

高某,女,52岁,干部。

初诊 1973年2月18日。素罹风湿性心脏病,二尖瓣狭窄,心衰Ⅱ度,并出现过心房纤颤,常年用地高辛维持。于本年1月20日突然左半身偏瘫,舌强语塞。当即入某医院,诊断为脑栓塞,经用低右旋糖苷、丹参、甘露醇等药物治疗,病情好转,但左半身仍不能行动,语言不利,出院后来门诊求余诊治。症状如上,舌质紫苔薄,脉结。辨证为气虚,脉络阻滞之偏枯证,宜益气通络法,用补阳还五汤增味。

处方 黄芪50g 赤芍15g 当归15g 地龙15g 红花15g 玉竹20g 生地黄20g 枸杞15g 丹参15g 甘草10g

二诊 3月6日。服上方10余剂,左侧肢体功能恢复大半,能独立在室内步行,语言亦较前清楚,自觉舌仍不太灵活,舌苔薄黄,脉仍结,但较前有力,效不更方,继以前方主治。

复诊 3月20日至5月8日4次复诊。连用上方40余剂,左侧肢体功能已完全恢复,语言正常,仅稍觉舌转不利。全身有力,已能步行1.5公里,舌苔薄润,脉弦滑。嘱其避免感冒,防止过劳,以免病情复发。

按 张琪教授认为此种病,气虚为病之本,脉络不通为病之标,用补阳还五汤治疗脑血栓及脑栓塞后遗症颇效,审其脉证如有热则不可用,无热者用之多效,并可将黄芪加大用量。

病案

吕某,男,63岁,干部。

初诊 1974年8月2日。反复发生晕厥1年余。经检查诊断为体位性低血压,血压直立位时90～100/50～60mmHg,卧位时220～230/120～130mmHg,伴头晕眼花,甚则晕厥,两腿软,行路摇摆欲倒。直立位时面色苍白,冷汗出,舌润口和,脉濡;卧位时面色红润舌苔干,脉洪大无伦。患者曾去省内外大医院,确诊无疑,后延余会诊,踌思之下,应按邹氏气虚不能帅血,营气随体位偏注论治,投以补阳还五汤。

处方 黄芪150g 赤芍15g 川芎15g 归尾15g 地龙15g 桃仁15g 红花15g

连服上方50余剂,患者血压卧位直立位皆为150～160/90～100mmHg,头晕腿软亦随之好转。可惜患者2年后因肺感染,高热休克,抢救无效而死亡。

4. 益气补肾法

《灵枢·邪客》说:"故宗气积于胸中,出于喉咙,以贯心脉而行呼吸焉。"张锡纯对本条经文独有会心,谓"宗气"即"大气",他从"以贯心脉而行呼吸"之语体会到大气不但为诸气之纲领,并可为周身血脉之纲领。气为血之帅,血为气之母,气行血行相依互倚,气血运行不息,内而脏腑,外而皮毛,筋骨皆得到温养、润泽灌溉,所以《灵枢·本脏》说:"卫气者,所以温分肉,充皮肤,肥腠理,司开合者也。"《灵枢·邪客》说:"营气者,泌其津液,注之于脉,化以为血,以荣四末,内注五脏六腑。"可见人体的生命活动一刻也离不开营卫气血之正常运行。王清任、张锡纯对肢体痿废皆责之于气虚,诚以气为血之帅,气行则血行。

病案

马某,男,22岁,工人。

初诊 1980年5月29日。1年前救火时被烟熏倒,意识丧失,经抢救4天意识转清,但表情淡

漠,语言不清,智力及记忆力减退,两手臂阵发性缓缓徐动,两下肢颤抖行路不稳。曾在哈尔滨及京沪等地各医院神经科诊治,一致认为是一氧化碳中毒后遗症,因中毒较重时间已久,脑细胞已变性,难以恢复。来诊时症状同前,舌润脉缓,始用地黄饮子补肝肾、息内风法施治,初获小效,但后无进展。《灵枢·口问》谓:"上气不足,脑为之不满,耳为之苦鸣,头为之苦倾,目为之眩。"依此准则反复构思,以补阳还五汤、可保立苏汤二方化裁,益气补肾以平息内风。

处方 黄芪75g 赤芍15g 川芎15g 当归20g 地龙15g 丹参15g 补骨脂15g 枸杞20g 肉苁蓉20g 菟丝子20g 巴戟天15g 核桃1个(带壳捣)。

服上方100剂,面容僵木淡漠消失,已有笑容,两腿有力,步履已恢复正常,两手臂阵发性徐动基本消失,仅时有小动。智力及记忆力皆有明显恢复,已能上班工作,并于1982年结婚后生一男孩。

按 本案属于宗气亏虚,不能上荣于脑,精明之府失去气血之营养,而出现上述一系列证候。大补宗气以黄芪为首选药物,气足则血充,故诸证向愈。

以补阳还五汤为主加入补肾药物,是因本病病位在脑,《内经》谓脑与肾有直接联系,如《灵枢·经脉》谓:"人始生,先成精,精成而后脑髓生。"《灵枢·海论》谓:"督脉者……入络脑。"《素问·疾论》说:"肾主身之骨髓。"从以上经文可见祖国医学十分注重精、髓、脑三者的密切关系,而且认为肾对三者起绝对性作用。历代医家通过大量临床实践,观察、总结、引申和发挥了《内经》的理论,如明代张介宾云"精藏于肾,肾通于脑……故精成而后脑髓生"。张锡纯更强调肾对脑化生做的决定作用,以及肾-督脉-脑之间的组织联系。张氏说:"肾为髓海乃聚髓之处,非生髓之处,究其本源,实乃肾中真阴真阳之气酝酿化合而成……缘督脉上升而灌注于脑。"因此,可知脑髓的有余或匮乏,其实质乃是肾气盈亏的表现,本方加入一些温补肾阳的药物,其意义即在于此,尤其是胡桃一味。《医林改错》中可保立苏汤用以治疗内风,张锡纯的补脑振痿汤用以治疗肢体痿废偏枯。近人刘正才报导,曾以肾气丸加胡桃治疗大脑发育不全的患儿且取得了显效[浙江中医杂志,1998,(2):41]皆取其补肾之功。本案两上肢抽动,实乃内风之证,故撷前贤之经验而用之。

病案

刘某,男,14岁,学生。

初诊 1980年5月13日。患者自幼体弱多病,系早产儿,迨至6周岁尚不能行走,至7~8岁始能倚墙走几步,以后虽能行走,但步态不稳易跌倒,两足跟不能着地,跛行。查体:身躯较矮,头型大,智力语言皆无异常,两下肢肌肉松弛,两足畸形。西医诊断为小脑发育不全,脑型麻痹(痉挛型)。经中西医结合治疗无效,故来我所门诊求余诊治。中医辨证属于五迟、五软之证。《医宗金鉴》谓:"小儿五迟之证,系因父母气血虚弱,先天有亏,致儿生下筋骨软弱,行步艰难,齿不速长等,要皆肾气不足之故。"五迟分行迟、立迟、发迟、齿迟、语迟;五软则指头软、项软、手软、脚软、肌肉软。多系禀赋不足,气血不充,故骨脉不强,筋肉痿弱。"原其要,总归于胃。盖胃为水谷之海,为五脏之本,六腑之大原也。"观以上所论,当属五迟中之行迟,五软中之脚软、肌肉软。治疗当分别予温补肾阳、补脾胃、滋化源之法。

处方 熟地黄30g 石斛20g 麦门冬15g 五味子15g 菖蒲15g 远志15g 肉苁蓉20g 巴戟天15g 肉桂5g 附子5g 菟丝子15g 甘草7.5g

复诊 5月22日至6月10日复诊3次,用药经过如下:①服药3剂后自觉两腿较前有力,能下蹲不需人扶,足跟稍能着地。②服药29剂后脚跟能着地,蹲立较以前灵活,行路较有力且快,用药前行1里地需2小时,且气弱多汗,现只需50分钟,且觉有力不汗出,舌苔薄润,脉滑有力。③经用上方23剂,疗效停在原有水平,补肾之方则效不显,必须改弦更张,反复思之,明·薛恺的《保婴撮要》谓此症应以脾胃为主,大补脾胃之气当以黄芪为主,《日华本草》谓"黄芪助气壮筋骨,长肉补血",李吴谓"黄芪温分肉,益皮毛,实腠理"。当以黄芪为首选药,其次辅以活血通络之剂以改善肢体功能,采用补阳还五汤增味。

处方 黄芪50g 当归15g 地龙15g 甘草10g 牛膝15g 川芎15g 赤芍15g 枸杞20g 另炙马钱子面10g,每次服0.5g,日服2次与汤剂同服。

复诊 1980年7月29日至1981年4月28日用药经过如下:①服上方10剂,下肢肌肉跳动。当时不敢动,药力过后自觉两腿有力,可以离拐走路。②服药20剂后,两下肢明显有力。用药当时仍觉下肢肌肉跳动发热。③服药30剂后,效果更明显,两腿有力,脚跟能着地,离拐能行走3公里,为验证已愈,当医者面跳跃不停,从此恢复如常人。

按 本案分二阶段治疗,第一阶段按肾元不足治疗,用地黄饮子温补肾元,初服两腿有力,病情有明显进步,但服至50余剂后则疗效停顿。第二阶段从大补元气入手,辅助以活血通络之剂,用补阳还五汤增味,尤其加入炙马钱子,效果更有新的突破。用黄芪以补气,归、芎以活血,益气通络,补而不滞,以马钱子通行经络,在本案中发挥其应有的作用。张锡纯谓:"马钱子开通经络,透达关节之力,实远胜于他药。"张氏振颓丸治疗肢体痿废,方中重用此药。《药物学》谓:"马钱子对增强麻痹肌群的肌力、恢复关节活动有一定效果。"本病例用药后,肌肉瞤动发热过后则肌肉强健有力。总之,本病例用第二方后,两下肢功能有显著恢复,两下肢明显有力,行走轻健而稳,无摇摆现象,能步行1.5公里,入校恢复学习,迄今远期追踪,疗效满意。

5. 益气升陷法

张锡纯的《医学衷中参西录》拟有升陷汤治大气下陷证,张氏发明《黄帝内经》"宗气积于胸中"之旨谓宗气即大气,充满胸中以司呼吸撑持全身,为诸气之纲领。喻嘉言《医门法律》谓"五脏六腑,大经小络,昼夜循环不息,必赖胸中大气,斡旋其间"。由此可知"人身之精神振作,心思脑力官骸动作莫不赖于此气"。"此气一虚,呼吸即觉不利,而且肢体酸懒,精神昏聩……若其虚而且陷或下陷过甚者,其人呼吸顿停,昏然罔觉"。曾历述大气下陷种种表现,如气短不足以息,或努力呼吸有似乎喘,或气息将停止,危在顷刻,其兼证或寒热往来,或咽干作渴,或满闷怔忡,或神昏健忘,种种病状,诚难悉数,其脉象多见沉迟微弱。

张琪教授用张氏升陷汤治疗此证甚多,诚如张氏所言大气斡旋全身,人身之体力、精力等赖大气支撑,大气虚而下陷则呼吸短气,体力不支,甚则昏愦种种症状不一而足,但其主证必有呼吸困难,胸闷,怔忡心悸,短气,脉象沉迟或微弱,舌润口和,其他兼证不必俱见,遇此情况大胆应用此方,无不取效。此方主药黄芪,既补气又升气,用以为君,升麻升大气之下陷,知母济黄芪之热,桔梗载诸药之力上行为辅佐,气分虚极可加人参或党参。

病案

曲某,男,21岁,农民。

初诊 1975年10月19日。1年多来胸部隐痛闷热,气短懒言,心悸,肩背酸痛如负重物,全身乏力,气短不足以息,有时昏愦,过劳则诸症明显加重,经某医院X线胸透、心电图检查皆无异常,脉象弦迟无力,舌润。辨证为大气下陷,宜益气升陷法治之。

处方 黄芪35g 升麻7.5g 柴胡15g 桔梗15g 知母15g 甘草7.5g 党参30g 天花粉15g 五味子10g 陈皮10g

二诊 11月19日。服上方6剂,胸闷热痛大减,全身较前有力,1个月内未发生昏厥,患者以为痊愈,又参加劳动,过劳后前症又发作但较轻,继服前方将黄芪改为50g。

复诊 11月28日至12月20日2次。经用上方12剂,胸痛闷热消除,肩背已不痛,全身有力,昏愦未作,脉弦有力,嘱继服若干剂以巩固疗效。

按 此案胸痛、肩背酸痛为张氏原书所未载,临床观察大气下陷多有此症状。因劳役伤气,大气虚陷不能充达,故多见胸闷而痛,与气郁之胸痛当鉴别。

6. 益气和营法

《素问·逆调论》谓:"营气虚则不仁,卫气虚则不用,营卫俱虚则不仁且不用。"李杲说:"麻者气之虚也,真气弱不能流通填塞经络,四肢俱虚故生麻木不仁,或在手,或在足,或通身皮肤尽麻。"可知麻木一症多属气虚,营卫通达欠畅,故麻木不仁,宛如绳缚。须知除真气虚外,亦有属风痰湿热外邪阻滞经络而麻者,但不在本文探讨范围之内。治疗气虚麻木必以黄芪为主药,黄芪五物汤疗效颇佳。

病案

王某,女,60岁,助产士。

初诊 1978年4月15日。患病1年余,两手及两足麻木难忍,沉困酸乏,宛如绳缚,无痛痒及串感,素体健,血压不高,舌润脉沉弱。此属气虚不能达四末,治宜益气和营卫以荣四末。

处方 黄芪40g 白芍15g 桂枝15g 甘草10g 川芎15g 红花15g 石斛15g 地龙15g 钩藤15g 丹皮16g 生姜10g 红枣5颗

复诊 至6月21日连续3次复诊,共服上方21剂,麻木基本消失,仅右指尖稍麻,继以前方若干剂以善后。

1983年5月17日患者来就诊时述:麻木症状已4年未出现,从本年4月又发手足麻木,与前症状无异,故此以前方加防风15g、秦艽15g,黄芪得风药则补而不滞。

复诊 6月30日。服药30剂,麻木大除。时值气候炎热,患者苦于服汤药,为之配丸药经常服用,以根治。

7. 益气滋阴法

慢性肾小球肾炎、肾病综合征初起阶段多属气虚、阳虚,日久则演变转化为气虚阴虚,这是本病的发展规律。本病开始大多水肿迁延不消,多数脾肾阳虚气虚,日久演变为气虚阴虚,以阴阳互根,阳伤日久必然损及阴液,即所谓"阳损及阴"。清心莲子饮出于《太平惠民和剂局方》,书中谓"治小便白浊,夜梦走泄,遗沥涩痛,便赤如血,男子五淋气不收敛,阳浮于外,五心烦热";又谓"常服清心养神,秘精补虚"。张琪教授取其益气养阴、清热秘精之效用于治疗肾小球肾炎之蛋白尿,但须在原方基础上重用益气固摄之黄芪、党参化裁应用,临床观察方能有良好疗效。

病案

曲某,女,28岁,工人。

初诊 1975年8月10日,自述从1969年受凉后出现尿道不适,小便急,频数。当时经某医院检查诊断为泌尿系感染,用青链霉素及时得以控制,后遇冷及过劳即不断出现小便频数、尿道疼等症状,到1973年冬,因室内寒冷而症状加重,经某医院检查尿液中白细胞充满,红细胞30个,尿蛋白(+),诊断为慢性肾盂肾炎,经中西药治疗,症状可以控制,但过劳及感冒即发作,且越发越频,痛苦异常。曾用青链霉素及中药清热解毒利水通淋之药百余剂皆不能根治,并出现腰酸痛,少气懒言,小腹重堕,小便点滴而出,尿道涩痛,舌边赤苔白,脉沉滑。此为"劳淋",属于气阴两虚,不能下达州都,因而缠绵难愈,宜益气滋阴,清热解毒,标本兼顾。

处方 黄芪30g 党参30g 柴胡20g 茯苓15g 骨皮15g 麦门冬15g 石莲子15g 甘草10g 白茅根50g 小蓟30g 枸杞子20g 菟丝子20g 蒲公英40g

用上方加减共服药60剂,3个月未发作,仅有一次过劳后尿道稍不适,时间很短即止,全身觉有力,腰部不酸痛,经连续多次检查尿常规均正常。

病案

高某,女,15岁,学生。

初诊 1974年9月23日。患者罹肾小球肾炎2年余,尿蛋白(++++),红细胞50个以上,血浆蛋白4g,白蛋白1.6g,球蛋白2.4g,胆固醇400mg。全身轻度水肿,面色苍白,腰酸痛,体力衰弱不支,尿少色黄手心热,食纳减,头昏,古火赤,苔薄,脉沉滑。曾在某医院住院半年余,诊断为慢性肾炎肾病型,曾用激素及中药治疗因效果不显而出院。中医辨证属气阴两伤,不能下达州都,无以固摄,以益气为主,滋阴清热止血为辅施治之。

处方 黄芪50g 党参50g 石莲子15g 地骨皮15g 柴胡20g 茯苓15g 麦门冬15g 金银花40g 黄芩15g 小蓟30g 白茅根50g 藕节20g

患者连续以上方加减服用100余剂,全身有力,面色红润,腰以下痛及水肿全消失,诸症皆除,尿常规检查逐渐好转。1975年连续数月检查尿蛋白(-),红细胞(-),管型(-),血胆固醇200mg,总蛋白6.2g,白蛋白3.4g,球蛋白2.8g,血压120/70mmHg,舌润脉有力,病乃痊愈,后追访患者已上班1年余,病未复发。

按 慢性肾炎肾病型蛋白尿,余常用此方取效,此方即黄芪、党参与清热滋阴之药合用,久服无燥热伤阴之弊。若单用黄芪一味久服后多出现口干咽痛等内热耗阴现象。一经出现内热则易感染,尿蛋白及红细胞、管型等亦随之增重,反而不佳,临床所见甚多,故拟此方既用黄芪、党参益气达州都以固摄,又辅以清热滋阴之剂以监制黄芪之温,为此复方配伍之妙用。慢性肾炎蛋白尿亦为难解决之问题,临床观察黄芪确对部分蛋白尿有一定的疗效,但黄芪性温,单用则易化燥伤阴,亦须辅以清热滋阴之剂,如夹有湿热,则配以清热利湿之剂。

8. 益气血、补心脾法

"气为血之帅,血为气之母",二者相互倚依,故血虚必须益气,以有形之血不能速生,无形之气所当急固,结合脏腑则心主血藏神,脾统血主思,心伤则血少,神失所藏,临床上表现为怔忡健忘、惊悸、盗汗等证;脾伤则血失统,故见体倦食少、吐衄、肠风、崩漏等证作矣。张琪教授治疗贫血病,审其无热,则属心脾两虚,气血不足,常以益气血补心脾而收功。1984年8月治一例小儿溶血性贫血,症见皮肤黄染,瘙痒,倦怠无力,颜面萎黄,眼不欲睁,血红蛋白7g,脉弱,舌淡。始按《金匮要略》"男子黄,小便自利当与小建中汤治之",用药6剂无明显效果,后按气虚不足心脾二虚施治,用归脾汤原方,药后全身有力,精神渐振,继用原方30剂,血红蛋白上升至14g,黄色退,诸症消失,从而痊愈。

曾治一女,21岁,在校学生。患者经漏不止,经行量甚多,继则淋漓不断,连续半年余不愈,倦怠乏力,头眩肢软,惊悸盗汗,少寐多梦,曾服中药止血之剂数10剂旋止旋出,无明显疗效,其母携其来门诊求治,面色晦暗稍黄,舌淡唇淡,脉沉弱,询其致病经过,据其母述此女孩一向月经正常,近年由于功课紧张,耗费脑力过度,遂致月经来量过多,淋漓不断,跨思此病当属心脾两虚气血不足,心主血藏神,脾统血主思,过度思虑耗神则伤心耗脾,遂致斯疾。之所以经漏不止,心不能主血而脾不能统血也,其由于忧思过度而耗伤心脾,遂予归脾汤原方加龙牡连服6剂血即止,继服5剂痊愈,远期观察未再发作。

归脾汤用参术、芪草以补脾益气;茯神、远志、酸枣仁、龙眼以补心;当归养血;木香舒脾,中气壮则能摄血,血自归经,而诸证悉除。

又用此方治疗一例过敏性紫癜,色泽不鲜,上下躯干皆有,脉沉弱,投以此方而愈。

9. 益气活血法

《金匮要略》有胸痹心痛,《伤寒论》有脉结代心动悸,前者相当于冠心病心绞痛,后者包括心律失常、期前收缩等。根据张琪教授临证体会,此病大多为心气虚,心血瘀阻之症。气虚无力推动血液运行则血流不畅,不通则痛,正常的血液运行,不仅需要心气的推动,而且也需要血液的充盈,所谓气帅血,血载气,二者相互作用,以维持正常的生理功能。若气血虚不能养心,气虚不能鼓动血液运行时,则出现脉结代、心动悸,宜炙甘草汤益心气、通心阳、补心血、养心阴。但若心气虚,心阳不足,因而心血瘀阻时亦出现心律失常、期前收缩,此为气虚血瘀、虚中夹实之证,用炙甘草汤则效不显,必须益心气、振心阳、活血通络法取效。

病案

蔡某,男,57岁,干部。

初诊 1984年4月5日。胸闷心悸1年余,近半年来出现期前收缩,逐渐频繁,胸闷气弊有压缩感,活动则期前收缩频作,有时二联律、三联律。心区隐痛,四肢乏力脉沉缓乏力结代。兼见舌紫暗薄苔,心电图示供血不全,频发室性期前收缩。诊断:冠心病心肌供血不全、频发性室性期前收缩。辨证:心气及心阳不足,血行不畅,脉络瘀阻。

处方 黄芪40g 人参20g 丹参25g 当归20g 川芎15g 桃仁15g 赤芍15g 桂枝15g 薤白20g 葛根25g 甘草15g

二诊 4月25日。服上方12剂,期前收缩明显减少,全身较有力,胸部觉舒畅,绞痛未发作,脉结代亦减少。又用上方15剂,期前收缩消失,但在洗澡及活动过多后有时出现,继用上方。

三诊 6月1日。继服15剂,期前收缩已不见,自述在室外铲地种菜亦未出现,从而痊愈。

(二)活血化瘀与临床运用

活血化瘀是祖国医学的一个重要治则,特别是近年来随着国内对其研究的日益深入,新的进展不断取得,其临床应用也日益广泛,大大地超过了传统的应用范围,引起了国内外学者的重视,展示了广阔的前景,所以是值得我们研究的一个新课题。

目前,国内刊物虽然关于活血化瘀的报道较多,但大都从现代医学角度探求其机制,这是非常重要的,但对祖国医学有关血瘀的病因病机治则则探索较少。祖国医学认为血瘀的因素有气虚、气滞、因寒、因热、痰湿、水蓄、风气的不同,因而治法亦非千篇一律。张琪教授从理论到实践论述如下。

1. 行气活血

营卫气血学说,是祖国医学基础理论的重要组成部分。有关气血的运行前人有精湛的阐述,《灵枢·营卫生会》谓"血之与气异名同类",又曰"气为血之帅,血为气之守",说明二者之不可分割且相互依倚的关系。由于气统帅血液运行全身,所以气行则血行,气止则血止,气有一息之不运,则血有一息之不行,而气的推动作用又依赖其升降出入的运动形式,"是以升降出入,无器不有"(《素问·六微旨大论》)。这就说明了血的流布全身运行不息,有赖气的推动作用,反之气之运动又需要血的濡养。二者相互制约又相互依存,才能发挥其正常生理功能。气滞气逆,则血亦随之失常,导致血瘀或离经外溢等。因此,治疗血瘀或出血等症,不能见血止血,必须考虑到气血之相互关系。气行则血行,气调则血自归经。这方面例子无论从前人立方遣药上,还是我们临床实践上皆有,如王清任《医林改错》之血府逐瘀汤为治血瘀的常用有效方剂。方中桃仁、红花、当归、川芎、赤芍为活血药,柴胡、桔梗、枳壳、牛膝为理气药。理气与活血药配伍一方,相辅相成共奏活血化瘀之效。此方据《医林改错》原书所列可治19种血瘀病症,现在临床应用还远不止此,如①治疗冠心病心绞痛属于气滞血瘀者;②由于凝血功能障碍的各种出血,如呕血、便血、尿血、阴道出血等;③心肺功能障碍,出现呼吸困难、发绀及心衰、休克等(由于血流灌注不足所致);④脑外伤综合征,消化道各种瘀血以及妇科瘀血等,皆可用本方治疗。本方由于气血兼顾,配伍精当,故疗效卓著。

再如,该书中之癫狂梦醒汤治癫狂,王清任谓此症"乃气血凝滞脑海,与脏腑之气不接,如同做梦一样"。原方除桃仁、赤芍活血之药外,其余柴胡、香附、青皮、苏子、陈皮、腹皮皆为疏肝理气之品。作者是根据气滞血凝而立法遣药的。临床用于一部分癫狂及神经症,有较好的疗效。

在临床上用调气顺气之法,可使妄行之血归经的例子颇多,故治疗各种出血症,应注意其气逆的症状,气逆则血逆,气平则血自归经,如治疗肺结核和支气管扩张咯血或胃出血、呕血、吐血等,在治血药中常配入理气降气之品,使气平则血自止,此中妙义足见气血相互依倚之科学性和实践性。《医学衷中参西录》中张锡纯治吐血、衄血诸方皆用代赭石降逆气颇有道理,因吐血、衄血之症,多由于胃气上逆,气逆则血随之上溢,气平则血止。张氏深明气血相互依倚之理,故立寒降汤、温降汤诸方,用多良效。

2. 益气活血

上面谈到"气为血之帅,气行则血行",气滞则血瘀只说明了一个侧面,如气虚无力推动血液运行,也可以发生血瘀。《黄帝内经》对气的生理分而为三:①宗气:积于胸中,具有助肺以司呼吸和贯注心肺而引营血的作用;②营气:行于脉中,有与血内注五脏六腑和营养周身的作用;③卫气:行于脉外,敷布全身,有温煦脏腑、肌腠、司汗孔开阖、御外邪、健身体等作用。气血运行全身,内至五脏六腑,外达皮肉筋骨,对全身组织器官起着温煦滋润营养灌溉的作用。《难经·二十二难》说"气主煦之,血主濡之",是对气血功能的高度概括。如气虚则机体升降出入运动功能减弱,血行缓慢,脉络不充,血流不畅,因而形成血瘀。此类血瘀纯用活血祛瘀药物治疗,则不能取效,必须以补气为主,辅以活血通络,才能达到气旺血行的目的。再以《医林改错》补阳还五汤为例,王清任论半身不遂,谓元气亏损过半,不能周流于全身,偏注于一侧,一侧气血充盈,一侧无气,因而半身不遂。本方以黄芪为主,大补元气,辅以桃仁、红花、赤芍、归尾、川芎、地龙活血通络,全方有益气活血之作用。临床用于治疗缺血性中风及中风后遗症,脉见弦迟微弱者,甚效。余在临床上用此方,有时并不局限于上述病。凡肢体不遂,辨证属"气虚血滞"者,用此方皆效。1980年治刘某,14岁,男性,脑型麻痹,两下肢不遂,各地治疗不效。余开始用地黄饮子有小效,继用则效不显,诊其脉弦迟无力,改用本方加炙马钱子每次服0.5g,用药10剂后,功效明显。自述用药后,两下肢抽动,发热,药力过后,感觉有力。继用本方30剂,丢掉双拐,能步行三四千米。又治1例一氧化碳中毒后遗症患者,智力障碍,表情呆板,步态摇摆不稳,语言亦不清,前膊及双手瘫痪,记忆力减退,遍治国内各大医院,神经科谓脑组织缺氧,脑细胞软化和坏死,无法治疗。来我院门诊治疗,余开始按《内经》"脑为髓之海"、"肾生髓"之说,予补肾益髓等方法治疗亦无效。反复思考《黄帝内经》谓"上气不足,则脑为之不满"。气不足则不能统帅血液上注于脑,用本方与叩保立苏汤合用,以补气活血,使气足血充,则可上行灌注。连用上方数10剂后,智力、语言、步履均有明显好转,尤其是手及前膊抽动几乎消失,继续调治而愈。远期疗效巩固,1981年结婚,后生一男孩。《金匮要略·血痹虚劳证并治篇》黄芪桂枝五物汤治疗血痹,亦是益气温通活血之方,血痹病机为气虚不能周流于全身,则血亦随之而滞,"加被微风"只是一点外因。冠心病心绞痛之病机,据我们观察大多数为心气虚,心血痹阻之症,气虚无力推动血液运行,则血流不畅,不通则痛,活血化瘀虽能取效于一时,但持续用则全身乏力,虚象毕现。我常用人参、黄芪补气为主,加入活血之药,使气旺血行,则心绞痛可以缓解,相应的心电图亦有所改善。《伤寒论》有"伤寒脉结代,心动悸"之记载,相当于心律失常、期前收缩等症。正常的血液运行,不仅需要心气的推动,而且也需要血液的充盈。所谓"气帅血,血载气",气血相互作用,以维持正常的生理功能。如血虚不能养心,气虚不能鼓动血液运行时,则出现"脉结代,心动悸",宜炙甘草汤益心气、通心阳、补心血、养心阴。但如心气虚,心阳不足,因而心血瘀阻时,亦出现心律失常,期前收缩,脉来一歇止,则心随之动悸。此类病证用炙甘草汤则效不显。此为气虚血瘀、虚中夹实之证。必须用益心气、振心阳、活血通络法取效。

3. 温阳散寒活血

《黄帝内经》认为,寒邪可以导致血瘀。"血遇寒则凝","不通则痛"。临床见一部分血滞作痛的证候,多由寒邪所致。例如,《素问·举痛论》曰:"经脉流行不止,环周不休,寒气入经而稽迟,涩而不行,客于脉外则血少,客于脉中则气不通,故卒然而痛。"又"寒气客于脉外,则脉寒,脉寒则缩蜷,缩蜷则脉绌急,绌急则外引小络,卒然而痛。"脏腑经络四肢百骸,都是依赖气血的环流以濡养灌溉,一旦寒邪所犯,或阳虚阴寒内阻,则瘀滞不通,从而发生种种血瘀之症。此类血瘀应分外寒、内寒,外寒宜散寒活血,内寒宜温阳活血。例如,常见的妇科痛经,部分属于血寒凝滞,色暗量少,经来不畅,少腹攻痛,脉沉紧,舌苔白,宜温经化寒行滞,如炮姜、肉桂、茴香、艾叶和桃仁、红花、丹参、当归、川芎等,必须用温中散寒,活血化瘀方法治疗,才能寒化瘀开。常用的方剂为少腹逐瘀汤或温经汤加味。温经汤方中温经的药多,祛瘀的药只有牡丹皮,其余当归、川芎乃补血行血之品,吴茱萸、桂枝、生姜温中散寒,人参、阿胶益气补血。《金匮要略》原文虽然提出"瘀血在少腹不去",实际乃虚寒夹瘀血之症,治瘀血须加活血之药方效。余曾治一妇女,10年未育,少腹寒凉,白带多,脉沉,月经延期。曾用温经汤原方,10余剂无效,来我院门诊求治。余用手触其少腹有鹅卵大硬块,疼痛拒按,因思此乃虚寒夹瘀之症。原方活血化瘀力弱,故无效,继用温经汤原方加三棱、莪术、桃仁、丹参,连服30剂,包块消失,经行恢复正常,继之而怀孕生一男婴。后以此方加味,治愈多人。此类寒凝血瘀若纯用活血祛瘀或纯用温经散寒之剂皆不能奏效。《金匮要略》中桂枝茯苓丸为祛痛化瘀之良方。治瘀为何用桂枝?易使人费解,殊不知桂枝具有温通血脉之功,与桃仁、丹皮、芍药为伍,可奏温瘀化瘀之效。生化汤为妇科名方,方中炮姜与桃仁、当归、川芎相配伍,治产后恶露不下,颇为有效。傅青主治产后血块,告诫"此症勿拘古方,妄用苏木、蓬棱以轻人命。其一应散血破血药俱禁用……惟生化汤治血块圣药也"。此方妙在温中与补血活血合用,故能散寒除瘀,奏效甚捷。以上为寒凝血瘀之剂。

寒凝血滞亦多见于外周血管疾患及关节疾患,如血栓闭塞性脉管炎、静脉炎、雷诺病、神经根炎、风湿性关节炎等。《伤寒论》中当归四逆汤治"手足厥寒,脉细欲绝"。成无己谓:"手足厥寒者,阳气外虚不温四末,脉细欲绝者,阴血内弱,血行不利,与当归四逆汤助阳生阴也。"此症为肝虚寒,血郁不能荣于脉中,四肢失于温养,所以手足厥寒,相当于外周血管性疾患。本方补血散寒,温通经脉。

风湿性关节炎在痹症范围之内,前人治疗此症,除用祛风寒湿之药外,亦用活血之剂,如乳香黑虎丹,治风湿入于经络,手足麻木,腰腿疼痛,诸风不能行。方中草乌、苍术、生姜与五灵脂、乳香、没药、穿山甲、自然铜相配伍,和驱风湿活血通络药合用。王清任"痹症有瘀血说"论之颇详,立身痛逐瘀汤,一面祛风寒湿,一面活血祛瘀,用之颇效。王氏对血瘀确有独到见解,此为外寒血瘀立论。此外,尚有阳气衰微,血液运行无力,循环受阻,形成阳虚血瘀,多表现于肺源性心脏病、风湿性心脏病并发心力衰竭,临床出现心悸,水肿,咳喘不得卧,头汗肢厥,舌质紫,脉微欲绝,颈静脉怒张等。宜用温阳活血法,常用的附子汤加丹参、红花、桃仁等效果更佳。如见汗出肢冷,喘脱危症,宜用急救回阳汤加龙牡、紫石英,黑锡丹吞服,潜镇摄纳,多能使症状缓解,转危为安。方中附子宜先煎30~60分钟减其毒性,然后再下他药。

4. 凉血活血

一般而论,血遇寒则凝,得热则行,但有时疫热邪亦壅滞阻塞气机,"血受热则煎熬成块者",如太阳表邪化热入里,热入膀胱,热与血结,出现如狂,少腹急结硬满。温病热入营血,谵语无寐,肌肤斑疹色泽深紫,舌色绛紫或吐衄下血等,皆为邪热灼营血之证,恒血热与血瘀并见。叶天士谓:"入血就恐耗血动血,直须凉血散血。"凉血散血即清热解毒、活血祛瘀之法。此法适用于某些感染性疾病,如出血热、败血症、斑疹伤寒、猩红热、出血性紫癜、弥散性血管内凝血、红斑狼疮等。壮热神昏,可用化斑汤、清瘟败毒饮,用大剂生石膏治疗,如蓄血发狂可用桃核承气汤,泄热开瘀,大便通,瘀血去,则神志转清,脑症状解除。抵当汤(丸)治疗蓄血发狂之重症,余用其治疗妇女瘀热闭经蓄血发狂,下瘀血后则发狂立愈,上海中医药大学张伯臾教授亦有类似报道。人都畏水蛭峻而不敢用,实际破坚消癥非此莫属。妇女少腹疢癖癥瘕一类用之多能奏效,用后癥块缩小,直到消失。大黄䗪虫丸为下干血之良方,方中水蛭、䗪虫、大黄、桃仁、黄芩、干地黄,以治"内有干血,肌肤甲错,两目黯黑"之劳症。本方以养阴清热之干地黄与破血逐瘀之药结合,尤以水蛭、䗪虫逐瘀之力较强,瘀血不去则新血不生。

解毒活血汤原方"治瘟毒肚泻转筋"。王氏谓"瘟毒烧炼,气血凝结",不用芩连寒凉壅遏,不用姜附辛热灼血,"唯用解毒活血汤治之,活其血,解其毒未有不一药而愈者"。当然,著者虽有某些夸张之处,但临床实践证实,清热解毒,活血化瘀对某些感染性疾病确有卓效。余治急性肾衰竭,用此方加大黄,疗效颇佳。慢性肾功能不全氮质血症,临床表现为恶心、呕吐,心烦头痛,皮肤瘙痒,舌干脉滑等消化系统和神经系统症状,用解毒活血汤加醋炙大黄,通腑泄浊,使尿素毒物从肠管排出,亦颇有效。某些患者用此方后尿素氮下降,病情获得缓解。近年来不少单位用活血化瘀、清热解毒法则治疗急性弥散性血管内凝血,取得了可喜的效果。中医辨证属热盛血瘀,如感染或败血症等,宜用清瘟败毒饮加入活血凉血之剂。急性肾小球肾炎、泌尿系感染及其他原因不明的肉眼血尿,属热结血瘀,用桃仁、大黄合清热凉血之剂,常收到满意效果。不用桃仁、大黄则效不显,尤以大黄为泄热破瘀血之要药。通过破瘀血以止血,乃通因通用之法。

5. 化痰除湿活血

痰湿阻塞,脉络不畅,血因而瘀。前人谓"须知痰水之壅,由瘀血使然,但去瘀血则痰水自消",说明痰水可以影响血瘀。张琪教授曾治疗慢性支气管炎、肺气肿、肺心病、哮喘,用止咳祛痰定喘之药不效,后改活血化瘀之药而取效,盖活血祛瘀使气机通调,血行亦伴随之而改善。例如,治疗冠心病、心绞痛有属痰湿阻络者用化痰通络之温胆汤加味而取得疗效,如此情况直接用活血之剂反而无效,盖因病机为痰涎闭其脉络,不除痰则脉络不通。上述举例或活血,或化痰,是针对矛盾的主要方面施治,前者血瘀为主要矛盾,痰湿居于次要地位,故用活血之剂以取效;后者痰湿为主要矛盾,血瘀由痰湿所致,故痰湿除则血活脉通。此外尚有多元论的治法,痰湿与瘀血互阻,互为因果,湿性黏腻重浊,湿与瘀相加,则愈加黏滞难去,故一元论的治法,或先后分治皆难取效,必二者兼施才能达到湿除瘀开的目的。张琪教授根据多元论的治则,治愈了许多顽固性疾病,如常用上中下通用痛风方治愈顽固性风湿热及风湿性关节炎等。痛风方的特点为活血、化瘀、除痰、清热、祛风通用,为多元论治法,因病机为风寒、湿热、痰瘀交阻,治疗药物配合亦必繁多,乃针对病机而用药,有的放矢,虽多而不杂。

6. 逐水活血

水蓄可以导致血行阻滞,血瘀亦可影响水液分布运行,"水阻则血不行,血不利则为水"。水与血相互影响,相互结,如水蛊、血蛊相当于肝硬化之腹水,肝脾大,腹壁静脉曲张等。腹部膨隆,见青紫筋脉,全身或手足有红缕赤痕(蜘蛛痣),大便色黑,小便赤,或见吐血衄血等。治宜活血化瘀、健脾利湿。此时若单纯祛瘀,则因蓄水不除,压抑脉道,使血行阻滞,终致瘀血难消。单纯逐水则会因瘀血障碍,津液敷布及排泄受阻,使水瘀互阻而加重。故二者必兼施,方能达到瘀水并除之目的。

宗"留者攻之"、"去宛陈莝"创祛瘀逐水之法。《金匮要略》有大黄甘遂汤为攻瘀逐水之代表方剂,大黄破瘀,甘遂逐水为瘀水并除之要药。张琪教授以此二药合用治疗肝硬化腹水颇效。

7. 养血祛风活血

风邪挟血瘀,多见痹证,《黄帝内经》谓"血凝于肤者为痹",《金匮要略》有红兰花酒治"妇人六十二种风,及腹中血气刺痛"。后世治痹证将祛风与活血药配伍,亦受此方之启发,所谓"治风先治血,血行风自灭"。尚有血虚招风者,多见于妇人行经及产后,脉络空虚风邪趁虚侵袭,《金匮要略》谓:"少阴脉浮而弱,弱则血不足,浮则为风,风血相搏,即疼痛如掣。"千金独活寄生汤为治此类历节痛之有效方剂,张琪教授用该方治愈此类病症颇多,方内四物养血,人参、杜仲、牛膝、寄生益气补肝肾,其余皆祛风之剂,为治风血相搏之妙方。

还有养血行血祛风与清热合用治风血相搏兼热者,如大秦艽汤。余以此方加入活血之剂,治疗风湿症、神经根炎、肩周炎等皆效。此方出自《河间六书》,具有疏风、活血、降火之功。原书谓治中风入经络"外无六经形证,内无便溺阻隔",据余之经验,此方治中风手足不遂,属风邪挟热及痹证风邪挟热者皆具有卓效。

总之,活血化瘀之法,用途是广泛的,但须随证求因,审因论治,根据气滞、气虚、寒凝、热灼、痰湿、水蓄、风气等不同分别论治,才能达到活血除瘀之目的。若不审病因,一味孟浪活血破血,不仅无效,反而会促使病情恶化,起到相反的效果,应当引以为戒。

八、脾肾同调论

在五脏之中,脾与肾为"后天"与"先天",在生理上相互资助、相互促进,病理上相互影响。对于内伤杂病的治疗,张琪教授崇尚前贤李东垣补脾治后天和张景岳补肾治先天的学说,注重"形为神之基,神为形之能,形以脾肾为根本,神以精气为化源,治病必求于本,本即脾肾,本即阴阳。本强则形能生而壮,本衰则形弱而夭。故治脾病以虚为本,以湿为标;治肾病以阴阳偏虚为本,偏亢为标,全在灵活辨证耳"。张琪教授推崇"水为万物之源,土为万物之母,二脏安和,则一身皆治,二脏不和,则百病丛生"的理论,认为:"虚证虽有五脏之不同,阴阳气血之区别,但脾肾尤为重要。盖脾为后天之本,气血生化之源。肾为先天之本,主藏精。二者为五脏之根本。"在脏腑辨证中,张琪教授尤其重视脾肾两脏,提出调补脾肾理论。

《素问·厥论》曰"脾主为胃行其津液者也",脾的运化水谷精微功能正常,机体消化吸收功能方才健全,才能为生化精气、血、津液提供养料,使脏腑、经络、四肢、百骸及筋肉皮毛组织得到充分濡养,从而进行正常的生理功能活动,反之,"脾病不能为胃行其津液,四肢不得禀水谷气,气日以衰,脉道不利,筋骨肌肉皆无气以生,故不用焉"(《素问·太阴阳明论》)。肾为先天之本,五行属水,主骨生髓,主水液代谢。《素问·逆调论》称:"肾者,水脏,主津液。"《素问·水热穴论》云:"肾者,胃之关也,关门不利,故聚水而从其类也……,聚水而生病也。"以上经文充分说明,一旦肾失气化、主水失司,就会使水湿积聚,浊毒内蕴。此外,"脾阳根于肾阳",脾之健运,须借肾阳之温煦,而肾中精气亦赖于脾所运化的水谷精微的濡养。

张琪教授临床上常用调补脾肾的方法治疗各种脾肾两虚之内科疑难杂症,尤其是肾病,常用方剂有参芪地黄汤、加味归芍六君子汤、脾肾双补方、加味地黄汤、升阳益胃汤等。

(一) 从脾肾论治肾脏疾病

脾居中州,主运化水谷精微及水湿,升清阳。《素问·逆调论》云:"肾者水藏,主津液"、"肾主藏精"。肾藏人身元阴、元阳,为水火之脏。"五脏之阴,非此不能滋;五脏之阳,非此不能生"。"肾如薪火,脾如鼎釜"。李东垣曰:"水为万物之源,土为万物之母,二脏安和,一身皆治,百疾不生"。肾阴、肾阳与脾之阴阳相互连接,肾中元阴元阳为脾中阴阳之根。先天与后天相互滋生,相互促进。若二脏不和,则百病丛生。张琪教授从中医学术理论体系入手,总结大量临床经验,认为肾病之水肿、蛋白尿、血尿与脾肾相关,其病机关键为脾、肾功能失调,三焦气化失司,尤其是慢性肾脏病,脾肾阴阳失调贯穿疾病的始终。

脾主运化水液,肾者水藏,主津液。《素问·经脉别论》谓:"饮入于胃,游溢精气,上输于脾,脾气散精,上归于肺,通调水道,下输膀胱,水精四布,五精并行。"津液的生成与输布,主要由于脾的运化输布,肺的通调水道,肾的气化蒸腾和三焦的疏泄决渎,其中脾的运化功能为人体气机升降的枢纽。如脾虚运化失调则精微不能输布,水湿不得运行而停蓄。肾司开阖,其开阖之功能端赖肾中阴阳之互济保持相对之平衡,若肾阳虚开阖失司则小便不利。水液代谢障碍,势必耗伤肾气,精微遗泄日久,更耗肾之阴阳。肾虚温煦滋养失职,脾气匮乏,脾虚化生不足,无力充养先天,二者相互为患,导致水肿发生。治疗宜温肾健脾、清热利湿、和中分消。

张琪教授认为蛋白质是人体的精微物质,由脾运化之水谷精微与肾藏之精气化生。蛋白尿的生成,与脾肾两藏虚损密切相关。脾虚不能升清,谷气下流;脾失固涩,精微下注,所谓"中气不足,溲便为之变";肾主封藏,受五脏六腑之精而藏之,若肾气亏虚,肾失封藏,肾气不固,精微下泄;另外湿毒内蕴,郁而生热,亦可使肾气不固而精气外泄,热为阳邪,性主开泄,肾受湿热熏灼而统摄功能失职,致精关开多合少,蛋白等精微物质随尿而下。治疗宜益气升阳、补肾摄精。

脾肾两虚是指肾阳不足,命门火衰,火不生土则脾阳失健,成为脾肾两脏阳气俱虚的证候。脾肾两虚贯穿慢性肾衰竭始终,治疗上要脾肾同调。诸如慢性肾衰竭患者临床上所出现的腰痛膝软、乏力贫血等均由脾肾两虚日久所致,此为慢性肾衰竭之本虚。而脾虚运化失司,水湿内停;肾虚气化不利,浊不得泄,升清降浊之功能紊乱,湿浊内蕴日久致血络瘀阻为本病之邪实。因此在治疗上,要重视调补脾肾以扶正,在肾功能代偿期,重在补脾益肾恢复肾功能;在氮质血症及肾功能衰竭期,虚实兼见,常补脾肾、泄浊、活血并用,以扶正祛邪。再如慢性肾盂肾炎及反复发作的膀胱炎等尿路感染,证属"劳淋"范畴,其反复发作之关键在于机体正气已虚,不能抗邪。此已虚之正气,主要责之于脾肾,从调补脾肾入手治疗本证,控制复发,乃取得疗效之关键。对肾炎血尿,张琪教授认为,"肾炎日久,由实转虚,气阴亏耗,气不摄血,可致尿血,故必以黄芪、党参以补气。溺血日久,则阴分亏耗,生地、熟地、阿胶补肾益阴,俾阴平阳秘则血自归经。"

病案

杨某,女,67 岁。

病史:该患因全身乏力半个月,1 周前出现恶心、呕吐,遂到哈尔滨医科大学附属第二医院就诊,经检查发现血肌酐 900μmol/L 以上,诊断为慢性肾功能不全(尿毒症期),患者及家属拒绝血液透析治疗,闻名来求张琪教授保守治疗。

初诊 2004 年 5 月 28 日。现症乏力,恶心,呕吐,食少,嗳气,腰酸痛,气短,心烦,心下痞满,大便成形每日 1~3 次,舌质淡,舌苔白,脉沉弱。血压:160/95mmHg。实验室检查:血红蛋白 113g/L。肾功能:血肌酐 901.2μmol/L,尿素氮 39.5mmol/L,二氧化氮结合力 20.3mmol/L。尿常规:尿蛋白(+)、潜血(++),红细胞 3~5 个/HPF。B 超:左肾囊肿、双肾萎缩。中医辨证:脾肾虚损浊毒内蕴。西医诊断:慢性肾小球肾炎、慢性肾功能不全、尿毒症期。

处方 黄芪 30g 太子参 20g 熟地黄 20g 山茱萸 20g 生山药 20g 茯苓 20g 牡丹皮 20g 泽泻 20g 枸杞子 20g 菟丝子 20g 旱莲草 20g 丹参 20g 女贞子 15g 桃仁 15g 赤芍 15g 红花 15g 草果仁 15g 半夏 15g 枳壳 15g 厚朴 15g 甘草 15g 大黄 10g 黄连 10g 黄芩 10g

14 剂,水煎服,每日 1 剂。

二诊 2004年6月11日。患者精神明显好转，乏力、痞满等症皆减轻，咽干，舌质淡红，舌苔白而干，脉沉。肾功能：血肌酐641μmol/L，尿素氮35.8mmol/L，二氧化碳结合力19.8mmol/L。前方加玄参、天花粉各20g，14剂，水煎服，每日1剂。

三诊 2004年6月25日。服上药后前症减轻，因食生瓜果后胃中嘈杂、心慌，大便2～3次/日，舌质淡红舌苔白厚，脉沉滑。前方减去天花粉、玄参加麦芽30g、神曲15g、山楂15g、陈皮15g、紫苏15g。14剂，水煎服，每日1剂。

四诊 2004年7月9日。诸证俱好转。肾功能：血肌酐553μmol/L，尿素氮28.1mmol/L，二氧化碳结合力19.8mmol/L。继续服前方30剂。

五诊 2004年8月6日。血肌酐485μmol/L，尿素氮26.5mmol/L，至此服药72剂，治疗历时2个半月，患者的血肌酐下降416.2μmol/L，病情已由尿毒症期稳步降为氮质血症期，继续巩固治疗有望免透析之苦。

按 张琪教授根据辨证与辨病结合，辨证为脾肾虚损，湿热浊毒不得排泄，血运瘀阻，正虚邪实极为重笃之证，采取多元化治疗。一是补脾肾益气以固本，张琪教授认为尿毒症已至肾衰竭末期，辨证脾肾虚损气血衰竭，当以补气健脾，补肾益元为首务，故用黄芪、太子参、山药、甘草以益气健脾；六味地黄汤大补肾阴，辅以枸杞、菟丝子、女贞子等以加强滋肾之效，肾与脾一为先天，一为后天，为人体生命之根基。上述治则以扶正入手为主。二为由于脾之运化功能失调，湿浊痰阻，毒热蕴结，故以化湿浊泄毒热以除邪，如草果仁、半夏、紫苏、砂仁、枳实、厚朴皆为化湿浊之品，大黄、黄连、黄芩苦寒泄热毒。三为无论现代医学还是中医病机皆认为血瘀为本病之重要环节。故又须用活血化瘀之品，如桃仁、红花、丹参、赤芍等。诸法合用扶正除邪相辅相成。

（二）甲状腺功能减退症的治疗首重脾肾

甲状腺功能减退症（简称甲减）是指甲状腺激素合成及分泌减少或生理效应不足而引起的以基础代谢率降低为特征的内分泌疾病。临床表现常见畏寒、汗少、动作缓慢、精神委靡、记忆力减退、肌肉无力、嗜睡、性功能减退、黏液性水肿等。甲减是一种难治之病，现代医学主要应用甲状腺激素替代性治疗，需长时间才能达到体内激素水平的动态平衡，即使达平衡后，很多患者还需终身替代治疗。其不良反应和并发症已引起社会的广泛关注。

本病多由先天禀赋不足，后天失养，或者积劳内伤，或者久病失调引起的肾气、脾气不足，继之脾肾阳虚所致。因肾阳是人体诸阳之本、生命之源，五脏之阳皆取助于肾阳，才能发挥正常功能活动，所以肾阳虚是甲减病机之根本。肾中元阳衰微，阳气不运，气化失司，开阖不利，以致水湿、痰浊、瘀血等阴邪留滞，出现面色晦暗、精神委顿，甚则意识昏矇、眩晕、尿少或尿闭、全身水肿等浊阴上逆之证。同时肾阳虚衰，也可导致其他脏腑阳气衰弱。肾阳不足，命门火衰，火不生土，不能温煦脾阳，或肾虚水泛，土不制水而反为所侮，脾阳受伤，而出现脾肾两虚；肾阳虚衰，不能温煦心阳，而致阴寒内盛，血瘀水停，则会形成心肾阳虚。肾阳不足，日久则肾阳极度亏损，阳损及阴而导致肾之阴阳两虚。因此治疗上侧重温补脾肾之阳，阳中求阴少加滋肾阴之品，调补阴阳，使阴阳相济而收功。

病案

孟某，女，32岁。

该患于2007年患桥本甲状腺炎，在哈尔滨医科大学附属第二医院确诊，因无症状未予治疗，于2009年开始出现心悸、胸闷、气短、乏力、畏寒，月经量少，优甲乐1片/日治疗至今，但效果不显。

初诊 2010年2月10日。心悸、胸闷、双足刺痛、手、小腹凉、气短、乏力、畏寒，月经量少、有血块、痛经、舌质紫苔薄白，脉沉，化验血TPOAb 210.1U/ml，TGAb 508.8U/ml，TSH 10.35U/ml。中医辨证:肾阳虚、气虚血瘀。西医诊断:桥本甲状腺炎、甲减。治法:温补肾阳、益气健脾、活血。方用二仙汤加减。

处方　仙茅15g　仙灵脾20g　巴戟天15g　寸云15g　附子10g　怀牛膝20g　杜仲20g　黄芪30g　太子参20g　当归20g　川芎15g　桃仁20g　坤草30g　甘草15g

二诊　2010年2月24日,服用上方2周后症状均有所好转,优甲乐减至每日3/4片,舌质紫,苔薄白,脉沉,前方加熟地20g,山茱萸20g,为阴中求阳之意。

三诊　2010年4月28日,服用上方两周后病情明显好转,优甲乐减至每日1/2片。症见:右脚凉,月经量少,乏力,口唇紫,舌质紫,苔薄白,脉沉,化验血 TSH 7.24U/ml,TPOAb 65U/ml,TGAb 128U/ml,继按滋补肾阳、益气活血、通络法治疗。

处方　仙茅15g　仙灵脾15g　巴戟天15g　寸云15g　熟地20g　山茱萸25g　附子15g　肉桂10g　杜仲20g　怀牛膝20g　黄芪30g　党参20g　川芎15g　丹参20g　桃仁15g　红花15g　山龙15g　鸡血藤30g　甘草15g

(三) 从脾肾阴阳论治再生障碍性贫血

再生障碍性贫血(简称再障)是由骨髓造血功能衰竭引起的严重血液病,以进行性贫血、出血、感染及全血细胞减少为特征,分为急性、慢性两型。前者尤属严重,为常见病之一,迄今尚无理想的治疗方法。近年来以中医药为主的中西医相结合疗法使其完全缓解率有明显的提高。

本病属于祖国医学"虚劳"、"虚损"范畴。《金匮要略·血痹虚劳篇》记载之脉证,如"脉大"、"极虚"、"浮"、"芤"、"虚弱微细"、"浮弱涩"、"虚沉弦",皆为本病常见之脉。"面色白"、"短气里急"、"悸衄"、"手足烦热"、"四肢酸疼"、"盗汗"等为本病常见之证候。《灵枢·决气》谓"血脱者色白,夭然不泽,其脉空虚,此其候也",为本病严重贫血之外候。

近代医学谓血液生成来源于红骨髓,祖国医学则谓其与肾有密切关系。肾主骨、生髓,《素问·平人气象论》记:"肾藏骨髓之气也。"肾藏精、髓藏于骨中,滋养骨骼。精与血同源,肾精充足则血生化有源,反之肾精匮乏,则血生化受阻。因此可以理解先天精血之来源在于肾,但先天之精血必须依靠后天饮食精微的滋养,故后天精血的来源在于脾胃。《灵枢·决气》说:"中焦受气取汁,变化而赤,是谓血。"说明了后天精血的来源在于脾胃,但后天饮食的精微又必须由先天肾中元阴元阳蒸化,二者相互资助,相辅相成才能维持其生命活动。

血液在全身的输布,则依靠心与肺二脏。《素问·经脉别论》谓:"食气入胃,浊气归心,淫精于脉,脉气流经,经气归于肺,肺朝百脉,输精于皮毛。"指出了当饮食物入胃以后,经过胃的腐熟和初步消化,然后由脾吸收,化成精华物质,再由脾输送到心肺,其水谷精微轻清的部分由肺输送到皮毛经脉朝会百脉,其浓浊的部分行于心,注于血脉,输注到全身,灌溉脏腑。

血液贮藏在于肝。《灵枢·本神》谓"肝藏血",《素问·五藏生成》说"人卧血归于肝",可以理解当人们在活动时,血液随着气而运行于周身,休息或睡眠时,全身各处不需要较多的血液供给,则大部藏于肝,所以肝在人体为藏血的脏器。

由此可见,血液先天生成在于肾,后天之来源在于脾,输布营养的功能在于心与肺,贮藏于肝。五脏之间既有严格的分工,又有紧密的配合,血液的生化过程与五脏都有关系,这充分体现了祖国医学脏象学说的整体性。临床治疗再障需要按脏腑和气血阴阳辨证论治,现举例如下。

病案

洛某,男,27岁,学生,加格达奇人。

平素体质较差,于1个月前无明显原因而腰酸、乏力、心悸、气短、手足冰凉,遂到哈医大一院(哈尔滨医科大学附属第一医院)就诊,血细胞分析:血红蛋白54g/L,血小板10×10^9/L,经骨穿诊断为再生障碍性贫血,予泼尼松、环孢素A、司坦唑醇片(康立龙)(具体用量不详)治疗1个月,病情略有好转,但效果不显,故于今日来我院就诊。

初诊 2009年6月3日。症见腰酸、乏力、少气懒言、心悸、气短、手足凉、夜尿频(7～8次/夜),察其贫血外观、形体消瘦,诊其舌质淡体胖大,苔白腻,脉沉细弱,血常规:血红蛋白63g/L、血小板21×10⁹/L,此乃肾阳虚,命名火衰,火不暖土生土,而致脾阳虚,气血化源不足,心脾两虚所致,法当温补肾阳、补益气血、健脾养心,方拟右归丸合归脾汤加减治之。

处方 熟地20g 山茱萸20g 山药20g 枸杞20g 菟丝子20g 鹿角胶15g 当归20g 红参20g 黄芪40g 白术20g 茯神15g 元肉15g 生姜15g 大枣5颗 甘草15g 巴戟天20g 寸云15g 仙灵脾15g 仙茅15g 桔梗15g 天花粉15g

21剂,水煎服,每日1剂,早晚温服。嘱其慎起居,卧床休息,防感冒、劳累。

二诊 2009年6月24日,服用上方3周后明显好转,腰酸、乏力、心悸、气短明显减轻,手足渐温,夜尿频略减轻(5～6次/夜),察其贫血外观有光泽,诊其舌质淡,苔白腻,脉细弱。血常规:血红蛋白90g/L,此乃肾阳虚,肾失封藏,固摄无权,心脾气血两虚所致,故前方加桑蛸20g、金樱子20g以温肾缩尿止遗。21剂,水煎服,每日1剂,早晚温服。

三诊 2009年7月15日,服用上方3周后病情又明显好转,症见:活动后腰酸、乏力、心悸、夜尿2～3次,察其面色如常,形体较前健壮,诊其舌质淡红,苔薄白稍腻,脉弱。血常规:血红蛋白110g/L,血小板25×10⁹/L,据舌脉症辨证治法同前,守方继服21剂。

四诊 2009年8月5日,服用上方3周后,症状皆无,察体正常,诊其舌质淡红,苔薄白,脉缓,实验室报告各项均正常,临床治愈,嘱其停止用药,防感冒、劳累,随诊。

按 本案为血液系统疑难病,属祖国医学"虚劳"范畴,多因素体虚弱,先天禀赋不足,肾阳虚,命门火衰所致。肾为水火之脏,内寄命门之火,为元阳之根本,肾阳不足,失于温煦,故见腰酸、手足凉;肾阳虚,开合失司,膀胱失约,故尿频;命门火衰,火不暖土生土,而致脾阳虚,影响脾胃的纳运功能,脾胃为后天之本,营卫气血生化之源,《灵枢·决气》曰"中焦受气取汁,变化而赤,是谓血",脾胃纳运失司,必致气血化源不足,故见贫血;又心主血,脾统血,故气血亏虚主要责之于心脾两脏,气虚则乏力、少气懒言、气短;血虚则血不养心,故心悸、面色无华;舌质淡体胖大苔白腻,脉沉细弱为脾肾阳虚失于温化、运化,水湿内停及气血亏虚之症。综上分析,本案肾阳虚为病之本,相对心脾气血两虚为病之标,为心脾肾三脏虚损之证。故治宜以治本为主,注重脾肾,立温补肾阳、补益气血、健脾养心法,方用右归丸合归脾汤加减。右归丸源自《景岳全书·卷五十一》:"治元阳不足,或先天禀衰,或劳伤过度,以致命门火衰,不能生土,……俱速宜益火之源,以培右肾之元阳,而神气自强矣,此方主之。"方中熟地、山茱萸、山药、枸杞滋养肾阴,为阴中求阳;菟丝子、鹿角胶温补肾阳,未用大辛大热桂附,以防其伤及阴血,而用大队巴戟天、寸云、仙灵脾、仙茅取而代之,以温补肾阳,益火之源,诸药合用,使肾阳得补,火能暖土,脾阳自健。归脾汤出自《正体类要》,主治心脾气血两虚证,症见心悸、气短、倦怠乏力、舌淡脉细弱,恰合本案,方中参、芪、术、草甘温补脾益气以生血,气旺则血生;当归、元肉补血养心;茯神配合白术健脾利湿、宁心安神;生姜、大枣调和脾胃,以资化源,全方共奏补益气血、健脾养心之功。在此二方基础上加桔梗、花粉意在清热、泻火、养阴,以防大量补阳补气药过于温燥而伤阴,为配伍之奥妙。因辨证、遣方用药准确,故一诊疗效显著。二诊因尿频改善不显,故在初诊基础上加桑蛸、金樱子以温肾缩尿止遗。三诊守法、守方继续治疗。经初、二、三诊治疗,临床治愈。

病案

覃某,女,42岁,干部,哈尔滨人。

于 10 个月前无明显原因自觉疲乏无力,近 1 个月加重,在市医院化验血常规:血红蛋白 90g/L,白细胞 2.5×10⁹/L,血小板 5×10⁹/L,经骨髓象诊断为再生障碍性贫血,予激素及环孢素 A(具体用量及余药不详)治疗 9 个月,病情有所好转,但于 1 个月前停药后复加重,故于今日来我院就诊。

初诊 2010 年 2 月 24 日。症见倦怠乏力、心悸,月经量少,经期延长,手心热,察其面色萎黄无华,诊其舌质淡少苔而干,脉细弱。血常规示血红蛋白 60g/L,白细胞 2.0×10⁹/L,血小板 8×10⁹/L。此乃脾肾两虚,气血不足,阴阳失调,失于濡养所致,法当益气健中、滋阴补肾养血,佐以清虚热,方拟参芪地黄汤合黄芪建中汤加减治之。

处方 黄芪 30g 太子参 20g 熟地 25g 山茱萸 20g 山药 20g 茯苓 20g 丹皮 15g 泽泻 15g 桂枝 15g 白芍 15g 生姜 15g 大枣 5 枚 当归 20g 阿胶(烊化)15g 枸杞 20g 女贞子 20g 菟丝子 20g 五味子 15g 天花粉 20g 玉竹 20g 天冬 20g 知母 15g 甘草 15g

14 剂,水煎服,每日 1 剂,早晚温服。嘱其卧床休息,慎起居,防劳累、感冒。

二诊 2010 年 3 月 10 日。服上方 2 周后病情明显好转,症见:活动后乏力、心悸,适值经水适来,量略少,经期正常,手心略热,察其面色淡黄欠光泽,诊其舌质淡苔薄白略干,脉细弱。血常规:血红蛋白 85g/L,白细胞 3.3×10⁹/L,血小板 54×10⁹/L,据舌脉症,辨证治法同前,效不改方,继守前方治疗。14 剂,水煎服,每日 1 剂,早晚温服。

三诊 2010 年 3 月 24 日,服上方 2 周后症状皆无,查体正常,诊其舌质淡红苔薄白,脉细,血常规:血红蛋白 120g/L,白细胞 5.0×10⁹/L,血小板 110×10⁹/L,临床治愈。继服前方 2 周巩固疗效,随访。

按 本案再生障碍性贫血为现代医学血液系统疑难病,属祖国医学"虚劳"范畴。据舌脉症,辨证为脾肾两虚,以脾气虚、肾阴虚为主。肾为先天之本,主藏精,精血同源,肾阴虚则精亏血少;脾胃为后天之本,营卫气血生化之源,"中焦受气取汁,变化而赤,是谓血",脾虚则水谷精微失于运化,气血化源不足;脾肾两虚最终导致气血亏虚,故见贫血;气血亏虚,形骸失养,故倦怠乏力;心主血,血虚则血不养心,故心悸;气血亏虚不能上荣于面,故面色萎黄无华;肾阴虚生内热,故手心热;气血不足,故月经量少;脾气虚,脾不统血,故经期延长;舌质淡少苔而干,脉细弱为脾肾两虚,气血不足,脉道不充之症。综上分析,本案病机为脾肾两虚,气血化源不足,为本虚之证,宗"治病必求于本"之法则,治宜益气健脾、滋阴补肾养血,佐以清虚热。因气血不足是导致阴阳失调的主要因素,治疗时若补阳则损阴,养阴则碍阳,必须调补中气,建立中气,才能调和阴阳,中气立则能化生气血,气血生则阴阳协调,虚劳自愈,因此治疗时多注重甘温益气建中,故本案方用参芪地黄汤合黄芪建中汤加减治疗。方中黄芪、太子参、生姜、大枣、甘草益气健脾和胃,助气血生化之源。参芪地黄汤三补三泻,使滋而不腻;黄芪建中汤益气建中,调和阴阳。二方合用共奏益气建中,滋阴补肾,调和阴阳之功。在此方基础上加枸杞、女贞子滋养肾阴,菟丝子温补肾阳,为"阳中求阴"之意,同时平衡阴阳;当归配合熟地养血填精,同时有活血之功,使补而不滞;阿胶滋阴养血清虚热;五味子补脾益肾,养心安神;天花粉、玉竹、天冬养肺阴,取"金水相生"之意,同时润以滋干,清热降火,以防阴虚火旺;知母滋阴清虚热;诸药合用,使脾健肾实,阴阳调和,则气血化源充足,精血旺盛,诸症自除,贫血自愈。经初、二诊治疗,病情痊愈。

九、从肾论治咽痛

足少阴之脉循喉咙通舌本,故《伤寒论》将咽痛列入少阴篇。但喉痛有寒热虚实之别,属于热证实证,人皆知之,固不待言。虚证、寒证则多易忽略,实际于临证中并非罕见。先贤赵养葵谓:"少阴之火,直如飞马,逆冲而上,到此咽喉紧锁处,郁结而不得舒,故或肿或痛也。"赵氏所谓少阴之火,乃阴虚内热,盖由肾水不足,相火无制而上炎,其证多表现为口干面赤,痰涎上涌,脉见虚数,可用左归饮或麦味地黄丸之类,滋肾水以制阳光,亦有格阳之喉痹。元阳亏损,无根之火上客于咽喉,多由房劳无度,上热下寒,兼见腰膝酸软,倦怠乏力,脉象沉微,或弦滑无力,可用八味肾气丸、镇阴煎,补肾摄纳,引火归元。

病案

邓某,男,36岁,干部。

初诊 1985年9月3日。咽痛数年不愈,经五官科检查诊断为慢性咽炎,用消炎药治疗无效。咽痛伴干涩,局部经常充血水肿,倦怠乏力,精力不振,腰酸痛,性生活后诸证均加重,六脉浮,重按无力,舌淡红。此属肾阴亏耗,虚火上炎之证,宜滋肾阴、降虚火之剂。

处方 熟地黄30g 山茱萸15g 山药20g 丹皮15g 茯苓15g 泽泻5g 麦门冬15g 五味子15g 玄参20g 枸杞子20g

复诊 服20剂,咽痛完全消除,干涩感大减,腰已不痛,脉象转沉有力。继服10剂,咽未痛,局部红肿俱退,稍有干涩,腰已无酸痛,精力转佳,食欲增,体重增3.5kg,脉沉有力。继以上方增减。

处方 熟地黄30g 山茱萸15g 山药20g 丹皮15g 麦门冬15g 菟丝子15g 沙参15g 天花粉15g 五味子15g 女贞子15g 玄参15g 枸杞子15g 甘草10g

服药20剂,诸证悉除,一如常人,脉沉而稍滑,嘱停药观察。

病案

程某,男,47岁,干部。

初诊 1984年8月19日。咽痛1年余,咽峡部有溃疡灶,旧愈新生,不断出现,经年不愈,吞咽及发音皆痛,历经咽喉专科治疗及服中药清咽解毒之剂,皆未收效,来门诊求治。诊其脉浮软无力,两尺尤弱,咽峡部赤烂,舌淡红,口和多涎,身倦,下肢乏力。脉证合参,当属肾元不足、龙火上燔、格阳喉痹证,宜补肾引火归元法。

处方 熟地黄40g 山茱萸20g 山药20g 泽泻15g 茯苓15g 丹皮15g 肉桂7g 附子7g 牛膝15g 甘草10g

水煎冷服6剂,咽痛减轻,咽部溃疡灶周围似见收敛,继服药10剂,溃疡面愈合,未见有新的溃疡灶出现,自述为1年来罕见之现象,脉象浮而有缓象,口涎减少,继用上方加枸杞子20g,服药20剂,咽未痛,未见有溃疡灶出现,全身有力,脉象左右弦缓,此肾元复、龙火敛之兆,继服10剂诸症皆愈,遂停药。远期观察未见复发。

按 此案即张介宾所谓之格阳喉痹,其病机为"火不归元",无根之火客于咽喉所致。其脉浮而无力,两尺弱,身倦乏力,结合以前服寒凉药无效,因而辨证为虚火上扰之喉痹。张氏谓此证本为伤阴而起,又服苦寒之属,以致寒盛于下而格阳于上,使病情更为加剧,因而予八味肾气汤合镇阴煎冷服,以补肾摄纳引火归元而安。

十、大补肾元以治虚劳早衰

《内经》谓:"肾者主蛰,封藏之本,内寓元阴元阳,故为先天之本。"肾病虚损虽有阴虚阳虚之别,但阴阳互根,久病常易相互累及,即"阳损及阴,阴损及阳",转而变为阴阳虚,乃肾病虚损常见之候,故治虚损及慢性消耗性疾病等,必须注意阴阳两伤,治疗须滋阴扶阳兼顾,既可促进生化之机,而又避免互伤之弊。张介宾氏有"阴中求阳,阳中求阴"之论,其意盖在于此,缘滋阴之品,其性多柔润滋腻,常影响脾胃之运化,易导致胀满腹泻;扶肾阳之品,其性则辛温燥热,易伤阴液。故古人之制方,有则于补肾阴药中加用助阳之品,如肾气丸、地黄饮子等;也有则于助肾阳药中加入滋肾阴之品,如大菟丝子丸。姜、桂、附、鹿茸与地黄等补肾阴药合用,意在从阴引阳,阳复阴生,以助化源之机,务使滋阴不碍阳,助阳不伤阴,故宜于虚劳久病阴阳两虚者。但阴阳两虚辨证时须注意其偏胜,如阴虚偏胜者,应侧重于滋阴,少加助阳之剂;阳虚偏胜者则宜重在助阳,少加滋阴之品,力避只注意一面,而忽视另一面,方能达到补偏救弊之目的。

病案

郑某,男,47岁,干部。

初诊 1981年10月15日。患者素体弱,近半年头眩,少寐,常梦与女子交,阳痿,时有遗精,精力不支,腰酸腿软,下肢冷,发落早衰,性欲减退,健忘,气短,自汗,经某医院诊断为"脑动脉硬化供血不全、神经衰弱"。来门诊求治,脉象左右沉迟无力,舌淡,辨证为肾阴阳两虚,封藏失职,精髓匮乏。宜大补肾元、固精益髓法。

处方 熟地黄100g 山茱萸50g 山药50g 菟丝子30g 枸杞子30g 仙灵脾30g 仙茅30g 鹿角胶30g 人参50g 附子30g 肉桂30g 冬虫夏草20g 巴戟天20g 肉苁蓉20g 天冬20g 蛤蚧1对 龙骨30g 牡蛎30g 酸枣仁50g 甘草30g 黄芪100g

共制为细末,炼为蜜丸,每丸10g重,每次服1丸,日服2次。

复诊 1981年12月、1982年3月、1982年7月3次复诊,服上方3剂,阳痿、梦遗诸症皆愈,全身及腰膝有力,睡眠恢复正常,自汗消失,体力基本恢复,脉象沉而有力,已上班工作,远期随访,疗效巩固。

按 本案即属阴阳两虚证,而偏于阳虚,故方中亦侧重于补肾阳,而辅以熟地黄、山茱萸、枸杞子、天冬等滋阴之品,药仅3剂,积年沉疴,竟获康复,可见阴阳并补之妙。近年来,张琪教授常以此法治疗男性性功能减退、阳痿早泄、性欲低下等症,疗效甚佳。

十一、浅谈"五脏六腑皆令人咳"

《素问·咳论》云:"五脏六腑皆令人咳,非独肺也。"五脏各在一定的时令受病而后传肺脏,如"乘春肝先受邪,乘夏心先受邪,乘秋肺先受邪,乘至阴脾先受邪,乘冬肾先受邪"。五脏受邪而后传肺致咳嗽。各脏咳可传胃、大肠、胆、小肠、膀胱、三焦,而六腑又可传五脏,以及脏腑间横传,皆可导致咳。内经中还根据脏腑与咳嗽的病理关系分述了五脏咳与六腑咳的特点,五脏咳证,是指邪犯各脏经脉,使各脏经脉气血逆乱,并出现相应的咳证。肺咳:《黄帝内经》言"肺咳之状,咳而喘息有音,甚则唾血"。心咳:《黄帝内经》言"心咳之状,咳则心痛,喉中介介如梗状,甚则咽肿,喉痹"。肝咳:《黄帝内经》言"肝咳之状,咳则两胁下痛,甚则不可以转,转则两胁下满。"脾咳:《黄帝内经》言"脾咳之状,咳则右胁下痛,阴阳引肩背,甚则不可以动,动则咳剧"。肾咳:《黄帝内经》言"肾咳之状,咳则腰背相引而痛,甚则咳涎"。六腑咳证:《黄帝内经》言"五脏之久咳,乃移于六腑"。胃咳:咳而呕,呕甚则长虫出;胆咳:呕胆汁;大肠咳:咳而遗矢;小肠咳:咳而失气,气与咳俱失;膀胱咳:遗溺;三焦咳:咳而腹满不欲饮食。

祖国医学认为五脏六腑皆令人咳的病理过程中痰与瘀占有重要因素,痰是由于脏腑功能失调,津液输布障碍,或邪热伤津,炼液而成的。脏腑功能失调以肺、脾、肾三脏为主。肺主气,司呼吸,主宣发,肃降,为水之上源,感受六淫外邪。其他脏腑功能失调,如肝气郁结,横逆伤肺,或久病肺虚,均可使肺失宣降,津液输布失常,停聚为痰;脾主运化,《素问·经脉别论》说:"饮入于胃,游溢精气,上输于脾,脾气散精,上归于肺,通调水道,下输膀胱。"各种原因导致脾胃运化失常,水湿内停而为痰浊,痰浊上乘,蕴贮于肺脏,即所谓"脾为生痰之源,肺为贮痰之器";肾主水,为水脏,久病肾虚,或劳欲伤肾,肾阳虚弱,不能温化水湿,聚成痰浊。慢性肺病长期反复急性发作,迁延不愈,久病必致脾、肾虚损,为痰的产生提供病理基础。痰既成之后,又可作为内源性致病因素作用于人体,痰阻于肺,肺失宣肃而见咳嗽、咳痰、气喘等症。

咳嗽是临床常见病证,多见于急慢性支气管炎、肺气肿、上呼吸道感染、肺炎等呼吸系统疾病。咳嗽常分为外感咳嗽与内伤咳嗽。一般而言,外感咳嗽其病尚浅而易治疗,内伤咳嗽多呈慢性反复发作过程,其病较深,治疗上难取速效。古人在治疗咳嗽时非常注重内伤、外感之辨。外感之咳以治肺为主,内伤之咳以治其他脏腑为主。因肺通过气道与外界相通,且外合皮毛,人体感受外邪,肺首当其冲,故外感咳嗽属于邪实,治疗上应为祛邪利肺为主,而内伤咳嗽本身就是由于脏腑气血阴阳失调累及于肺所致,按治病必求其本的原则,当以去邪止咳、扶正补虚分别处理。本文就外感及内伤咳嗽谈一下临床辨证及治疗体会。

(一) 外感咳嗽

外感咳嗽多为六淫邪气外袭,肺合皮毛,外邪侵袭,首先犯肺,肺气不宣、清肃失常而致咳嗽上气。外邪有风温、风寒二类,前者宜用辛凉宣肺,后者宜辛温宣肺。辛凉用桑菊饮或银翘散加前胡、芦根、杏仁、牛蒡子,遵"上焦如羽,非轻不举"之意,治疗效果甚佳。治疗上呼吸道感染及肺炎的双黄连粉针,即用金银花、连翘、黄芩组方,系从银翘散衍化改变剂型而成,疗效颇著,在国内享有一定声誉。但此药对风热外感咳嗽较为适宜,对风寒则疗效不佳。风寒必以辛温宣肺,如麻黄、杏仁、紫苏等,或三拗汤之类,如兼喘者,麻黄为必用之药,麻黄发表宣肺透邪之功非他药所能及。麻黄辛温虽与风热者不宜,但与大剂量石膏合用,其辛温之性又可化为辛凉,对风热咳嗽则有卓效,如麻杏石甘汤治疗上呼吸道感染、肺炎甚效。张琪教授常以此方加川贝母、鱼腥草、黄芩、金银花,治疗上呼吸道感染及肺炎,尤以小儿肺炎屡获良效,但石膏之剂量须大于麻黄10倍方佳,此方取名加味麻杏石甘汤,其方组成如下:麻黄10g、杏仁15g、生石膏50～100g、鱼腥草30g、牛蒡子15g、黄芩10g、川贝母10g、金银花30g、桔梗10g、甘草10g。如见舌红少津,为肺阴亏耗,宜于方中加沙参、麦门冬、玉竹、生地黄。石膏为质重之药,似与轻清宣透相悖,吴鞠通谓:"表不解者不可与也。"但张琪教授根据临床经验,认为石膏与麻黄合用,不仅不会遏制邪气外出,反而有解肌透表之功,尤其肺热甚者非此药不能收功。服药后汗出邪解,发热随之而退,屡屡收效。1994年余曾治1例极危重肺结核并发感染患者,重用石膏200g,连续用之使患者转危为安,石膏剂量可随患者年龄体质不同而变更。

表寒里饮之咳嗽,痰呈泡沫清稀,甚则气喘不得卧。外有表证,发热恶寒、肢体酸楚,舌白润,脉浮滑等,多见于慢性支气管炎、肺气肿患者复感外邪,小青龙汤解表化饮止咳为最佳首选方药,药后得汗而诸症缓解。前贤张锡纯盛赞此方,张氏用此方独有会心,谓服小青龙汤后喘症复发不巩固者,正气不敛也,立用生龙骨、生牡蛎敛正气,半夏、苏子降气定喘以防复发。

慢性气管炎、肺气肿属痰饮病,小青龙汤主治表寒里饮症。如属新感可以痊愈,如属痰饮宿疾喘症则不易根治,多遇寒即发。张琪教授治疗此类病多用补肾之药以巩固之,肾中元阴元阳为气之根,张景岳有金水六君煎,用熟地、当归与二陈配伍,治疗肾虚寒,水泛为痰之咳嗽喘急,张琪教授师其意用小青龙汤治疗痰饮喘咳、呕逆、小便不利时,加熟地、肉苁蓉、仙灵脾、枸杞子以助肾中元阴元阳,如恶寒手足逆冷、小便清频,加附子、肉桂常取得良好疗效。但本方用量宜小,若用量大,如细辛、干姜、麻黄、桂枝等辛热之品易化热伤阴。张琪教授常用以下剂量加补肾之品命名加味小青龙汤,麻黄10g、细辛5g、干姜5g、半夏10g、五味子10g、白芍10g、桂枝10g、甘草10g、熟地25g、仙灵脾15g、枸杞子15g、肉苁蓉10g。曾治一孟姓男患,67岁,素有慢性支气管炎、肺气肿。入冬后感冒发作,喉中痰鸣音甚剧,咳嗽气喘不能平卧,发热,曾用青霉素、先锋霉素静脉滴注发热退,但仍咳嗽,气喘不能平卧,呈端坐呼吸,痰呈泡沫状,听诊两肺中下野湿啰音,舌润苔白,脉滑。连续应用先锋霉素及氨苄西林等效果不明显,请中医会诊。根据上述脉证辨为肺肾虚寒痰饮证,用加味小青龙汤温寒化饮加补肾摄纳,连服6剂,咳嗽有明显好转,夜间已能平卧,但后半夜仍气喘咳嗽,喉中有痰鸣音,用射干麻黄汤加熟地黄、山茱萸、仙灵脾、1个捣碎核桃,水煎服。继服10剂,痰鸣音及两肺啰音均消除而缓解。嘱其继服补肾之药以增强肾气调治,远期追踪1993年及1994年均未发作,体力增强,从而痊愈。

本方除治疗慢性支气管炎、肺气肿外,亦治肺炎、肺感染等。肺炎及肺感染属热者居多,如痰稠黏不易咳出,痰鸣音甚多,《金匮要略》谓"喉中水鸡声",舌体胖大少津,可用本方加生石膏、鱼腥草、桑皮、芦根、麦门冬之类,取小青龙汤温寒化饮,加生石膏等清肺热,温清并用,但生石膏剂量宜人方能取效。治疗此类患者,凡遇外寒里饮夹热致肺失宣降之证,用此方必能收效。亦有无内热者,舌润苔滑,咳嗽喘息,喉中痰声漉漉,两肺啰音甚多,用小青龙汤与射干麻黄汤两方化裁,命名加味射干麻黄汤,麻黄10g、射干10g、干姜10g、细辛5g、半夏10g、紫菀15g、冬花10g、苏子10g、生姜10g、五味子10g、桂枝10g。张琪教授以此方治疗小儿病毒性肺炎时,见上述证候,辨证属肺脾寒饮,用此方具有卓效,所以不能一见肺炎即投寒凉清热之剂,曾见不少因过服寒凉之剂而转为脾肺虚寒者,导致咳嗽气喘、腹胀便溏,由轻转重,甚至转危,极应注意。

病案

王某,男,9岁。

初诊　1994年10月22日。素体肥胖,近日感冒发热10余日不退,咳嗽,喘憋,经某医院用退热药及先锋霉素,发热不退,咳嗽气喘加重,痰清稀泡沫状,呼吸痰鸣如水鸡声,两肺听诊有湿啰音,西医诊断为病毒性肺炎。曾用安宫牛黄丸口服、双黄连静脉滴注,热仍不退,体温38.5℃左右,舌润苔滑,脉数,稍久则指下无力。辨证为外感风寒,痰湿蕴肺,气闭不宣所致,宜加味射干麻黄汤辛温解表、宣肺化饮治疗。

处方　射干10g　麻黄10g　细辛5g　生姜10g　五味子10g　冬花10g　紫菀10g　半夏10g　桂枝7g　白前5g　甘草5g

二诊　服药2剂,汗出热退,体温37.2℃,咳嗽气喘及喉中痰鸣音俱大减,唯舌尖红,口中干,此辛温有化热之象,宜上方加黄芩5g,麦门冬10g,继服3剂,体温36.7℃,咳嗽喘息基本消除,喉中尚有少许痰鸣音,继续调治而愈。

按　对病毒性肺炎及肺感染一类疾病,必须分清风寒与风温表证,更应辨识里热或里寒,切忌一遇病毒类疾患即投金银花、连翘、桑叶、芦根、大青叶等所谓抗病毒之药,或安宫牛黄丸辛凉之剂,或黄芩、黄连、石膏清热之药。果系风热肺热,寒药辛凉解表、清热,固当应用,若系风寒闭阻,肺气不宣,滥用安宫牛黄丸、羚羊角、黄芩、黄连、石膏之类,必促使病情加重。此类肺炎临床表现除咳嗽气喘、痰声漉漉外,亦有发热恶寒表证,痰清稀泡沫,面色青,手足凉,腹胀便溏等候,为发热为表邪不解所致,并非里热,用加味射干麻黄汤辛温宣肺解表、和胃化痰,药后汗出发热即退,喘咳亦随之而除。

另有咳嗽日久不愈,痰稠,口干咽干,胸闷,食纳不佳,舌尖红苔薄白少津,X线检查两肺常无所见者,此为外感风寒客于肺中,日久不解,化热伤阴,此时宣肺解表已不能解,清肺止咳亦难收功,乃正虚邪恋,余用小柴胡汤加味和解宣透,原方加杏仁、薄荷、紫苏、荆芥以助其宣散之功,再用北沙参、川贝母、知母、麦门冬清金润肺,宣不伤正,润不留邪,治由外邪不解,耗伤阴液之咳嗽,多能治愈。方剂组成:柴胡15g、半夏15g、黄芩15g、党参15g、甘草10g、荆芥10g、紫苏10g、杏仁15g、薄荷10g、麦门冬15g、川贝母15g、沙参15g、知母10g、生姜10g、大枣3颗。此病亦常见病程短或新感,只有外邪袭肺,无化热伤阴证候,可不用沙参、麦门冬、党参,只宣肺祛邪即可,若兼喘可加麻黄,泻肺止喘即愈。

（二）内伤咳嗽

《黄帝内经》谓："五脏六腑皆令人咳。"内伤咳嗽以脏腑辨证为主,张琪教授治内伤咳嗽遵循这一原则,以脏腑辨证为纲,虚实寒热为目。

1. 肺咳

肺咳有寒热虚实之分,肺虚寒则咳痰清稀,气短乏力,面白畏冷,舌润苔滑,用苓甘五味姜辛汤加人参,或用甘草干姜汤加五味子、粟壳颇效,亦可用《伤寒论》中桂枝加厚朴杏子汤。此类咳嗽多见于肺气肿及慢性支气管炎患者,平素痰多气喘,入冬即发作,辨证要点必须无里热证方可用之。

肺热证多为痰热壅肺,临证表现为咳嗽声高,痰稠黏或黄,身热面赤,胸满气促,口干苦,舌红苔腻,脉滑数。治以清肺化痰,张琪教授喜用清肺汤,药物组成:麦门冬15g、天冬15g、川贝母15g、知母15g、黄芩15g、桑皮10g、瓜蒌20g、清半夏10g、杏仁15g、五爪红10g、生草10g、枳壳10g、桔梗10g。另有清金降气汤治肺热咳嗽,气喘不得卧,身热,痰稠黏,舌红少津,脉滑数者。药物组成:枇杷叶15g、葶苈子20g、桑皮15g、杏仁15g、黄芩15g、瓜蒌仁15g、麦门冬15g、川贝母15g、紫菀20g、玄参15g、生地黄15g、枳壳15g、鱼腥草30g、桔梗15g、甘草10g。方中用葶苈子、枳壳、桑皮、桔梗利气降气,与清肺化痰之药合用,相互协同,其效益彰。1993年曾治一吴姓老人,65岁,患肺部感染,身热,咳嗽痰稠黏不易咳出,气喘不得卧,端坐呼吸,用先锋霉素静脉滴注,热退,但咳喘不得卧不缓解,延余会诊,投以清肺化痰降气之清金降气汤,连服3剂,咳喘大减已能平卧,继续调治而愈,可见此方之效。

肺之气阴两虚证,《医宗金鉴》载有人参清肺汤,其方组成为人参、炙甘草、知母、阿胶、地骨皮、桑皮、杏仁、粟壳、乌梅。方中人参、炙甘草补肺气之虚,知母、阿胶、地骨皮滋肺阴,桑皮、杏仁利肺气,粟壳、乌梅利肺气,以滋补收敛为主,辅以利肺气,用于肺虚久咳喘息效果甚佳,方名清肺实为补肺,余用于肺气肿、慢性支气管炎、支气管扩张咯血、肺结核属肺气阴虚久咳者皆效。

有属肺阴亏耗咳嗽者,多咳痰黏稠带血,或干咳无痰,手足心热,或潮热盗汗,舌红少津,脉细数或虚数等,治以滋阴润肺法,如百合固金汤类。此型咳嗽多见于肺结核,亦有反复肺感染经用消炎药可暂愈,旋又复发,此属肺阴虚不胜外邪,必以滋阴润肺,少佐清宣之剂,俾正胜邪祛则愈。今春治一患者孙某,45岁,咳嗽发热,经检查诊为支气管周围感染,用中西药对症治疗一时有效,但反复感染发热不退,延余治疗。见其体瘦,舌红少津少苔,脉虚数。按肺阴不足,正不胜邪辨证,拟养阴润肺之剂。沙参20g、麦门冬20g、生地黄15g、川贝母10g、枇杷叶15g、马兜铃15g、石斛15g、太子参15g、桑叶15g、菊花15g、桔梗10g、金银花20g、甘草10g。服6剂热退,咳喘亦随之而平,继以养阴益气之剂治之,从而痊愈。

2. 肝咳

肝咳即肝火犯肺,木火刑金证。主证为气逆呛咳,干咳少痰带血,胁痛咳引加剧,目干赤,面色青,遇怒则加重,舌边赤苔燥,脉弦或弦数,治宜泻肝保肺,清热宁金,多见于肺结核、支气管扩张或感染等病。张琪教授用泻白散加味主治。药物组成:桑皮15g、地骨皮10g、郁金10g、柴胡15g、白芍15g、瓜蒌20g、黄芩10g、降香10g、麦门冬15g、甘草10g。如咯血不止加三七5g,研末与汤药同时服之,如气上逆咯血加生赭石30g。

1990年5月治一李姓妇女,37岁,患支气管扩张并发感染,发热咳嗽,咯血量甚多,在某医院住院,经用抗生素治疗发热退,咳嗽减轻,但咯血不止量甚多,该医院给予云南白药等止血药无效,延余会诊。咳痰稠黏,大量咯血不止,咳则引胁痛,气上逆,随之即咯血,色鲜红,脉弦数,舌尖红苔薄燥。此属肝气郁滞,邪热内蕴,迫血上溢。气不平则血难谧,用上方加生赭石30g(研末)、焦山栀子15g、汉三七粉10g,分2次冲服。服药3剂,咯血大减,胁痛,气上逆减轻,但仍未平。继用上方,连服7

剂,咳嗽大减,咯血止,胁痛气上逆诸症平,继续调治而安。

此案除泻肝保肺、清热宁金外,妙在用赭石以镇肝气之上逆。张琪教授治咯血吐血症,皆喜用疏气之药相配伍。缘气与血相互依存,气不得调畅则血不归经而妄行。此案有胁痛气上冲等候,不难辨识,属肝气郁而不舒、亢逆上冲,因而血不能止,须肝肺同治,尤以治肝为主,方能收效。方中之降香、郁金、柴胡、白芍皆疏肝利气之品,与清热保肺之品相伍,故能适合木火刑金之病机。

3. 脾咳

脾咳属痰饮病范畴,其病机为脾虚失运,痰饮内生,上贮于肺,所谓"脾为生痰之源,肺为贮痰之器"。症见咳嗽痰多白色易于咳出,喉中痰声漉漉,脘闷呕恶,晨起较甚,间或纳呆便溏腹胀,舌苔厚腻,脉缓或濡,或有轻度水肿。张琪教授对此病审其无里热证,喜用张锡纯理饮汤,原方药物组成:白术 12g、干姜 15g、桂枝 6g、炙甘草 6g、茯苓 6g、生杭芍 6g、橘红 4.5g、川厚朴 4.5g。《医学衷中参西录》载此方"治因心肺阳虚,致脾湿不升,胃郁不降,饮食不能运化精微变为饮邪,停于胃口为满闷,溢于膈上为短气,渍满肺窍为喘促,滞腻咽喉为咳吐黏涎,甚或阴霾布满上焦,心肺之阳不能舒畅,转郁而作热,或阴气逼阳外出为身热,迫阳气上浮为耳聋,然必诊其脉,确乎弦迟细弱者,方能投以此汤"。张氏此论甚为精湛,理饮汤系苓桂术甘汤加味而成,组方配伍严谨,疗效甚佳,张琪教授用此方治疗肺气肿、慢性支气管炎等属痰饮病范畴,且无里热证者皆有良好疗效,辨证应注意以下几个要点:①咳喘短气,胸满;②痰涎多而清稀、咳吐不爽;③头眩耳鸣,烦躁身热;④脉象弦迟细弱,或浮大无力,舌苔白滑或厚腻。其中①、②、④为主症,③则属假热,乃饮邪逼阳气外出之假象,间或有之,当从舌脉辨识,不可误作热证投以寒凉之剂,此证候在痰饮宿疾之肺气肿、肺心病个别患者中常见,但却非主症。

此外有脾湿生痰,日久化热,痰热互结之证;或见于痰饮复感外邪,痰热壅肺。症见喘咳气憋,痰稠黏不易咳出,脉滑,舌苔腻而少津,此为痰热蕴蓄上干于肺,肺失清肃所致,多见于慢性支气管炎、肺气肿感染之证,为目前多见常见之症,张琪教授用加味清气化痰汤治之疗效颇佳。药物组成:胆南星 10g、半夏 15g、橘红 15g、杏仁 10g、枳实 10g、瓜蒌仁 15g、黄芩 10g、茯苓 10g、鱼腥草 20g、麦门冬 15g、桑皮 15g、甘草 10g。此方用二陈加胆星以化痰;用黄芩、鱼腥草、麦门冬、桑皮以清肺热;另用杏仁、枳实、瓜蒌仁利气,配伍合理,用之气顺热清痰消则诸症可除。

4. 心咳

《素问·咳论》谓:"心咳之状,咳则心痛,喉中介介如梗状。"病机多属心气不足,心阳衰微,心阳心气虚,血运受阻,咳嗽无力声低,痰出不易,或咳出痰中夹有粉红色血液,气喘憋闷不得卧,胁痛,唇紫发绀,尿少水肿,脉涩或结代,多见于肺心病心衰之候,治疗用加味真武汤。药物组成:附子 15g、茯苓 20g、白术 15g、白芍 15g、生姜 15g、五味子 15g、人参 15g、麦门冬 10g、桃仁 15g、红花 10g、丹参 15g、葶苈子 15g。若并发感染,可于上方加鱼腥草、金银花、蒲公英、桑白皮等清热解毒之品,温清并用,正邪兼顾,多能收效。张琪教授曾治一郝姓男患者,67 岁,在某院住院,诊断为肺心病心衰,咳嗽气喘不能平卧,端坐呼吸,畏寒肢冷,胸闷气憋,痰清稀无力咳出,尿少,双下肢水肿,唇紫发绀,舌紫润,脉沉涩时有结象。曾用强心利尿之剂有小效,但症状缓解不明显,延中医会诊,按心气与心阳衰微血运受阻,以益气温阳为主,辅以活血之剂,予上方 6 剂。二诊诸症减轻且能平卧,连续用此方调治,经 3 次复诊共服 20 余剂,病情缓解。出院后又来门诊调治月余而安。

5. 肾咳

"肺为气之主,肾为气之根",肾为肺之主,主纳气归元,与肺共司呼吸。如肾气虚失于摄纳则出现咳而兼喘,以喘为主,痰清稀,咳而遗尿,腰酸膝软,呼多吸少,浅表呼吸,舌淡胖,苔白滑,脉细弱,或浮大空豁,临床观察多见于支气管哮喘、肺心病,治当补肾纳气,用张锡纯之参赭镇气汤加熟地黄、枸杞子、山茱萸、五味子补肾摄纳,甚为有效。如属肾气虚,寒饮射肺,肾不纳气,喘息咳嗽,痰清稀,呼吸痰鸣音明显者,张琪教授常用肺肾合治法,上则温肺化饮,下则补肾摄纳,疗效颇著。

1992年治一28岁哮喘患者,患支气管哮喘3年余,入冬必发气喘,胸闷气憋,痰声漉漉,腰酸,小便量多,咳剧则遗尿,久治无效来门诊求治,舌滑润,体消瘦,脉沉弱。张琪教授用射干麻黄汤与都气丸肺肾合治,服药10余剂后,痰鸣音减少,气喘减轻,连续服70剂,体力增强,哮喘缓解。1993年与1994年冬季哮喘均未发作,体重增加5kg,远期疗效巩固。又1994年10月治一王某男患,11岁,素有支气管哮喘症,稍遇风寒或烟气即发作,发作时喘息不得卧,伴有咳嗽、咳痰,发作重时用氨茶碱类可暂缓解,其后又复发作,而且发作次数逐渐频繁,不能根除。以肾虚不纳,无力抵御外邪,肺有寒饮辨证,拟补肾温肺化饮法,用射干麻黄汤温化寒饮、都气丸补肾纳气归元,二方化裁拟方:麻黄7g、射干10g、紫菀15g、款冬花15g、川贝母15g、半夏10g、苏子10g、桑皮10g、熟地黄20g、山茱萸15g、山药10g、茯苓15g、丹皮10g、泽泻10g、枸杞子15g、女贞子15g、五味子10g。连续复诊4次,服药20余剂,哮喘已控制,自觉全身有力,听诊哮鸣音消失,遂上学,随诊半年未复发。

《素问·咳论》谓:"五脏六腑皆令人咳,非独肺也。"实际是对咳嗽的临床不同表现的一种分类方法,体现了脏腑之间互相联系的整体观,最后又指出虽然五脏六腑皆令人咳,莫不"聚于胃,关于肺",这是对咳嗽病理机制总的概括。张琪教授临床对内伤咳嗽喜按脏腑分类方法辨证,但又不为之所拘泥,总还宜根据临证进退之。

第四部分 临床篇

杂病论治

一、谈痹证论治

痹者闭也,为气血凝涩不行之意。痹证临床以关节、肌肉、筋骨疼痛为主症,或兼感酸麻重着,甚则肢体肿胀,屈伸不利。现代医学的风湿性关节炎、类风湿关节炎、坐骨神经痛、神经根炎及某些结缔组织病等,在其病程中均可出现上述的临床表现,可按痹证辨证治疗。

(一) 痹证的病因病机

历代医家对痹证的病因病机,有着较丰富的理论认识和实践经验。张琪教授遵循古训,结合自己的临床实践,总结出了本病的发病特点。

1. 正虚邪袭

《素问·痹论》谓:"风寒湿三气杂至,合而为痹"。"合而为痹",言内外相合而成痹证,即风寒湿邪外袭,侵入营卫相合而成。林珮琴谓:"诸痹……良由营卫先虚,正气为邪所阻,不得宣行,因而留滞,气血凝涩,久而成痹。"因此,合与不合,取决于营卫气血是否调和。风寒湿等外邪侵袭是痹证发病的外在条件;正气虚弱、人体内部功能失调是痹证发病的内在根据。

2. 热邪致病

古人认为"痹本阴邪",以寒证为多。从临床看,风寒湿邪所致痹证固然很多,但热痹也并非少见。我们曾对 157 例痹证住院患者的病例进行了调查,发现其中热痹者占 63 例,为总数的 40%,有些虽以风寒湿痹表现为主,但也常伴有口干咽燥、烦热溲赤等热证特点。热邪的产生,多由直接感受热邪,或他邪化热而成,亦可由脏腑失调,如阳旺体质或阴血亏耗所致。热邪致痹的特点可因夹风、夹湿、夹寒及夹痰、夹瘀等而不同,阳盛阴衰及湿热内蕴等又为热痹发病的内在因素。风热入侵,若病邪较重,发病急骤,或治疗失当,病邪得以迅速传变,由肌表内侵,阳热郁结而阻滞经络,内壅筋骨关节或肌肉,气血失宜而发风热痹。若感受暑湿之邪,或湿邪日久化热,或素蕴湿热,复感外邪,湿热阻于经络,则可引起湿热痹证。若风寒湿邪侵袭人体,邪留经络,缠绵不愈,则可化热形成寒热错杂;或因素体阳亢或阴虚血热之体,或素嗜醉酒辛辣,内有蕴热之人,再感风寒湿邪亦可化热形成此类痹证。临床有以寒热错杂表现为主者,有以阴虚表现为主者。若感受热邪,或风寒湿邪郁久化热,热邪蒸熬津液,湿聚而为痰浊,津伤血脉凝涩而成血瘀,或痰壅滞经络关节,日久化热均可致瘀热、痰火、风、湿错综夹杂之痹证。

3. 久病血瘀

在痹证病程中,由于经脉气血为外邪壅滞,周流不畅,日久则可形成血瘀。瘀血与病邪相合,或与湿热相合,或与寒湿相合,或与痰浊相合等,阻于经络,深入肌肉关节,而致根深难以祛除,尤其多见于病程较长、反复发作、经久不愈之痹证。

(二)治痹十方

张琪教授根据痹证的发病机制及临床治疗经验,总结出治疗痹症的常用方剂十首,以供临床应用。

1. 痹一方

组成　独活15g　秦艽15g　防风15g　川芎15g　当归20g　熟地黄20g　白芍20g　桂枝15g　党参20g　黄芪30g　牛膝15g

功用　益气养血,祛风除湿。

主治　肝肾两亏,气血不足,外为风寒湿邪侵袭而成痹证。肢体关节酸麻疼痛,时轻时重,屈伸不利,畏寒喜暖;或腰酸痛,腰膝酸软无力,面色少华,心悸气短,乏力自汗,舌质淡,脉沉弱或沉细。

加减　疼痛明显者加细辛5g;便溏食少、腹胀者加茯苓15g、白术15g;腰膝冷痛明显加附子15g。

2. 痹二方

组成　秦艽15g　生石膏40g　羌活10g　独活10g　黄芩10g　防风10g　生地黄20g　当归15g　川芎15g　赤芍15g　白芷15g　细辛5g　苍术15g

功用　养血清热,祛风除湿。

主治　风寒湿痹夹有里热之证。肢体关节疼痛较剧,或筋脉拘急牵引,运动时加重;五心烦热,便秘尿赤;或见关节红肿灼热,或变形不可屈伸,舌质红少苔,脉细数。

加减　腰酸膝软、头晕耳鸣者加熟地黄20g、白芍30g;大便便秘者加大黄7g;关节肿胀者加薏苡仁20g、萆薢15g;筋脉拘急牵引作痛者重用白芍至50g、甘草至15g。

3. 痹三方

组成　牛膝15g　地龙15g　羌活15g　秦艽15g　香附15g　当归15g　川芎10g　苍术15g　黄柏15g　灵脂15g　红花15g　黄芪20g　桃仁15g

功用　活血通络,祛风除湿。

主治　关节肌肉疼痛日久不愈,用祛风寒诸药不效者;关节疼痛如锥刺,关节变形,或见皮下结节红斑颜色紫暗,舌质紫暗,脉沉涩。

加减　疼痛较剧加用乳香10g、没药10g。

4. 痹四方

组成　穿山龙50g　地龙50g　公藤50g　薏苡仁50g　苍术15g　黄柏15g　知母15g　白芍40g　牛膝15g　萆薢20g　茯苓20g　甘草10g

功用　清热利湿,舒筋活络。

主治　湿热伤筋痹证,以肢体酸楚重痛或筋脉抽掣酸痛为主,伴麻木酸软,步履艰难;口渴不欲饮,手足心热,尿黄浊成黄赤,脉缓有力,或脉滑数,舌苔黄腻或白腻。

加减　若以筋脉抽掣酸痛为主,则重用白芍至50g;伴腰酸腰痛、膝软无力者加枸杞子20g、菟丝子 20g、熟地黄 20g。

5. 痹五方

组成 炙川乌 15g 麻黄 15g 赤芍 20g 桂枝 20g 黄芪 20g 干姜 10g 白术 20g 茯苓 20g 甘草 10g。

功用 祛寒除湿,温经通络。

主治 寒湿偏盛痹证。肢体关节肌肉疼痛,以腰及下肢明显,遇冷则痛剧,得热则痛缓;痛处寒冷、沉重感明显,或关节肿胀,屈伸不利;脉弦紧,舌苔白;妇女白带清稀,月经延期,男子则见少腹凉,阴囊潮湿等。

加减 若病程较久,皮肤失润,舌质紫暗,加鸡血藤 30g、红花 15g、桃仁 15g;关节肿胀加萆薢 15g、薏苡仁 20g;白带量多加桑螵蛸 20g、茴香 15g、龙骨 20g;自觉有心悸气短头晕者,减麻黄量至 5g。

6. 痹六方

组成 苍术 15g 黄柏 15g 桂枝 15g 威灵仙 10g 防己 15g 天南星 15g 桃仁 15g 红花 15g 龙胆草 10g 羌活 10g 川芎 10g。

功用 清热化瘀,逐湿祛痰,活血通络。

主治 风湿热痰瘀交织致痹,症见关节肌肉肿胀疼痛缠绵不愈,关节变形;皮下结节红斑颜色紫暗,或肢体疼痛如锥刺,或伴发热夜间重,口干不欲饮,尿黄赤,舌胖有齿痕或舌质紫暗,苔白或白腻,脉弦数。

7. 痹七方

组成 蕲蛇 20g 当归 20g 蜈蚣 2 条 全蝎 5g 苏土虫 5g 穿山甲 7.5g 仙灵脾 15g 熟地黄 25g 白芍 25g 秦艽 15g。

功用 搜风活血通络,补肾强筋壮骨。

主治 关节变形严重,关节僵直,手指足趾关节呈梭形,疼痛如锥刺,严重者运动功能丧失;肌肉萎缩,皮肤枯燥;舌质暗,有瘀斑或有瘀点,脉沉细或沉涩。

8. 痹八方

组成 生石膏 50g 金银花 50g 防己 20g 萆薢 20g 秦艽 15g 薏苡仁 30g 桂枝 20g 黄柏 15g 苍术 15g 木通 15g。

功用 清热解毒,疏风胜湿。

主治 风湿热痹,症见肢体关节疼痛,痛处灼热红肿,肌肤红斑或结节,多伴发热、汗出、口渴、心烦、尿黄赤等,舌质红,苔白或黄,脉滑或滑数。

加减 若有恶寒、发热、头痛等表证者加麻黄 10g;小便短赤加滑石 15g、泽泻 15g、竹叶 15g;有红斑结节者加丹皮 15g、赤芍 15g、生地黄 20g;关节积液较多加茯苓 20g、猪苓 15g。

9. 痹九方

组成 当归 20g 苍术 15g 黄柏 15g 黄芩 15g 知母 15g 防风 10g 羌活 15g 泽泻 15g 茵陈 15g 苦参 15g 猪苓 15g 甘草 10g。

功用 清利湿热,宣通经络。

主治 湿热蕴于肌肉关节而致肢体烦痛,或肢节红肿,或全身痛,风湿结节硬痛红肿,或红斑痒甚,伴周身沉重,口渴不欲饮,尿黄,心烦胸闷,舌质红,苔黄腻,脉滑数。

加减　若病程较久,红斑紫暗,舌质暗者,加红花 15g、桃仁 15g、鸡血藤 30g;红斑结节明显加丹皮 15g、赤芍 15g、生地黄 20g;关节肌肉肿胀不明显者减泽泻 15g、猪苓 15g。

10. 痹十方

组成　黄芪 75g　白芍 20g　甘草 10g　生姜 10g　大枣 5 颗　牛膝 15g　桃仁 15g　红花 15g　桂枝 15g

功用　益气和营,活血通络。

主治　气虚络阻之痹,症见肢体麻木,酸软疼痛,笨重无力,或手足麻木并有蚁走感;倦怠乏力,气短汗出,脉缓或弱,舌质淡。

(三) 痹证的治疗特色

1. 治疗勿忘扶正祛邪

人体疾病的发生和发展是正邪之间消长进退的结果。致病的原因虽由于"邪",但发病与转归关键则又在于"正"。人体脏腑功能正常,正气旺盛,气血充盈,卫外固密,病邪难于入侵,疾病则无从发生,即所谓"正气存内,邪不可干"(《素问遗篇·刺法论》)。只有在人体正气虚弱、卫外不固、抗邪无力的情况下,邪气方能乘虚而入,从而发病,即所谓"邪之所凑,其气必虚"(《素问·评热病论》)。因此可知痹证的发病多由正气虚弱、外邪侵袭所致,其中正气虚弱又是疾病发生的关键。正气虚弱是由多方面造成的,如先天禀赋不足、后天失养、饮食劳倦、七情太过、久病伤正等。患病之后,由于正虚无力驱邪外出,以至风寒湿热之邪,得以逐渐深入,阻于经络关节,内外相合而发痹证。正如《济生方》谓:"皆因体虚,腠理空疏,受风湿气而成痹也。"

因此,临证中尤其勿忘扶正祛邪这一治疗原则。独活寄生汤、黄芪桂枝五物汤为临床常用治痹之方,前者用于肝肾两亏、气血不足,外为风寒湿邪侵袭而成,尤其对于产后腰膝冷痛、肢体酸痛、麻木无力等,用此方扶正为主,祛邪为辅,用之屡效。黄芪桂枝五物汤治疗气虚外邪侵袭效果尤佳,如曾治吕姓患者,产后 50 余天,周身关节疼痛,肌肉酸痛,倦怠乏力,动辄汗出,曾用祛风活络之剂无效,投黄芪桂枝五物汤加减服用 20 余剂,疼痛基本消失,汗止周身有力,继服 6 剂而愈。黄芪桂枝五物汤原方主治为血痹病,在原方基础上加桃仁、红花、牛膝,用于治气虚络阻而致痹证,以益气和营为主,活血通络为辅,黄芪用量常至 75g 以上。因"气为血之帅,气行则血行",故必重用补气,方能取效。

另外,在应用祛风除湿或散寒等祛邪法的同时,也应视患者体质情况、病程长短、邪正虚实等,适量配伍参、芪、归、芍以益气养血,或熟地黄、狗脊、续断等补肝肾之品以扶正。例如,对素体阴亏血热或病久伤阴血之痹证,常用养阴清热与祛风除湿并用之法。养阴清热药常用当归、白芍、生地黄、熟地黄等。曾治一王姓女患,52 岁。20 年前产后罹病,经常四肢关节疼痛,反复发作,经久不愈。1 年前两手食指及小指关节开始肿胀,呈轻度梭形变,西医诊断为类风湿关节炎,曾服用吲哚美辛、布洛芬等药治疗,虽可暂时缓解,但停药后病情则复发。近日因过劳后病情加重,周身关节均觉酸胀疼痛,尤以两腕及手指小关节更剧,灼热肿痛,活动不利,伴五心烦热,口干咽燥,大便干结,小便短少,舌质红,苔薄黄,脉弦细。血沉:32mm/h,抗"O":500U 以下。根据脉证,立清热养阴、祛风除湿之法。拟方:当归 25g、白芍 30g、生地黄 30g、知母 20g、薏苡仁 30g、防己 20g、秦艽 15g、羌活 15g、甘草 15g。水煎服。患者服上方 9 剂,关节疼痛减轻,周身较前轻松,继以上方随证加减服药 20 余剂,手指及腕关节肿胀基本消除,五心烦热及口干咽燥诸症均减轻。继以调理气血、通经络之品。间断服药 3 个月余,病情稳定,仅于过劳及气候变化时稍觉关节疼痛,血沉亦转正常,病获缓解。再如,对关节变形僵直一类痹证,在应用活血通络或虫类透骨搜风等药之同时,也常配伍补肝肾养血之品。在痹证恢复期,痹的症状已基本消失,应以调理气血之法善后,意亦在正邪兼顾,这是中医学辨证论治的特色。

2. 重视除湿通络

历代医家多认为痹证外邪致病是因为风寒湿热四气,但张琪教授经过多年临床观察,发现其中湿邪致痹最为多见。我们曾对157例痹证患者的发病诱因进行了初步调查,发现涉水冒雨、居处潮湿或素体湿盛等发病者占40%以上,临床亦发现在痹证病程中亦大多夹有湿邪致病的特点。这是由湿邪性质所决定的,湿为阴邪,其性重浊黏滞,感邪难以速去,表现在临床上则见缠绵难愈。辨证要点在于肢体重着疼痛、麻木、难以转侧,皮下结节,肢节肿胀,苔腻脉濡等。另外湿邪的产生除感受外湿外,人体津液在病理状态下潴留也可形成,即与脾主运化的功能失职有关。无论感受外湿或湿自内生,临床多兼有胸闷、食少纳呆、腹胀便溏等中焦湿困症状。因此,临证治疗此类痹证,应重视除湿通络,用药不宜重浊,宜选轻宣淡渗之品,使经气宜通,湿邪得除。临床多以萆薢、薏苡仁、防己、茯苓等为首选,还可佐以祛风之品,以风能胜湿,如防风、羌活、独活、桂枝等。若痹证初起,兼有恶寒发热表证,可用《金匮要略》麻杏薏甘汤以解表利湿。

3. 酌用清热通络

痹证确以寒证为多,但临床观察,热痹也较多见。有些病例虽以风寒湿痹表现为主,但也常伴有口干咽燥、便干尿赤、烦热等表现。因此,清热通络法在痹证临床治疗中的作用也十分重要。

风寒湿痹夹有里热者,为最不易辨识之痹证。其病因为风寒湿邪外侵、内蕴化热,或素有阴血亏虚、虚热内蕴、外感风寒湿邪,致经络闭阻而致。此种痹证外观并无热候,与风寒湿痹无异,又不同于红肿热痛之热痹。临床常以舌苔燥,舌质红,脉沉滑或数,或尿赤便燥等证候作为辨证依据,治疗中既要疏风散寒除湿,又须加入养血清热之品,常以大秦艽汤加味(痹二方),内可养血清热,外能祛除风湿。方中石膏解肌清热,与祛风湿药合用,对风热或风湿夹热一类痹证确有良效;邪热内蕴,易耗阴伤血,故用白芍、生地黄、当归、川芎以养血行血润燥,所谓"治风先治血,血行风自灭",与祛风湿之秦艽、独活、防风等药配伍,可奏疏风养血清热之效。

湿热伤于筋脉而致痹证所见颇多,但人多忽视,其临证特点为除肢体疼痛酸软麻木外,多见尿黄赤,舌苔白腻,脉滑或脉缓有力等。必须掌握如上之要领,方能辨证准确。临证施以清热利湿、舒筋活络之剂(痹四方),方用芍药甘草汤酸甘化阴濡养筋脉,防己、薏苡仁、草薢、山龙、地龙、知母等以除湿清热,牛膝、木瓜以强筋,桂枝反佐以通阳化湿,诸药合用疗效较为满意。临床用此法治验较多,仅举1例以说明。

冷某,男,28岁。患病2年余,左侧臀部连下肢拘急疼痛,酸软乏力,沉重难支,步履艰难。西医诊断为坐骨神经痛,经西医治疗无明显效果。尿色黄如浓茶,舌苔厚腻,脉滑有力,辨证为湿热蕴结,伤于筋络,投上方。服药4剂时,左下肢拘急疼痛大减,轻便有力,尿色转淡。舌苔厚腻见化,湿热已在渐退之佳兆。继续服至10剂时左下肢疼痛及沉重感已基本消失,但不耐劳累,走路多时仍感酸痛,继以前方加枸杞子20g、菟丝子20g、熟地黄20g以补益肝肾。服药14剂,患肢已恢复如常,虽走路多,亦无酸软乏力之感,遂停药观察,随访已痊愈。

临床还有一类痹证,关节肌肉疼痛,关节肿胀,缠绵不愈,甚则变形;或见皮下结节红斑,颜色紫暗或肢节疼痛如锥刺。此乃湿、热、痰、瘀交织,壅滞经络关节,气血流行不畅所致,治疗则非单一祛风寒湿法所能奏效,必须清化痰瘀、逐湿祛痰,使痰瘀得去,湿热得清,气血周流,经络宣通。临床常用朱丹溪之痛风方(痹六方)治疗,方中黄柏、苍术清热除湿,桃仁、红花活血化瘀,天南星、威灵仙逐痰通痹,防己、羌活疏风胜湿,诸药配伍,疏散风湿,开发腠理,化痰通络,清热散结,活血祛瘀,面面俱到,上中下通治,用于此类痹证颇效。其中天南星具有祛痰通络祛风之功,辛开走动,专疏经络,《开宝本草》谓"主中风,除痰麻痹,……散血……",可见本品虽侧重于治痰祛风,但尚有散血活血之功。威灵仙"消痰水,破坚积",疏通痹阻之经络,畅行凝滞之气血,与清热除湿及活血之品配伍,则奏效更佳,对某些极重之痹证也常收效。

4. 必用活血通络

王清任《医林改错》提出痹为瘀血致病说,创立身痛逐瘀汤;叶天士对于痹久不愈者,有"久痛入络"之说,倡用活血化瘀及虫类药物搜剔宣通经脉。这些理论和经验至今仍在指导临床实践。张琪教授认为,痹证日久大多夹有血瘀证,因痹证以疼痛为主要表现,其病机乃气血阻闭不通,不通则痛。经脉气血长期不得通畅,往往形成血瘀,瘀阻络脉,更加重了痹阻,使疼痛诸症加重,甚至骨节变形,活动受限,临床可见肢节疼痛如锥刺、舌质紫暗等,因此治疗必用活血通络之药,才能见功。临床常用王清任之身痛逐瘀汤(痹三方)加减治疗,应用本方时除有瘀血征可辨者外,有些病例用祛风寒湿等常法治之无效,又无肝肾虚候者以此方加减往往收效。如曾治一李姓女患,45 岁,两下肢疼痛 2个月余,不能行走,两膝关节疼痛尤甚,肤色正常,无红肿,但有冷感,脉象左右沉滑,舌边紫暗,薄苔。据脉证分析,属风寒湿合邪致痹。外邪侵袭,气血痹阻,不通则痛,用痹三方活血通络、祛风散寒除湿,服药 4 剂,两下肢疼痛明显减轻,但仍不能下地活动。此外邪渐去瘀血初通,病有转机,继服 4剂,疼痛继续减轻,已能下地走百步左右,继以前方加鸡血藤 30g,又服 4 剂,两下肢痛基本消失,能步行较远路程。后以调理气血之剂而愈。

其他各型痹证兼有瘀血征者,均可加入活血化瘀通络之品。例如,对寒湿痹证夹有瘀血者,常乌头汤与活络效灵丹同用,止痛效果明显,乃血活络通、寒湿得去而收效。再如,湿热、痰瘀相兼致痹证,常用的痛风方中即有桃仁、红花、川芎等活血之品。另外,在痹证辨证治疗方药中加一二味通络活血之品,可增加透达宣通之功,提高其疗效。

5. 善用虫类药

对于痹证日久,关节变形僵直,手指足趾关节呈梭形肿大,疼痛如锥刺,甚则有功能丧失者,常采用虫类搜剔之药治疗。此类痹证多由病邪壅滞不去,深入关节筋骨,痼结根深,难以驱除。拟痹七方集中诸虫类药物透骨搜风,通经络止痛。其中白花蛇透骨搜风,通经络,《本草经疏》谓其"性走窜,亦善行而无处不到,故能引诸风药至病所,自脏腑而达皮毛也",即言其搜剔风邪之力;全蝎、蜈蚣祛风通络止痛;穿山甲散瘀通经络;苏土虫活血散瘀止痛。数种虫类药配合,有较强的透骨搜风、通络止痛作用。然此类病证多病程长,气血亏耗,肝肾亏损,为此在搜剔风寒湿邪基础上,加当归、白芍、熟地黄、仙灵脾补肝肾益气血、营筋骨利关节,体现了扶正祛邪的治疗原则。

病案

关某,女,16 岁,学生。

患病 1 年余,初起手指足趾关节痛。继则指、趾、腕、踝关节肿胀变形,疼痛甚剧,逐渐发展至膝关节肿胀有积液,四肢肌肉萎缩,小关节呈梭形变,强直不能活动,并反复发热,体温最高达 39℃,曾多次就诊于哈尔滨市某医院,诊为类风湿关节炎。用泼尼松及中药治疗症状时轻时重,持续不愈。

初诊 1987 年 5 月 14 日。来诊时关节肌肉症状同前,类风湿因子阳性,血沉 60mm/h,舌质红,无苔,脉细数无力。辨证为肝肾阴虚、营血亏耗,无以濡筋骨利关节,外为风寒湿所侵,关节受损。

处方 当归 20g　仙灵脾 15g　生地黄 30g　老鹳草 50g　乌蛇 20g　蜈蚣 1 条　全蝎 5g　土鳖虫 5g　山甲珠 15g　白芍 40g　秦艽 15g　牛膝 15g　地龙 15g　山龙 50g　防己 20g

服前方 6 剂,关节肿胀疼痛均明显减轻,诸关节有轻松之感,但仍发热,体温 37.8℃。于前方加生石膏 50g,苍术 15g。继服 14 剂,关节肿胀疼痛继续好转,手指能伸直取物,手腕较前有力,两下肢有力能下床站立,精神好转,食量增加,体重增加2kg,体温正常。血沉42.5mm/h,舌红转浅有薄苔,脉数。继续服药20剂,两手指关节肿胀基本消失,已能持一般物品,双下肢功能有所恢复,能拄拐杖行走,但膝关节仍有积液,血沉正常。于前方减仙灵脾、老鹳草,加薏苡仁30g、草薢20g、苦参15g以加重除湿热之力。服4剂时尿量增多,关节积液减少,继服30剂除膝关节小量积液外,余基本恢复正常。后去疗养半年,精神、食纳、关节功能均恢复正常。

病案

姚某,女,55岁。

初诊　1991年1月6日。患类风湿关节炎2年余,手指足趾关节肿痛变形,左腕踝关节肿胀有积液、疼痛,周身如火燎样灼热窜痛,筋拘急痛,至夜间则疼痛难忍,难以转侧,不能入睡,脉滑有力,舌质紫红苔白少津。辨证为风痰湿热交阻,络脉不通,深入筋骨,治以透骨搜风、清热通络、养血润燥,标本合治法。

处方　乌梢蛇20g　山甲珠15g　全蝎10g　土鳖虫10g　地龙15g　僵虫15g　生地黄20g　白芍20g　当归15g　生石膏50g　大黄5g　秦艽15g　防风10g　桂枝15g　丹参20g　片姜黄15g　甘草10g

服前方6剂,周身窜痛稍减轻,灼热感明显减轻,脉象略呈缓象,舌质红稍润。继服前方12剂,指趾关节肿胀减轻,腕踝关节积液亦减轻。夜间已能入睡。继以前方加重温经通络及除痰湿消肿之品,以达透骨搜风、清热除湿、温经通络、养血润燥之功。前方减大黄、秦艽、防风、片姜黄,加黄柏10g、苍术15g、防己20g。连服上方40余剂,关节肿胀消失,疼痛不明显,仅值气候转阴雨时稍有疼痛感,脉缓,舌润。患者已能料理家务。随访半年未复发。

按　本案类风湿关节炎,病程较长,气血亏耗,肝肾亏损,临床表现以热象表现为主,如周身疼痛有火燎样灼热感、脉滑、舌红等,故在应用虫类药同时须加重清热通络之品而收效。可见,虫类药应用时也应结合临床辨证而加减用药,方能切合病机,取得疗效。

(四) 顽痹续谈

顽痹包括类风湿关节炎及部分久治不愈之风湿痛、坐骨神经痛等病。类风湿关节炎属于结缔组织疾病,治疗较困难,根据其临床表现特征,相当于中医学“历节风”,其痛彻骨如虎之啮,故又名“白虎历节”。《金匮要略·中风历节病脉证并治篇》曰:“……营卫不通,卫不独行,营卫俱微,三热无所御,四属断绝,身体羸瘦,独足肿大,黄汗出,胫冷,假令发热,便为历节也。”这段描述与类风湿关节炎极为相似,前段从营卫不通到四属断绝,阐述其病理机制。林亿注:四属者谓皮、肉、脂、髓,由于营卫不通,气血无以营养濡润而导致四属断绝。后段身体羸瘦,独足肿大,则系描述其病候特征。用桂枝附子汤、白术附子汤、乌头汤治疗寒湿历节;用白虎加桂枝汤治疗偏热历节;桂枝加芍药知母汤治疗寒热夹杂历节。

上述诸方用于病机单纯者,只要辨证准确用之颇效,然而此病重者多呈现虚实寒热夹杂,难用一法取效。虚则属于肝肾亏损、气血不足,以肝主筋,肾主骨,气血虚弱,免疫功能低下;实则为风寒湿邪外袭,日久郁而化热,蕴蓄成痰,风寒湿热痰交阻,营卫气血受阻不通,故疼痛难忍。此种情况远非一般祛风除寒湿之品所能奏效,张琪教授认为须用虫类药治之,颇有效验,盖虫类药的透骨搜风之功能远非草木之品所及,其中如乌梢蛇、白花蛇、全蝎、蜈蚣、山甲珠效力较大。但此类历节多日久气血亏耗,肝肾亏损,关节受累变形,为此在搜剔风寒湿邪的同时,必用补肾益气血之品,扶正祛邪兼顾,方能取效。除上述药品外,偏热者可用生石膏、大黄、黄柏,偏寒者用川乌、桂枝,寒热互见可寒热药兼施,并要佐以活血通络之品,相辅相成,正邪虚实寒热兼顾,方能切合病机。

病案

刘某,女,49岁,工人,牡丹江市人。

于今年1月闭经后感受风寒之邪而出现上半身关节、肌肉疼痛,以背部为主,伴恶风、出汗、乏力、夜间五心烦热,曾到多家医院服中药治疗均无效,故于今日来我院就诊。

初诊 2009年7月29日。症见上半身关节、肌肉疼痛,以背部为主,恶风、自汗、乏力、夜间五心烦热,察其表情痛苦,诊其舌质淡紫苔薄黄,脉细弱,实验室检查:抗"O"300U。此乃营卫气血亏虚,卫外不固,感受风寒之邪,侵袭肌肉、关节,阻滞经脉,气血运行不畅所致,法当祛风散寒、益气养血、活血通络,佐以滋阴补肾,方拟桂枝加葛根汤加减治之。

处方 桂枝15g 白芍15g 甘草15g 生姜15g 大枣5颗 葛根20g 黄芪30g 当归20g 熟地20g 赤芍20g 川芎15g 丹参20g 鸡血藤20g 秦艽15g 威灵仙15g 山茱萸15g 枸杞15g

14剂,水煎服,每日1剂,早晚温服。

二诊 2009年8月12日,服用上方2周后,病情明显好转,症见上半身关节、肌肉轻微疼痛,乏力明显减轻,无恶风、自汗,仍夜间五心烦热,察其表情正常,诊其舌质淡红苔薄黄,脉细弱,此乃营卫气血亏虚,风寒阻络,肾阴虚,阴虚生内热之证,故前方加知母15g以滋阴清虚热。14剂,水煎服,每日1剂,早晚温服。

三诊 2009年8月26日,服用上方2周后,症状皆无,诊其舌质淡红苔薄白,脉缓。实验室检查:抗"O"200U。临床治愈,嘱其停止用药,防劳累感冒,随诊。

按 本案类风湿关节炎属祖国医学"痹证"范畴,因闭经后,营卫气血亏虚,卫外不固,感受风寒之邪,风性轻扬,易犯人体上部,风寒之邪侵袭上半身肌肉、关节,阻滞经脉,使气血运行不畅,不通则痛,故见上半身关节、肌肉疼痛;外邪侵袭首犯太阳经,而背部为太阳经脉循行部位,故背部为重;气虚卫外不固,故恶风;血虚营不内守,营阴外泄,故自汗;气血亏虚,故乏力、脉细弱;女子七七而天癸竭,肾阴精亏虚,阴虚生内热,夜属阴,故夜间五心烦热;舌质淡紫苔薄黄为经脉气血阻滞,风邪化热化燥之势。综上分析,本案病机为营卫气血亏虚,风寒之邪侵袭肌肉、关节,阻滞经脉,兼肾阴虚,阴虚生内热,风邪化热化燥;气血亏虚、肾阴虚为病之本,风寒之邪阻滞经脉,气血不通,风邪化热化燥之趋为病之标,故治宜祛风散寒、益气养血、活血通络,佐以滋阴补肾、清热,为标本兼顾之法,方用桂枝加葛根汤加减治疗。该方源自《伤寒论·辨太阳病脉证并治》:"太阳病,项背强几几,反汗出恶风者,桂枝加葛根汤主之。"恰合本案,方中桂枝汤解肌祛风,调和营卫;葛根解表祛风,生津舒筋,兼清热之功;在此方基础上加黄芪益气固表止汗;当归、熟地黄、鸡血藤养血,且当归、鸡血藤有活血通络之功,熟地黄滋阴补肾填精;赤芍、川芎、丹参活血通络;秦艽祛风清热,威灵仙祛风散寒;山茱萸、枸杞子滋阴补肾;诸药合用,标本兼治,寒热并除,祛邪而不伤正,扶正而不恋邪,故初诊疗效显著。二诊据舌脉症,辨证治疗同一诊,因阴虚内热之五心烦热症状不减,故在初诊方基础上加知母15g以滋阴清虚热,经初、二诊治疗,临床痊愈。

病案

李某,男,65岁,工人,哈尔滨人。

周身关节肌肉刺痛、胀痛3个月。于3个月前因冒雨涉水后出现周身关节肌肉疼痛,呈刺痛、胀痛,在哈医大二院诊断为风湿证,曾在多家医院服中药治疗均无效,且逐渐加重,故于今日来我院就诊。

初诊 2009年10月28日。症见周身关节肌肉刺痛、胀痛,口干不欲多饮,察其表情痛苦,诊其舌质淡红,苔白腻略黄,脉滑数,实验室检查:抗"O"280U/L。此乃感受风湿之邪,侵袭肌肉、关节,阻滞经脉,气血运行不畅,湿邪郁久化热化燥伤阴所致,法当活血行气、祛风清热除湿、通络止痛,佐以益气养阴,方拟身痛逐瘀汤合二妙散加减治之。

处方 当归20g 川芎15g 桃仁20g 红花15g 牛膝15g 香附15g 没药10g 羌活15g 秦艽15g 地龙15g 黄柏15g 苍术15g 伸筋草30g 鸡血藤30g 青风藤30g 穿山龙30g 全蝎10g 黄芪30g 知母15g 生地黄20g 白芍20g 甘草15g

14剂,水煎服,每日1剂,早晚温服。嘱其避风寒、防感冒、防劳累。

二诊 2009年11月11日,服药2周后病情明显好转,症见周身关节、肌肉轻微胀痛,身重,口略干,察其表情如常,诊其舌质淡红苔白腻略黄,脉滑。抗"O"230U/L。据舌脉症辨证同前,考虑湿邪偏盛,故前方加木瓜20g、萆薢20g以助祛湿通络之功。14剂,水煎服,每日1剂,早晚温服。

三诊 2009年11月25日,服上方2周后症状皆无,诊其舌质淡红苔薄白,脉缓。抗"O"<200U/L。临床治愈,嘱其停止用药,防感冒,随诊。

按 本案风湿病属祖国医学痹证范畴,辨证为风湿热痹。因冒雨涉水感受风湿之邪,侵袭肌肉、关节,使经脉闭阻,气血运行不畅,不通则痛,故见周身关节、肌肉疼痛,血瘀则刺痛,湿盛则胀痛;湿为阴邪,其易留连,故经久不愈;风湿之邪每易化热化燥伤阴,而转化为风湿热痹,口干为热邪伤阴之证。综上分析,本案病机为风湿之邪侵袭肌肉、关节,痹阻经脉,气血运行不畅,日久化热化燥伤阴,为本虚标实之证,以标实为主,宗"急则治标"之训,治宜活血行气、祛风清热除湿、通络止痛,佐以益气养阴,方用身痛逐瘀汤合二妙散加减。身痛逐瘀汤出自《医林改错》,主治:"瘀血痹阻经络证,肩痛、臂痛、腰痛、腿痛,或周身疼痛经久不愈。"恰合本案。当归、川芎、桃仁、红花、牛膝活血化瘀,且牛膝有强筋骨之功;香附行气,气行则血行;羌活、秦艽、地龙祛风除湿通络,秦艽兼清热之功;诸药配伍,共奏活血行气、祛风除湿、通络止痛之功。二妙散源自《丹溪心法·卷四》:"治筋骨疼痛因湿热者,有气加气药,虚者加补药,……"功擅清热燥湿。二方合用共奏活血行气、祛风清热除湿、通络止痛之功。"久病入络",故在此二方基础上加伸筋草、鸡血藤、青风藤、穿山龙、全蝎以活血搜风除湿通络,使络脉通,则疼痛止;生地黄、知母、白芍滋阴清热,以防燥热伤阴,同时白芍配当归养血和营,且有缓急止痛之功;黄芪益气,一是取气行则血行之意,二是配合当归益气养血,以防大量活血通络药耗伤气血。诸药合用,使风湿热邪得去,气血旺盛畅通,则疼痛自除,故初诊疗效显著。二诊湿邪偏盛,故在初诊方基础上加木瓜、萆薢,意在助湿通络之功,经初、二诊治疗,临床治愈。

病案

任某,女,25岁,教师,哈尔滨人。

腰、双膝关节疼痛1年。于去年12月中旬产后因所居环境寒冷、潮湿而出现腰、双膝关节疼痛且逐渐加重,遇天气变化为著,曾在多家医院服中药治疗均无效,故于今日来我院就诊。

初诊 2009年12月16日。症见腰、双膝关节疼痛,遇风寒、潮湿加重,腰膝酸软无力,乏力,心悸,察其表情病苦,诊其舌质淡红苔薄白,脉细弱。抗"O"300U/L。此乃产后气血亏虚,卫外不固,感受风寒湿邪,侵袭肌肉、关节、筋脉,经脉气血运行不畅,日久不愈,累及肝肾所致,法当祛风散寒除湿、活血通络止痛、益肝肾、补气血,方拟独活寄生汤加减治之。

处方 独活15g 秦艽15g 防风15g 细辛5g 桂枝15g 当归20g 川芎15g 白芍20g 熟地黄20g 寄生20g 杜仲20g 牛膝15g 党参15g 黄芪30g 地龙15g 穿山龙30g 木瓜15g 制川乌10g 甘草15g

14剂,水煎服,每日1剂,早晚温服。嘱其避免寒凉、潮湿,防劳累。

二诊 2009年12月30日,服上方2周后病情明显好转,腰、双膝关节疼痛减轻,乏力、膝软无力无改善,察其表情正常,诊其舌质淡红苔薄白,脉细略弱,抗"O"220U/L,据舌脉症,辨证同前,故继按前法治疗,上方加狗脊30g,续断20g以补肝肾、强筋骨,改善膝软无力。14剂,水煎服,每日1剂,早晚温服。

三诊 2010年1月13日,服上方2周后症状皆无,诊其舌质淡红苔薄白,脉缓。抗"O"<200U/ml,临床治愈,嘱其停止用药,防感冒,加强锻炼,随诊。

按 本案慢性风湿性关节炎属祖国医学痹证范畴,辨证为风寒湿痹。因产后气血不足,正气亏虚,卫外不固,又居寒冷、潮湿环境,风寒湿邪乘虚侵袭肌肉、关节、筋脉,致经脉气血运行不畅,不通则痛,故见腰、双膝关节疼痛;湿性黏滞重浊,故日久不愈;肾主骨,肝主筋,邪客筋骨日久必累及肝肾,致肝肾两虚,又腰为肾之府,膝为筋之府,肝肾亏虚,腰膝失养,故腰膝酸软无力;气血亏虚则乏力;血虚血不养心,故心悸;脉细弱为气血亏虚,脉道不充之证。综上分析,本案病机为气血亏虚,感受风寒湿之邪,侵袭腰、膝筋肉、关节、筋脉,致气血运行不畅,日久累及肝肾,肝肾两虚,为本虚标实之证,故治宜以祛风寒湿邪,活血通络为主,辅以补肝肾,益气血之品,邪正兼顾,祛邪不伤正,扶正不留邪,方用独活寄生汤加减。该方出自《备急千方要方·卷八》:"治腰背痛,独活寄生汤。"方中独活辛苦微温,善治伏风,除久痹,且性善下行,祛下焦与筋骨间风寒湿邪;防风祛一身之风而胜湿;秦艽祛风湿、舒筋络而利关节;细辛入少阴肾经,长于搜剔阴经之风寒湿邪,又除经络留湿;桂枝温经散寒、通利血脉;以上五药君臣相伍,共祛风寒湿邪。寄生、杜仲、牛膝补益肝肾而强壮筋骨,且寄生兼可祛风湿,牛膝尚能活血引血下行以通利肢节筋脉;当归、川芎、熟地黄、白芍四物汤养血和血;党参、茯苓、甘草、黄芪益气健脾,助气血生化之源;以上诸药合用,具有补肝肾、益气血之功;且白芍与甘草相合,尚能柔肝缓急,以助舒筋;当归、川芎、牛膝、桂枝活血,寓"治风先治血,血行风自灭"之意。全方共奏祛风寒湿邪、补肝肾、益气养血活血之功。在此方基础上,加木瓜、地龙、穿山龙祛风湿、活血通络;制川乌温阳散寒止痛,共助主方祛风寒湿邪、活血通络之功;由于辨证、遣方用药准确,故初诊疗效显著。二诊在初诊基础上,加狗脊、续断以补肝肾、强筋骨,从而改善腰膝酸软无力。经初、二诊治疗,临床治愈。

病案

刘某,女,45岁,教师,双鸭山市人。

四肢关节、肌肉疼痛,伴四肢凉、拘急1个月。1个月前患感冒,服用感冒药发汗复受风着凉,虽感冒已愈,但出现四肢关节、肌肉疼痛,伴四肢凉、拘急不舒。在双鸭山市医院经检查诊断为风湿病,到处服中药治疗,但无效,故于今日来我院就诊。

初诊 症见四肢关节、肌肉疼痛,四肢凉、拘急不舒,乏力,察其表情痛苦,诊其舌质淡红苔薄白,脉沉,抗"O">250U/ml。此乃过汗致营卫气血亏虚,复感风寒之邪,侵袭四肢肌肉、关节,使营卫气血闭阻,运行不畅所致。法当解肌祛风、益气养血、活血通络,方拟桂枝新加汤加减治之。

处方 桂枝20g 白芍20g 生姜15g 大枣5颗 甘草15g 太子参20g 赤芍20g 丹参20g 穿山龙20g 地龙15g 海桐皮20g 五加皮15g 鸡血藤30g 青风藤30g 当归20g

14剂,水煎服,每日1剂,早晚温服。嘱其慎起居,防劳累、感冒。

二诊 2011年8月31日,服用上方2周后,症状皆无,关节活动自如,察其表情愉悦,诊其舌质淡红苔薄白,脉缓,抗"O"<200U/ml,临床治愈,嘱其继服上方1周以巩固疗效,注意防劳累、感冒,随诊。

按 本案风湿病为现代医学疑难病,属祖国医学痹症之痛痹范畴,辨证为营卫气血亏虚、风寒阻络。因过汗而损伤营卫气血,气血亏虚,卫外不固,复感风寒之邪,侵袭四肢肌肉、关节,阻滞经络,经脉气血运行不通,不通则痛,故见四肢肌肉、关节疼痛;气虚失于温煦,血虚失于濡养,故四肢凉、拘急不舒、乏力;气血亏虚,脉道不充,故脉沉;经脉气血瘀滞,故脉短,正如《内经》所言"短则气滞"。综上分析,本案病机为过汗耗伤营卫气血,营卫失调,复感风寒之邪,侵袭四肢肌肉、关节,阻滞经络,经脉气血运行不畅,为本虚标实之证,治宜标本兼顾,立解肌祛风、调和营卫、益气养血、活血通络之法,方用桂枝新加汤加减。该方出自《伤寒论·辨太阳病脉证并治》:"发汗后,身疼痛,脉沉迟者,桂枝加芍药汤生姜各一两,人参三两新加汤主之。"恰合本案,方中桂枝解肌、祛风、散寒、温通血脉,芍药酸敛养阴和营,缓急止痛,二者相伍,一散一收,滋阴温阳,调和阴阳营卫;生姜辛温散寒通阳;大枣益气和中,与生姜、甘草相伍调补脾胃,助气血生化之源;甘草与桂枝相伍,辛甘化阳,与白芍相伍酸甘化阴;太子参益气生津;诸药合用,解肌祛风、调和营卫、益气血、通血脉。在此方基础上,加赤芍、丹参活血祛瘀;穿山龙、地龙祛风通络;海桐皮、五加皮祛风湿、通经络,缓解肌肉、筋脉拘急;鸡血藤、青风藤养血活血通络;当归养血和血。全方合用,共奏解肌祛风散寒、调和营卫气血、益气养血、活血通络之功,使营卫气血充足,阴阳平衡,风寒之邪得去,经脉气血畅通,则诸症自愈。经2周治疗,临床治愈。

二、论 汗 证

汗是阳气蒸腾津液从腠理出于体表的代谢产物。汗为心液,属五液之一。正常出汗是机体功能活动的表现,凡异常出汗者皆属于中医的"汗证"。按汗出时间的异常,汗证分为"自汗"与"盗汗";按汗出部位的异常,则分为"头汗"、"半身汗"与"手足心汗";按汗出颜色的异常,则有"黄汗"与"血汗"的不同;另外根据汗出时症状,还有"战汗"、"绝汗"等称谓。临床上汗证既可单独出现,也可作为症状而伴见于其他疾病的过程中,如肺结核、甲状腺功能亢进、风湿病、糖尿病等疾病。

对汗证患者的辨证,张琪教授认为首先要注意辨别阴阳虚实。《素问·阴阳别论》谓"阳加于阴谓之汗"。一般认为自汗属阳虚,为腠理不固,治当益气固表;盗汗属阴虚,为虚热内扰、灼伤阴津、阳蒸阴分所致,治宜滋阴清热。然而临证自汗与盗汗常同时并见,且病机错综复杂,故临证切不可一见自汗便认为阳虚,仍需仔细辨证。正如《景岳全书·汗证》曰:"自汗、盗汗亦各有阴阳之证,不得谓自汗必属阳虚,盗汗必属阴虚也。"

现将张琪治疗汗证的验案列举如下。

(一)左归丸加减治疗自汗、盗汗

左归丸源自《景岳全书·卷五十一》,"治真阴肾水不足,不能滋养营卫,渐至衰弱,或虚热往来,自汗盗汗,……,或遗淋不禁,……或腰酸腿软。凡精髓内亏,津液枯涸等证,俱速宜壮水之主,以培左肾之元阴,而精血自充矣。宜此方主之。"方中熟地黄、山药、山茱萸、枸杞子、龟板滋阴补肾;菟丝子温补肾阳,为阳中求阴之意;牛膝益肝肾、强腰膝、健筋骨,且引火热下行,引火归元,使水火既济。

病案

李某,女,53岁,工人,哈尔滨人。

自汗、盗汗1年,加重1个月。于1年前闭经后出现自汗、盗汗,伴腰酸乏力,多处服中药治疗,但无效,且于近1个月加重,出现心烦、阵热出汗,故于今日来我院就诊。

初诊 2009年7月1日。症见自汗、盗汗、腰酸、乏力、心烦、手足心热、尿意频频,察其面色红,诊其舌质红苔薄黄而干,脉细数,实验室检查均正常。此乃肾气阴两虚,以肾阴虚为主,气虚卫外不固,阴虚水不济火,心火亢盛,火热之邪迫津外泄所致,法当滋阴补肾、益气清心泻火、收敛固涩,方拟左归丸加减治之。

处方　生熟地各20g　山茱萸20g　山药20g　枸杞20g　菟丝子15g　怀牛膝15g　龟板20g　女贞子20g　石斛20g　麦门冬15g　杜仲15g　黄芪40g　太子参20g　黄连10g　黄柏10g　龙骨20g　牡蛎20g　桑螵蛸15g　益智仁15g

21剂,水煎服,每日1剂,早晚温服。嘱其节情志,防劳累、感冒。

二诊　2009年7月22日,服用上方3周后,病情明显好转,自汗、盗汗减轻,腰酸、乏力,手足心热,有时心烦,少寐多梦,排尿正常,察其面色略红,诊其舌尖红苔薄黄略干,脉细。加酸枣仁20g、柏子仁20g、五味子20g、石菖蒲20g、远志15g以养心安神、交通心肾,使水火既济。排尿正常故减桑螵蛸15g、益智仁15g,21剂,水煎服,每日1剂,早晚温服。

三诊　2009年8月12日,服用上方3周后症状皆无,诊其舌质淡红苔薄略黄,脉缓,临床治愈,嘱其停止用药,调情志,随诊。

按　本案现代医学诊断为自主神经功能紊乱,属祖国医学"汗证"范围,多见于女性绝经期。《素问·上古天真论》云"女子七七,任脉虚,太冲脉衰少,天癸竭,地道不通",说明女子到此年龄肾气阴两虚精气衰少而闭经,女子体阴而用阳,故肾虚以肾阴虚为主。肾气虚,卫外不固,加之肾阴虚,水不济火,心火亢盛,"汗为心之液",火热之邪内蕴迫津外泄,故见自汗、盗汗;虚火上炎,故面赤;腰酸、乏力、手足心热为肾气阴两虚之征;火热之邪扰心,故心烦;肾虚、肾失封藏,膀胱失约,故尿意频频;舌质红苔薄黄而干,脉细数为肾阴虚,虚火上炎,心火亢盛之征。综上分析,本案肾气阴两虚为病之本,肾阴虚,水不济火,心火亢盛为病之标,为本虚标实之证,以本虚为主,本虚中以肾阴虚为主,据治病必求于本的思想,故一诊治宜滋养肾阴为主,佐以益气清热泻火,收敛固涩,方用左归丸加减,在此方基础上加杜仲温补肾阳,牛膝强腰健骨;生地滋阴清热;女贞子、石斛、麦门冬滋养肺肾之阴,意在金水相生、以水制火;黄芪、太子参益气;佐少量黄连、黄柏意在清热泻火;龙骨、牡蛎收敛固汗;桑螵蛸、益智仁补肾缩尿止遗,诸药合用,使真阴得补、肾气得充、火热得除、水火既济、阴阳平衡,则汗自止,故初诊疗效显著。二诊据舌脉症,仍表现为肾气阴两虚,以阴虚为主,心火亢盛,火热之邪迫津外泄之征,同时见火热之邪伤及心阴,心阴虚心失所养少寐多梦之症状,故在初诊方基础上加酸枣仁、柏子仁、五味子、石菖蒲、远志以养心安神,且石菖蒲配合远志具有交通心肾、水火既济之功;因排尿正常,故去桑螵蛸、益智仁。经初、二诊治疗,临床治愈。

(二) 当归六黄汤加减治疗自汗

当归六黄汤出自《兰室秘藏·卷下》,"主治阴虚火旺之盗汗",临床上常借此治疗火热亢盛,耗气伤阴之自汗,方中当归、熟地养血增液,血充则火可制;生地滋阴清热;三黄清泄上、中、下三焦之火以除烦;黄芪益气固表止汗;诸药配伍,滋阴泻火,益气固表止汗。临床运用举例如下。

病案

魏某,男,35岁,干部,哈尔滨人。

自汗5年,加重半年。平素急躁易怒,于近5年经常出汗,遇热及活动后加重,伴入睡困难,心烦,乏力,曾到多家医院服中药治疗,均无效,且于近半年加重,故于今日来我院就诊。

初诊　2010年2月10日。症见自汗,遇热、活动后加重,心烦,不寐,疲乏无力,口干,察其面色红,眼睑震颤(+),诊其舌质红苔薄黄,脉细数,实验室检查均正常。此乃肝气郁结,郁而化火,火热之邪耗气伤阴,同时迫津外泄,加之气虚卫外不固所致,法当滋阴泻火、益气固表止汗,佐以重镇安神,方拟当归六黄汤加减治之。

处方　当归20g　黄芪30g　生地20g　熟地20g　黄连10g　黄柏15g　麻黄根15g　龙骨20g

牡蛎20g　五味子15g　白芍20g　地骨皮15g　丹皮15g　知母15g　甘草15g

14剂,水煎服,每日1剂,早晚温服。嘱其节情志,防劳累。

二诊 2010年2月24日,服用上方2周后病情明显好转,症见:遇热、活动后自汗减轻,有时心烦,少寐多梦,轻微乏力,口干,察其面色正常,眼睑震颤(+),诊其舌质鲜红苔薄黄,脉细,辨证治法同前,故前方加石菖蒲20g、远志15g以交通心肾、宁心安神,以防阴虚火旺、心肾不交。14剂,水煎服,每日1剂,早晚温服。

三诊 2010年3月3日,服上方2周后症状皆无,察体正常,诊其舌质淡红苔薄白,脉缓,临床治愈,嘱其停止用药,调节情志,注意休息,防劳累,随诊。

按 本案自主神经功能紊乱属祖国医学"汗证"、"不寐"范畴。因平素急躁易怒,致肝气郁结,日久郁而化火,火热之邪耗气伤阴,阴愈伤,火愈炽,火热之邪迫津外泄,加之气虚卫外不固,故自汗;遇热加剧火热,活动后耗气,故遇热、活动后加重;火热扰心,故心烦不寐;火热上攻,故面赤;疲乏无力,口干为气阴两虚之征;舌质红苔薄黄,脉细数为阴虚火旺之征。综上分析,本案病机为肝郁化火,火热内盛,耗气伤津,迫津外泄,为本虚标实之证,气阴两虚为病之本,火热亢盛为病之标,治宜标本兼顾,滋阴泻火,益气固表止汗,佐以重镇养心安神,方用当归六黄汤加减。在原方基础上加麻黄根敛汗;白芍酸敛养阴止汗、柔肝平肝;龙骨、牡蛎潜镇安神、收敛止汗;五味子敛汗、养心安神;丹皮清热凉血;地骨皮、知母滋阴清热。全方共奏滋阴泻火,益气固表止汗,重镇养心安神之功。二诊在一诊方基础上加石菖蒲、远志以交通心肾、宁心安神,以防阴虚火旺、心肾不交;经初、二诊治疗,临床治愈。

(三)桂枝加附子汤加减治疗阳虚自汗

桂枝加附子汤出自《伤寒论·辨太阳病脉证并治》,"太阳病,发汗,遂漏不止,其人恶风,小便难,四肢微急,难以屈伸者,桂枝加附子汤主之。"柯琴曰:"是方以附子加入桂枝汤中,大补表阳也。表阳密,则漏汗自止,恶风自罢矣。汗止津回,则小便自利,四肢自柔矣。汗漏不止与大汗出同,而从化变病则异。服桂枝麻黄汤,大汗出后,而大烦渴,是阳陷于里,急当救阴,故用白虎加人参汤。服桂枝麻黄汤发汗,遂漏不止,而不烦渴,是亡阳于外,急当救阳,故用桂枝加附子汤。要之,发汗之剂,用桂枝不当,则阳陷于里者多,用麻黄不当,则阳亡于外者多。"

病案

迟某,女,59岁,鹤岗市人,退休。

自汗4个月,于4个月前患感冒而恶寒发热,服感冒退热药后而大汗出热退,感冒治愈,但此后白天整日出汗,伴恶寒发热,全身凉,小腹凉,乏力,多方服中药治疗无效,故于今日来我院就诊。

初诊 2010年3月24日。症见自汗,恶风寒,全身凉,小腹凉,乏力,察其表情痛苦,诊其舌质淡苔薄白,脉沉弱。此乃表证过汗,损伤表里之阳气,营弱营不内守所致,法当调和营卫、益气温阳固表、收敛止汗,方拟桂枝加附子汤加减治之。

处方 桂枝20g　白芍20g　生姜15g　大枣5颗　甘草15g　附子10g　龙骨20g　牡蛎20g
麻黄根15g　五味子15g　黄芪30g　桔梗15g

14剂,水煎服,每日1剂,早晚温服。嘱其慎起居,防劳累。

二诊 2010年4月7日,服用上方2周后,病情明显好转,症见活动后出汗,轻微畏寒、乏力,诊其舌质淡红苔薄白,脉弱,察其表情正常,辨证治法同前,效不改方,故继服上方14剂,水煎服,每日1剂,早晚温服。

三诊 2010年4月21日,服用上方2周后症状皆无,诊其舌质淡红苔薄白,脉缓,临床治愈,嘱其停止服药。

按　本案自主神经功能紊乱出汗不止,属祖国医学"汗证"之"自汗"范畴。因外感风寒表证过汗损伤表里之阳气及营阴,致营卫不调所致;表阳虚、卫外不固,腠理疏松,加之营弱营不内守,故自汗;阳虚卫外不固,故恶风寒;失于温煦,故全身凉、小腹凉;阳虚脉鼓动无力,形骸失养,故乏力、脉沉弱。综上分析,本案病机为表里阳气俱虚,卫外不固,失于温煦,营不内守,最终导致阴阳两虚,营卫失调,为本虚之证。宗"治病必求于本"及"阳加之于阴必为汗"之则,治宜调和营卫、益气温阳固表、收敛止汗,方用桂枝加附子汤加减。方中桂枝配甘草辛甘化阳,芍药配甘草酸甘化阴,三药相伍,阴阳俱补,营卫调和;生姜配大枣顾护卫表,补益脾胃,助气血生化之源;附子温经助阳散寒;诸药合用使表里之阳俱补,营卫调和。在此方基础上加黄芪益气固表止汗、甘温扶阳;龙骨、牡蛎、麻黄根、五味子收敛固涩而止汗;桔梗清热利咽,以防温燥太过;全方共奏益气温阳固表、调和阴阳营卫、收敛止汗之功,使表里阳气旺盛,卫外得固,寒邪得除,营阴充足而内守,则汗自止,诸症自愈。经初、二诊治疗,临床治愈,疗效显著。

(四) 桂枝加龙骨牡蛎汤合补阳还五汤、生脉饮加减治疗汗证

病案

赵某,女,36岁,干部,北京市人。

整日出汗不止,白天活动后加剧,周身疼痛3个月。于3个月前患感冒,当时服感冒药及姜汤治疗后感冒治愈,但此后整日出汗,白天活动后加剧,伴周身疼痛,四肢肘膝关节以下凉,且近2个月月经量少、色暗,脱发,在北京多家医院诊断为自主神经功能紊乱,到处服中药治疗均无效,故于今日来我院就诊。

初诊　2011年3月16日。症见出汗,白天活动后加剧,周身疼痛,四肢肘膝关节以下凉,月经量少、色暗,脱发,乏力,察其表情痛苦,诊其舌质红紫苔薄白而干,脉沉弱,实验室检查均正常。此乃感受外邪,侵袭肌表,腠理疏松,加之过汗耗伤气阴,气虚卫外不固,阴虚营不内守,致营卫失调,同时气虚失于温煦,阴虚失于濡养,气不帅血,血行不畅,脉络瘀阻所致,法当解肌祛邪、调和营卫、收敛止汗、益气养阴、活血通络,方以桂枝加龙骨牡蛎汤合生脉饮三方加减治疗。

处方　桂枝15g　白芍15g　生姜15g　大枣5颗　甘草15g　龙骨15g　牡蛎20g　黄芪30g　当归20g　赤芍20g　川芎15g　桃仁15g　红花15g　地龙15g　丹参15g　秦艽15g　穿山龙30g　太子参20g　麦门冬15g　五味子15g

14剂,水煎服,每日1剂,早晚温服。嘱其慎起居,防劳累、感冒。

二诊　2011年3月30日,服用上方2周后病情明显好转。唯活动后出汗,手略凉,脱发、乏力均减轻,月经未至,察其表情正常,诊其舌质淡紫苔薄白,脉弱,据当时脉症辨证治疗同前,脱发考虑为肾虚,故前方加熟地20g、玉竹15g、首乌20g以补肾养血生发。14剂,水煎服,每日1剂,早晚温服。

三诊　2011年4月13日,服用上方2周后,症状皆无,此次月经正常,诊其舌质淡红苔薄白,脉缓,临床治愈。嘱其停止用药,防劳累、感冒,随诊。

按　本案自主神经功能紊乱为现代医学功能性疑难病,属祖国医学"汗证"范畴,辨证为营卫失调,气阴两虚,气虚血瘀。因感受外邪,侵袭肌表,腠理疏松,加之过汗,耗伤气阴,气虚卫外不顾,阴虚营不内守,营卫失调故出汗不止;白天活动后加剧说明气虚重于阴虚,气虚不能帅血,血行不畅,不能达于四末,加之气虚失于温煦,故周身疼痛、四肢肘膝关节以下凉;气阴两虚加之血瘀,故月经量少、色暗;气阴两虚,头发、形骸失养,故脱发、乏力;舌质红紫苔薄白而干,脉沉弱为气阴两虚、血瘀之

证。综上分析,本案病机为感受外邪,加之过汗致营卫失调,气阴两虚,气虚血瘀,为本虚标实之证,治宜标本兼顾,扶正与祛邪并用,立解肌祛邪、调和营卫、收敛止汗、益气养阴、活血通络之法,方用桂枝加龙骨牡蛎汤合补阳还五汤、生脉饮三方加减。桂枝加龙骨牡蛎汤出自于《金匮要略·血痹虚劳病脉证并治第六》,主治阴阳两虚,失于固摄之失精,与本案病机相同,方中桂枝汤调和营卫阴阳,解肌祛邪;龙骨、牡蛎潜阳收敛、固涩止汗。补阳还五汤源自《医林改错·下卷》,主治气虚血瘀之中风,与本案病机相同,其功效为补气活血通络。生脉饮出自《医学启源·下卷》,其功效为益气生津、敛阴止汗,恰合本案。三方合用,共奏解肌祛邪、调和营卫阴阳、益气养阴、活血通络、敛阴止汗之功;在此三方基础上加丹参、秦艽、穿山龙助活血通络之功;全方合用,使邪祛,营卫调和,阴阳平衡,气充血旺,气调血畅,则汗自止,诸症自愈。二诊在初诊方基础上,加熟地、玉竹、首乌补肾养血生发。经4周治疗,临床治愈。

(五) 桂枝加黄芪汤加味治疗汗证

《金匮要略·水气病》第 27 条:"……若身重汗出已辄轻者,久久必身瞤,瞤即胸中痛,又从腰以上,必汗出,下无汗,腰髋弛痛,如有物在皮中状,剧者不能食,身疼重,烦躁,小便不利,此为黄汗,桂枝加黄芪汤主之。"

病案

夏某,男,37 岁,干部,哈尔滨人。

患病 10 年,出汗,以活动后为著,加重半年。于 10 年前因过度劳累,此后出现经常出汗,活动后加剧,未予治疗,于近半年加重,夜间也出汗,伴心悸、多梦、乏力、泄泻(1~2 次/日,稀便),多方治疗无效,故于今日来我院就诊。

初诊 2011 年 9 月 28 日。症见出汗(活动、夜间为著),心悸、多梦、泄泻、乏力。察其神疲倦怠,表情痛苦。诊其舌质淡苔薄白,脉沉弱。实验室检查均正常。此乃过劳耗气,加之久汗,更伤营卫气血,气虚卫外不固,营虚营不内守,同时气血亏虚心失所养,脾气虚,脾失运化升清所致。法当益气固表、调和营卫阴阳、潜镇敛汗,佐健脾养心,方拟桂枝加黄芪汤加味治疗。

处方 黄芪 50g 桂枝 10g 白芍 25g 生姜 15g 大枣 5 颗 甘草 20g 龙骨 20g 牡蛎 20g 五味子 15g 乌梅 15g 麻黄根 15g 白术 20g 茯苓 20g 柏子仁 15g 远志 15g

14 剂,水煎服,每日 1 剂,早晚温服。嘱其慎起居,防劳累、感冒。

二诊 2011 年 10 月 12 日,服用上方 2 周后,病情明显好转。活动后、夜间有时出汗,有时心悸,仍多梦、乏力、口干。察其精神较好,表情正常。诊其舌质淡红苔薄白略干,脉弱。据舌脉症,仍辨证为营卫气血亏虚,阴阳失调,因多梦、乏力症状改善不显,且有口干阴虚之证,故前方加太子参 20g、酸枣仁 25g、天花粉 20g、麦门冬 20g 以助益气滋阴、养心安神之功。14 剂,水煎服,每日 1 剂,早晚温服。

三诊 2011 年 10 月 26 日,服用上方 2 周后,症状皆无,诊其舌质淡红苔薄白,脉缓,临床治愈,嘱其继服 1 周以巩固疗效,注意休息,防劳累、感冒,随诊。1 个月后随访,身体健康,正常生活工作。

按 本案辨证为表虚,营卫失调。因过度劳累而耗气,气虚卫外不固,腠理开泄,故汗出,正如《素问·举痛论》所言:"劳则喘息汗出,内外皆越,故气耗矣。",因"汗为心之液"、"血汗同源",久汗更耗伤营卫气血、阴阳,使汗出加重;气血亏虚,心失所养,故心悸、多梦;脾气虚,脾失运化升清,故泄泻;神疲倦怠、乏力为气血亏虚,形骸失养之证;脉沉弱为气血亏虚,脉道不充,鼓动无力之证。综上分析,本案病机为过劳耗气,加之久汗,更伤营卫气血,使阴阳失调,气虚卫外不固,营亏营不内守,同时气血亏虚,心失所养,脾气虚,脾失运化升清,为本虚标实之证,以本虚为主,故治以扶正固本为主,佐以敛汗治标,立益气固表,调补营卫气血、阴阳,潜镇敛汗,佐健脾养心之法,方用桂枝加黄芪汤加味治疗。桂枝加黄芪汤益气健脾、调和营卫、调补阴阳,方中重用黄芪 50g 以益气固表、健脾止泻;桂枝汤调补阴阳、温中补虚、助气血生化之源,恰合本案;加龙骨、牡蛎,以潜镇摄纳敛汗,因"阳加于阴则为汗";五味子、乌梅、麻黄根收敛止汗;白术、茯苓健脾止泻;柏子仁、远志养心安神。全方合用,使气血阴阳得补,尤以补气为主,营卫调和,阴阳平衡,脾健泄止,心有所养而神安,则汗少也,诸症自愈。二诊在初诊方基础上加太子参、花粉、麦门冬、酸枣仁以助益气养阴、养血安神之功。经 2 周治疗,临床治愈。

三、谈小便频数证治

小便频数又称尿频,是指小便次数增多,有急迫感而无疼痛的一种病证。正常成人白天排尿 4～6 次,夜间 0～2 次,若次数明显增多即称尿频。尿频是一种症状,并非疾病,可由于多种原因引起。由于饮水过多、精神紧张或天气寒冷所致者为生理性尿频;由于泌尿生殖系统或其他系统疾病(如尿崩症、糖尿病)所致者为病理性尿频。

1. 温阳固摄法

张琪教授认为,小便频数临证所见甚多,除泌尿系感染外,多属肾阳不足。症见精神疲倦,手足厥冷,畏寒腰酸,小便清,舌淡脉沉,或兼下肢水肿,宜用益智仁、故纸、肉桂、附子、桑螵蛸温阳固摄之品或八味肾气丸、缩泉丸之类。1993 年 7 月 15 日治一赵某,男,78 岁,小便频数,小便不爽,夜间时遗尿,头昏健忘,下肢水肿,静脉曲张,经 CT 检查脑萎缩,前列腺增生,下肢静脉曲张,脉象左右沉无力,舌淡。根据上述脉症辨证,为肾阴阳两虚兼下肢络阻,宜八味肾气丸、通关丸加通络消肿之剂治之。熟地 20g、山茱萸肉 15g、山药 15g、茯苓 15g、丹皮 15g、泽泻 15g、肉桂 10g、附子 10g、益智 15g、知母 10g、黄柏 10g、赤芍 15g、红花 15g、丹参 15g、牛膝 10g、苍术 15g、薏苡仁 30g、甘草 10g。8 月 31 日复诊服上方 20 剂,小便频大好,排尿亦通畅,下肢肿全消,静脉色转润,曲张亦明显见轻。继宜上方化裁加鸡血藤 20g,继服 20 剂,小便日行 3～5 次,下肢静脉曲张亦明显好转。先后共服 40 剂,收到良好疗效。

2. 宣肺温肾阳固摄法

张琪教授用宣肺温肾阳固摄法治小便频数或遗尿不禁者取效,曾合用麻黄附子细辛汤与桑螵蛸散,麻黄直入足太阳膀胱及手太阴肺经,以宣通阳气,附子温助肾阳,壮命火。肾阳衰非附子不足以温助肾阳,肺气不宣非麻黄不足以宣肺气,肺为水之上源,外合皮毛,功能宣发肃降、通调水道,如寒邪外束、肺气失宣,水液不得疏布,下注膀胱故小便频数,麻黄、附子宣通肺气,一温阳散寒,肺肾合治再加用固摄之桑螵蛸散,故小便频可愈。

如曾治一少妇,小便频数夜间尤甚,一夜 10 余次,色清,尿检全阴,肾功能亦正常,服补肾温阳益气固涩之品皆无效。来门诊求治,除尿频数外,周身疼痛,腰脊背紧束感畏寒,舌白脉浮,结合前法无效分析为外邪束表、太阳经脉不利。膀胱与肾为表里,肾阳式微,膀胱气化失司,故小便频数,宜宣肺温肾阳,佐以固摄法。麻黄 10g、细辛 5g、附片 15g、桑螵蛸 20g、益智仁 20g、龙骨 20g、牡蛎 20g、甘草 10g。服上方 6 剂。尿频大减,夜间减为 3 次,全身舒适畏寒亦减,继用上方调治服 10 余剂而愈。

3. 温肾阳祛寒清热法

属于寒热交错之小便频数者,临床也很常见。膀胱与肾相表里,膀胱热郁,肾经寒湿,尿频而少腹痛,睾丸寒冷,腰酸痛,妇女则多带下,小便黄灼热,尿急痛等。张琪教授用大黄附子汤一面温肾阳祛寒湿,一面清泄膀胱热邪,收效颇佳。方如下:大黄7g、附子10g、益智仁15g、橘核20g、小茴香15g、瞿麦15g、甘草10g。妙在大黄与附子合用,温与清并举。此方除治小便频数外,亦治前列腺炎、外疝等,凡符合上述寒热交错病机者皆有效。曾在门诊治一青年,小便频数夜间10余次,不能入睡,腰酸痛,少腹寒畏冷;小便色赤,有灼热感,前列腺液检查白细胞(+),诊断前列腺炎,诸治乏效,予上方服3剂,尿频大减,继服6剂,腰痛少腹冷等亦明显减轻,小便夜间减为2次,继续调治而愈。

4. 清热通便法

另一类大便秘而小便频者,《金匮要略》谓"溲数则便坚"。小便愈数则大便愈坚,大便愈坚则水不留肠中以濡润而下趋膀胱,临证观察凡此类患者,小便频数,频频登厕,不能自控,化验尿并无异常,而大便秘结,数日不行。二便一结一频相互影响,此类患者多见舌干苔燥、手足心热、脉滑或沉实等。当今随着人民生活水平之提高,膏粱厚味胃肠积热者甚多,服大黄后大便通调则胃热除,小便频亦随之而减,近来不少报道大黄有延缓衰老之效,所谓欲长生肠中清,乃针对胃肠热便秘立论,若脾胃虚弱则决不可用。近治一关某,男,79岁,大便秘,1周1行,而小便频数无度,不饮水舌燥脉滑。嘱其以大黄2.5g,泡水饮之,日3~4次,连用1个月,大便日1行,小便次数大减,日4~5次,精神旺盛,食欲进,体力恢复,诸症消除而愈。

5. 滋补心肾法

除肾阳虚尿频外,亦有肾阴虚而尿频者,临床表现为夜间少寐、小便频数,此类乃属心肾不交,心主火,肾主水,心火下煦于肾,肾水上济于心,心肾相交,坎离相济,何病之有？若心肾阴亏无以制约虚阳亢奋,则不寐尿频,此类患者多见脉象虚数,舌红口干,小便频数,入夜尤甚。曾治一钱某,女,24岁,小便频数,一夜间频频登厕不能入睡,汤水不敢下咽,凡温阳固摄诸治罔效,诊其舌红无苔,口干少津,辨证乃属肾阴亏耗、心肾失交,遂以滋补心肾阴液,以潜阳收敛固摄之品。当归15g、生地20g、天冬15g、玄参15g、柏子仁20g、炒酸枣仁20g、红参15g、丹参15g、龙骨20g、牡蛎20g、女贞子15g、枸杞子15g、桑蛸15g、益智仁15g、甘草10g。1992年9月19日复诊,服7方12剂,尿频大减,夜间仅2次,睡眠亦好转,舌红润。继服上方以巩固疗效,随访而愈。

四、论 头 痛

头痛是临床常见病症之一,可见于多种疾病中,本文所论专指以头痛为主症的内伤或外感性疾病。头痛有部位、久暂、轻重之别,有胀、钝、跳、刺、灼等性质之异,因而头痛又有太阳、少阳、阳明等六经以及偏正头痛、头风等名称。

(一) 头痛外感内伤辨

头痛的病因复杂,六淫外袭,七情所伤,饮食劳倦,跌仆损伤皆可致病,但概括起来不外外感、内伤两类。头为诸阳之会,凡五脏六腑清阳之气,皆上会于此;外感六淫,上犯巅顶,或寒遏络脉,或热扰清空,或湿蔽清阳,均可致病。因"风为百病之长",故一般感受外邪,必多挟风,六淫外袭,必风邪为引,或风挟寒邪,阻遏络脉,血郁于内而为头痛;或风挟热邪,侵扰清空,气血逆乱而头痛;或风挟湿邪,蒙蔽清阳,使清阳不升,浊阴不降而为头痛。内伤头痛,考其病因,多与肝脾肾三脏有关。因于肝者,一因情志不和,肝失条达,郁而化火,上扰清空,而为头痛,一因木火伤阴,肝失濡养,或肾水不足,水不涵木,以致肝阳偏亢,上扰清空而头痛;因于肾者,多由禀赋不足,或房室不节,肾精亏耗,脑髓空虚而致头痛,或由于肾阳衰微,清阳不展所致;因于脾者,多系劳伤过度,或病后体虚,饮食失节等,脾虚而生化无权,气血亏虚,不能上营脑髓而致头痛,或脾失健运,痰浊内生,以致清阳不升,浊阴不降,而发生头痛。

此外,跌仆损伤,以及"久病入络",皆可导致血瘀络阻,而发生头痛。

综上头痛病机,辨治头痛时首先辨别是属外感或属内伤,在此基础上进一步审证求因,审因论治,并结合头痛部位,所属经脉,循经用药。

外感头痛,多起病较急,病程较短,疼痛多剧,无休无止,并常伴外邪犯表症状,其临床表现又常因风寒湿热之偏而各具特点。"因风者恶风,因寒者恶寒,因湿者头重……因火者齿痛,因郁者烦心,因伏暑者口干。"《类证治裁》这段论述较好地概括了其特点,可作参考。

内伤头痛,其痛反复发作,时轻时重,病程较久,多有脏腑气血失调之症。其症随气虚、血虚、肾虚、肝阳、痰浊、瘀血之异而各具特征。一般来说,气虚脉大,血虚脉芤;肾虚腰膝酸软,肝阳亢者筋惕肢麻,痰浊者头眩恶心,瘀血者痛如锥刺。

分经辨证,对于审因论治及辨经用药有重要意义。大抵太阳经头痛,多在头后部,下连于项;阳明经头痛,多在前额及眉棱骨等处;少阳经头痛,多在头之两侧,并连及耳部;厥阴经头痛,则在巅顶部位,或连于目系。

头痛的治疗,外感头痛,多属实证,治疗以祛邪为主;内伤头痛,多属虚证,治疗以扶正为主。但有时外感与内伤并存,正虚与邪实同在,此时又当根据标本先后,或先祛其实,或先救其虚,或扶正与祛邪兼顾,当因证治宜。

(二) 外感头痛

1. 风寒头痛

症见头痛连及项背,恶风畏寒,常喜裹头,舌质淡,苔薄白,脉浮或浮紧,治以疏风散寒止痛,常以川芎茶调散化裁。方中川芎行血中之气,祛血中之风,上行头目,为风寒头痛之要药;羌活、防风、白芷、细辛辛温散寒,疏风止痛;薄荷清头目;甘草调和诸药;以清茶调下,取茶叶清上而降下之性,以监制诸药过于温燥、升散,使升中有降,共奏疏风邪、止头痛之功。若寒邪侵犯厥阴经脉,引起巅顶疼痛,甚则四肢厥冷,苔白脉弦,治当温散厥阴之寒邪,方用吴茱萸汤,加藁本、川芎、细辛以祛风寒;若寒邪客于少阴经脉,症见足寒气逆,头痛,背冷,脉沉细,治宜温散少阴寒邪,方用麻黄附子细辛汤化裁。

病案

王某,女,43岁,干部,哈尔滨人。

头痛呈窜痛3个月。于3个月前经期外出受风后出现头痛,呈窜痛,伴腰酸、腿痛,自服止痛药而缓解,但此后经常出现头窜痛,伴腰腿痛,且逐渐加重,发作频繁,在多家医院诊断为血管神经性头痛,到处服中药治疗,均无效,故于今日来我院就诊。

初诊 2011年1月2日。症见头痛呈窜痛,腰痛,腿痛,察其表情痛苦,诊其舌淡红紫苔薄黄,脉数,实验室检查均正常。此乃经期血虚,感受风邪,上犯于头,阻遏清阳之气,同时风邪乘虚侵袭脉络,使气血痹阻,脉络不通所致,法当疏风清热、养血活血、通络止痛,方拟川芎茶调散合大秦艽汤加减治之。

处方 川芎20g 荆芥15g 防风15g 薄荷15g 羌活15g 白芷15g 细辛5g 秦艽15g 当归20g 生地15g 赤芍20g 桃仁15g 生石膏40g 黄芩15g 桂枝15g 穿山龙15g 地龙15g 甘草15g

14剂,水煎服,每日1剂,早晚温服。嘱其慎起居,防劳累、感冒。

二诊 2011年1月23日,服用上方2周后,头痛,腰腿痛无发作,察其表情正常,诊其舌质淡红苔薄白,脉缓,临床治愈,嘱其停止用药,随诊。1个月后随访,头痛再无发作。

按 本案血管神经性头痛,属祖国医学"头痛"范畴,因经期血虚,感受风邪所致。风为阳邪,其性轻扬,头为诸阳之会,清空之府,风邪外袭,循经上犯于头,阻遏清阳之气,故头痛,又风性善行数变,故呈窜痛;风邪稽留不去,日久入络,故头痛日久迁延不愈,休作无时;血虚脉络空虚,风邪乘虚入中,使气血痹阻,脉络不通,不通则痛,故见腰痛、腿痛;舌质红紫苔薄黄,脉数为血瘀、风邪化热化燥之症。综上分析,本案病机为血虚脉络空虚,风邪乘虚入侵,阻遏清阳,气血痹阻不通,日久入络,化燥化热,为本虚标实之证,以标实为主,血虚为病之因、病之本,风邪侵袭,阻遏清阳,化燥化热为病之标,宗"急则治其标"及"祛邪方可安正"之则,治宜疏风清热、活血通络止痛为主,佐以养血扶正,方用川芎茶调散合大秦艽汤加减。川芎茶调散出自《太平惠民和剂局方·卷二》,"治丈夫、妇人诸风上攻,头目昏垂,偏正头痛,……伤风壮热,肢体疼烦,……妇人血风攻疰,太阳穴疼,但是感风气,患皆治已。"方中川芎辛温香窜,为血中气药,上行头目,祛风活血而止头痛;薄荷疏风清热;羌活、白芷、细辛、荆芥、防风辛散疏风;诸药合用,疏风活血止痛,且治各经之头痛。大秦艽汤源自《素问病机气宜保命集》卷中,主治血虚脉络空虚,风邪中于经络之中风,与本案病机相同,取方中秦艽清热祛风通络,配合羌活、白芷、细辛、防风祛风散邪;当归、生地、赤芍、川芎养血活血,常有"治风先治血,血行风自灭"之意,并能治诸风药之温燥,且生地清热凉血;生石膏、黄芩清热,是为风邪郁而化热而设;诸药合用,疏风清热、养血活血、通络。在此方基础上,加桂枝温通血脉以助血行;桃仁活血化瘀;穿山龙、地龙搜风通络。全方合用,共奏疏风清热、养血活血、通络止痛之功,使风热之邪得去,脉络畅通,气血旺盛,则诸症自愈。经2周治疗,临床治愈。

病案

刘某,男,35岁。

头痛3年余,近1年发作频繁,以后头巅顶较重,兼有健忘、失眠多梦、心悸。CT扫描未见异常。经中西医多方治疗均无疗效。

初诊 1994年12月16日。症见面色苍白,手足厥冷,舌淡,脉虚数。证属足厥阴肝经血虚阳虚,寒邪循经上逆为主,兼有足少阴肾虚证,予吴茱萸汤与当归四逆汤化裁。

处方 吴茱萸 红参 白芍 川芎 桂枝 山茱萸 枸杞子 生姜各15g 当归 熟地黄各20g 细辛5g 甘草10g 大枣5颗

水煎服,每日1剂。

二诊 12月23日。服上方7剂,头痛明显减轻,睡眠安好,恶梦减少,但下午仍稍有头痛不适,手足厥冷减轻,脉稍有力,舌转淡红,继用上方化裁治疗。

处方 吴茱萸 当归 白芍 熟地黄各20g 红参 桂枝 川芎 山茱萸 枸杞子 炒酸枣仁 茯神 生姜 甘草各15g 黄芪25g 细辛5g 大枣5颗

三诊 12月30日。服上方7剂,头痛未作,自觉轻松,能从事一般劳动,睡眠佳,手足转温,心悸、气短均除,面色转润,舌淡红,脉有力,继服上方。

2000年5月来门诊告知近5年头痛未再发作。

按 本例西医诊断为血管神经性头痛,曾用中西药治疗无效。根据其发病时手足厥冷,面色苍白,后头巅顶痛甚,舌淡,脉虚数,兼有心悸等症,属厥阴肝经循督脉会于头部巅顶,肝经血虚阳虚,不能上荣而头痛,予吴茱萸汤与当归四逆汤合用以温肝阳、养肝血,辅以熟地黄、山茱萸、枸杞子滋补肾阴,防刚燥之药伤阴液,前方以温肝为主,辅以滋肾阴之品使阴阳相济,后方加黄芪、炒酸枣仁、茯神益气养血宁神以治心悸、失眠、健忘,服药 40 余剂而愈。

2. 风热头痛

症见头痛而胀,甚则头痛如裂,发热恶风,面红目赤,口渴欲饮,便秘溲赤,苔黄,脉浮数。治以祛风清热,以芎芷石膏汤与银翘散化裁。取方中石膏以清热泻火,菊花、连翘、金银花、薄荷辛凉轻解,川芎、白芷、芥穗祛风止痛。若舌红少津可加石斛、天花粉以生津止渴;便秘者可加大黄以泻热通腑。

病案

李某,女,38 岁,干部。

初诊 1991 年 1 月 29 日。头部胀痛 1 年余,以前额为重,1 年来时轻时重,反复发作,甚则全头胀痛欲裂,常伴有牙龈肿痛,平素多便秘,现 3 日一便,便硬。诊见形肥面红,目见血丝,舌红,苔厚而黄,脉见滑象。证属胃热腑实,风热上攻,治以祛风清热,通腑泄热。

处方 菊花 15g 薄荷 15g 连翘 15g 川芎 15g 生石膏 50g 生大黄 10g 芒硝(单包伴化冲服)10g 白芷 15g 焦栀 15g 芥穗 15g

每日 1 剂,水煎服。

服上方 1 剂,大便通,头痛减。去芒硝,生大黄改 5g,继服 6 剂,头痛全除,龈肿、目赤全消。嘱停汤剂。平时若见口干、口臭、便秘等症,即用石膏煎水频服。

1992 年 3 月患者来哈尔滨出差,据云遵此法,头痛年余一直未发。

3. 风湿头痛

症见头痛如裹,肢体困重,纳呆胸闷,小溲不利,大便时溏,苔白腻,脉濡。治以祛风胜湿,方用羌活胜湿汤化裁。方中羌活、独活、防风祛风胜湿,蔓荆子、川芎、藁本散风湿而止痛。恶心呕吐者加半夏、陈皮、竹茹以降逆止呕;胸闷不适加厚朴、紫苏以行气;纳呆加麦芽、神曲以消食化滞;小便不利可加薏仁、竹叶以淡渗利湿。若暑湿外袭,症见头痛而胀,身热心烦,口渴胸闷,治以清暑化湿,用黄连香薷饮加藿香、佩兰、蔓荆子、荷叶之类。

病案

刘某,男,50 岁。

初诊 1989 年 7 月 28 日。1 周前在田间作业,时天气炎热,袒胸赤臂而劳,忽然阵雨,身被雨淋,随后发病。头痛而胀,周身酸楚沉重,身热而不畅,胸闷纳呆,口渴不欲饮,大便溏黏,小便短赤,舌苔厚腻微黄,脉濡数。证属暑湿头痛,治以清暑化湿。

处方 黄连 15g 香薷 15g 藿香 15g 佩兰 15g 荷叶 15g 蔓荆子 15g 竹叶 15g 厚朴 15g 半夏 15g 竹茹 15g 茯苓 15g 薏仁 15g 滑石 15g 二活各 15g 薄荷 10g

服上方 3 剂头痛大减,热退身轻,纳食有所增加,继服上方 3 剂,诸症悉除,随后照常下田劳作,病告痊愈。

(三) 肝阳上亢头痛

肝阳头痛,症见头痛目眩,时作筋瘛,两侧为重,心烦易怒,口干口苦,或兼胁痛,舌红,苔薄黄,脉弦细而数。治以平肝潜阳,以天麻钩藤饮化裁。

方中石决明重镇潜阳;天麻、钩藤平肝息风;牛膝引热下行;山栀、黄芩泻肝胆之郁火;茯神宁心安神。肝阴不足可加白芍、女贞子、石斛以养阴。若肝火偏胜,症见头痛剧烈,口苦目赤,小溲色黄,宜用栀子清肝散加减。若头痛系肾阴亏虚,水不涵木所致,宜用杞菊地黄丸加减。

病案

朱某,女,42 岁,工人。

初诊 1990 年 3 月 18 日。头胀痛 1 年余,时轻时重,经久不愈,伴耳鸣、目胀、口干、胸闷、心烦、多梦,并且月经 10 个月未来潮。经某医院诊为血管神经性头痛,功能性闭经。曾用谷维素、安定(地西泮)、羊角冲剂等多种药物无明显效果,经人介绍来我院诊治。现舌质暗红,苔白而干,脉弦。综合脉证属肝火旺,风热上犯,久病入络,兼络脉血瘀。治以清热平肝,兼以祛风活血止痛。

处方 生石膏 50g 生石决明 30g 生赭石 30g 怀膝 15g 生地 20g 钩藤 15g 川芎 15g 白芷 15g 生甘草 10g 桃仁 15g 芥穗 15g

二诊 1990 年 3 月 25 日。服上方 6 剂,头痛大减,耳鸣、目胀、心烦等症亦见好转。现仍感口干,手足心热,舌暗红而干,脉弦。此为肝火已降、风热得散,然仍阴津亏乏,络脉血瘀尚存,续以滋阴清热、活血通络。

处方 生地 20g 玄参 20g 麦门冬 20g 丹皮 15g 桃仁 20g 赤芍 20g 天花粉 20g 当归 20g 红花 15g 知母 15g 泽兰叶 15g 甘草 10g 陈皮 15g 枳壳 15g

三诊 1990 年 4 月 16 日。患者头痛 1 周未发,耳鸣、目胀、心烦等症基本消失,五心烦热亦明显减轻。于 4 月 12 日已见经血来潮,但来时小腹胀微痛,血中有紫块,舌质转润,苔薄白,脉弦缓,续以上方加郁金 15g,桂枝 15g。

四诊 1990 年 5 月 15 日。继服上方 20 余剂。于 5 月 10 日月经正常来潮,腹已不痛,色、量属正常,遂停汤剂,嘱服丹栀逍遥丸以善其后。随访半年,病已痊愈。

(四)气血亏虚头痛

气血亏虚头痛,症见头痛绵绵,时发时止,劳则加剧,倦怠乏力,面色少华,气短懒言,心悸怔忡,舌质淡,苔薄白,脉虚大无力或沉细。治以益气养血、祛风止痛,常以补中益气汤、顺气和中汤与四物汤化裁。

方中黄芪、人参、白术等益气健脾;四物养血;川芎、细辛、蔓荆子等祛风止痛;陈皮和胃;柴胡、升麻升阳,无热者去黄芩。

病案

姜某,女,48 岁,干部,大庆市人。

阵发性头痛,头晕 20 年,加重半年。平素偏食,饮食无规律,于近 20 年经常出现头痛伴头晕,活动后为著,均口服去痛片治疗,近半年加重,发作频繁,伴心悸、气短、少寐多梦、神疲乏力、纳差、腹胀,有时呃逆,多方治疗无效,故于今日来我院就诊。

初诊 2010 年 1 月 27 日。症见头痛、头晕、心悸、气短、少寐多梦、神疲倦怠、乏力、纳差、腹胀、呃逆,午后低热,察其面色萎黄无华,形体消瘦,诊其舌质淡无苔,脉细弱,实验室检查:血红蛋白 74g/L。此乃饮食不节,损伤脾胃,气血化源不足,气血亏虚,清窍失养所致,法当补中益气升阳、滋阴养血安神,方拟补中益气汤合四物汤加减治之。

处方 黄芪 30g 太子参 20g 白术 15g 柴胡 15g 升麻 10g 陈皮 15g 当归 20g 熟地 15g 川芎 15g 白芍 20g 麦门冬 15g 酸枣仁 20g 柏子仁 15g 石菖蒲 15g 远志 15g 五味子 15g 甘草 15g

14 剂,水煎服,每日 1 剂,早晚温服。嘱其慎起居,防劳累,饮食有规律。

二诊 2010 年 2 月 10 日,服上方 2 周后病情明显好转,症见活动后轻微头痛、头晕、神疲乏力,有时纳呆,进食后腹胀,多梦易醒,察其面色淡黄有光泽,形体略胖,诊其舌质淡红少苔,脉细弱,血红蛋白95g/L。病情好转,前方续服。因纳差故前方加神曲15g、麦芽25g、莱菔子25g以开胃消食导滞、升降脾胃之气。21剂,水煎服,每日1剂,早晚温服。

三诊 2010年3月3日,服上方3周后症状皆无,已1周无头痛,察其面色红润,形体明显增胖,诊其舌质淡红苔薄白,脉缓,血红蛋白120g/L,临床治愈。嘱其继服药2周以巩固疗效,随诊。

按 本案营养不良性贫血属祖国医学虚劳、头痛、眩晕、心悸、不寐等范畴,本案表现以头痛为主。因平素饮食不节,损伤脾胃,气血化源不足所致,正如《素问·痹论》所云:"饮食自倍,肠胃乃伤。"脾胃为后天之本,营卫气血生化之源,脾胃虚弱,纳运失司,日久必致气血亏虚;脾为阴脏,其气主升,脾气虚则清阳不升,加之血虚,血不上荣,脑失所养,故见头痛、头晕,活动后耗伤气血,故活动后加重;心主血藏神,肝藏血,主疏泄,二者均调节血液运行,故血虚主要责之于心肝二脏,心血不足,心神失养,故心悸、少寐多梦;气虚则气短;脾胃虚弱,纳运失职,升降失常,气机阻滞,故纳差、腹胀、呃逆;气血亏虚,形骸失养,故神疲倦怠、形体消瘦、乏力;血虚血不能上荣于面,故面色萎黄无华;午后低热为清阳不升,陷于下焦,郁遏不宣所致;舌质淡无苔,脉细弱为气血亏虚之征。综上分析,本案病机为脾胃虚弱,纳运失司,气血化源不足,脾虚脾失升清,气血不能上荣于清窍及四肢百骸。治宜补中益气、升阳举陷、滋阴养血安神、扶正以固本,方用补中益气汤和四物汤加减。补中益气汤出自《内外伤辨惑论》卷中,主治脾虚气陷及气虚发热证,症见纳差、气短、乏力、体倦肢瘘、面色萎黄、舌淡脉虚。方中黄芪、太子参、白术、甘草补益中气,健脾以助运化,且黄芪有升阳之功;当归养血和营,协参芪补气养血;陈皮理气和胃,使诸药补而不滞;升麻、柴胡升阳举陷,助气血上升,《本草纲目》谓:"升麻引阳明清气上升,柴胡引少阳清气上行,此乃禀赋虚馁,元气虚馁,及劳役饥饱,生冷内伤,脾胃引经最要药也。"配合陈皮有升有降,调畅气机,以升为主;诸药合用,补中益气,升阳举陷,兼养血和血、理气和胃之功。四物汤源自《太平惠民和剂局方》,方中熟地、白芍阴柔补血之品(血中血药)与辛香之当归、川芎(血中气药)相配,动静相宜,补血而不滞血,行血而不伤血,温而不燥,滋而不腻,为补血调血之良方。在此二方基础上,加麦门冬益胃阴以助胃之功能;酸枣仁、柏子仁、石菖蒲、远志、五味子养心宁心安神;全方共奏补中益气健脾、升阳举陷、滋阴养血和血、宁心安神之功,使脾胃健,气血化源充足,升降有权,以濡养清窍,气血旺则运行通畅,以濡养五脏六腑、四肢百骸,则诸症自除,故初诊疗效显著。二诊在初诊方基础上加神曲、麦芽、莱菔子以开胃消食导滞,升降脾胃之气,助后天之本。

(五)痰浊头痛

痰浊头痛,症见头痛昏朦目眩,胸脘痞闷,纳呆呕恶,舌苔白腻,脉滑或弦滑。治以化痰降逆、祛风止痛。方用半夏白术天麻汤加减。

方中半夏、茯苓、陈皮、白术、生姜健脾化痰,降逆止呕;天麻平肝息风,可加白蒺藜、蔓荆子以祛风止痛。若痰湿化热,出现口苦、舌苔黄腻、大便不畅,可去白术,加黄连、竹茹、鲜竹沥以清化痰热。

病案

许某,女,42岁,干部。

初诊 1997年7月29日。患者为机关干部,患头痛2年余,发作时剧痛不可忍,经多家医院神经科专家会诊及CT扫描均无结果,遍服中西药无效,曾诊为外伤后遗症(患者有头部外伤史)、脑囊虫病及血管神经性头痛等。患者面色晦暗无光泽,自述终日昏沉,身重,目不欲睁,发作时呕吐少量痰涎,舌润而胖大,脉沉。综合脉证,辨证属太阴痰厥头痛。此病原由脾胃内伤所致,东垣谓"头痛如裂,身重如山,恶心烦闷,四肢厥冷,乃湿痰厥逆上犯所致",然其头痛日久,久痛入络,故予半夏白术天麻汤加活血通络之品治之。

处方 天麻15g 半夏15g 白术15g 党参15g 橘红15g 干姜10g 黄柏15g 泽泻15g 茯苓15g 川芎15g 麦芽15g 神曲15g 桃仁15g 丹参20g 全虫10g 甘草10g

二诊 8月12日。服上方10剂,头未痛,为2年来罕见现象。患者精神愉快,但仍睡眠不足,头额稍有热感,胃脘嘈杂,舌滑润,脉沉缓。考虑服药后头痛好转,但出现头额有热感及脘部嘈杂,属温燥药伤阴,上方去干姜、茯苓、泽泻,加生地、白芍以滋敛阴液。

处方 天麻15g 半夏15g 白术15g 太子参15g 橘红15g 干姜10g 黄柏10g 黄连15g 僵蚕15g 全虫10g 桃仁15g 丹参20g 川芎25g 生地20g 白芍20g 白芷20g 甘草10g

三诊 8月28日。服上方10剂,头痛未作,面色转润,嘈杂、头热之证亦除,唯睡眠欠佳,入睡难且多梦,拟安神养心之剂。

处方 当归20g 生地20g 二冬各15g 柏子仁20g 炒酸枣仁20g 远志15g 丹参20g 玄参15g 茯神15g 太子参15g 龙齿20g

水煎,日服2次。

四诊 9月9日。睡眠转佳,头痛未作。嘱服上方若干剂以巩固疗效,随访3年未复发。

按 本案头痛2年余,发作频繁,多方检查治疗未有结果,其发作时痛不可忍,兼有昏眩身重、呕吐痰涎、面色晦暗、脉沉舌滑等症。辨证属痰厥头痛,以半夏天麻白术汤加味主之。方中半夏燥湿化痰,天麻升清降浊以除头眩,其余皆益气健脾除痰湿之品,然患者病程2年,久痛入络,痰湿阻滞则血运受阻,故加入川芎、桃仁、全虫等活血通络,药后收效甚捷,10剂头痛即止,但出现头额部热感,胃中嘈杂等化热伤阴之象,故去干姜、茯苓、泽泻等燥热渗利之剂,入白芍、生地以敛阴,黄连清热,三诊开始头痛未发,转用养心安神之剂调治其失眠而获痊愈。

(六) 瘀血阻窍头痛

瘀血头痛,症见头痛经久不愈,痛处固定不移,如锥如刺,舌有瘀斑,脉弦或细涩,治以活血化瘀止痛,以通窍活血汤化裁。方中麝香香窜开窍;红花、桃仁、赤芍、川芎活血化瘀。若疼痛剧烈可加全蝎、蜈蚣、地龙、土虫等;若属气虚血瘀者则当改用补阳还五汤加减;若属气滞血瘀者用血府逐瘀汤加减。

病案

韩某,男,58岁,干部。

头痛近2年,以后枕部为重,波及两耳。初时较轻,时发时止,后逐渐加重,发作日渐频繁,近半年来疼痛剧烈,后枕部常如锥刺,伴见头昏、肢麻、记忆力减退等症,血压偏高,平时多在20/11kPa左右。经西医神经内科及头部CT检查,诊为脑动脉硬化、腔隙性脑梗死。曾用低分子右旋糖酐、胞二磷胆碱、烟酸肌醇酯片等药缓解。2个月前疼痛再次加剧,再用扩血管、抗凝药物治疗月余不见好转,因请张老会诊。

初诊 1991年2月13日。诊见表情痛苦,面色晦暗,形体略胖,肢体活动灵活,舌质暗,在舌两畔见有数块瘀斑,舌苔白,脉弦。综合脉证及CT所见,诊为瘀血头痛,治以活血化瘀止痛。

处方 生地20g 当归20g 桃仁15g 红花15g 枳壳15g 赤芍15g 柴胡15g 川芎15g 桔梗15g 怀膝15g 钩藤15g 地龙15g

二诊 1991年2月20日。服上方6剂,头疼仍时有发作,然程度及频次显著改善。患者精神食欲亦好转,舌脉大略同前,续以上方再服。

三诊 1991年3月5日。头痛偶尔发作,片刻即逝,舌转红润,瘀斑见退,舌苔白微腻,脉见弦缓,继以前方加黄芪50g续服半月。

四诊 1991 年 3 月 20 日。头痛连日未见发作,头昏亦不显,面色正常,舌斑已不见,精神体力如常人,因工作需要即上班,后略有小反复,复用此方加减服用痊愈。

病案

李某,男,43 岁。

初诊 1998 年 11 月 1 日。患者形体肥胖,头痛病史 10 年,在多家医院治疗效果不显,诊断为血管神经性头痛,近 1 年加剧,偏于右侧,睡眠不实,多梦纷扰,耳鸣健忘,心烦,舌紫暗,苔腻,脉沉。证属久病入络、脉络瘀阻、血瘀气滞痰凝,治宜活血化瘀、行气涤痰,以血府逐瘀汤合散偏汤化裁。

处方 当归、赤芍、生地黄、桃仁各 20g,川芎、夏枯草各 25g,红花、柴胡、枳壳、白芥子、香附、白芷各 15g。

水煎服,每天 1 剂。

二诊 11 月 15 日。服上方 7 剂,头痛明显减轻,仅觉头微痛不适,效不更方。

三诊 11 月 22 日。服上方 6 剂,症再减,但不断有交叉痛出现,舌紫,脉沉,仍睡眠不佳,心烦,前方加祛风安神养心之品。

处方 生地黄 30g 当归 桃仁 赤芍 柴胡 川芎 菊花 炒酸枣仁各 20g 红花 白芥子 远志各 15g 夏枯草 25g

四诊 12 月 16 日。服上方 16 剂,头痛未作,睡眠好,现有轻度腹泻,上方加白术 15g,服 7 剂,1年后随访未复发。

按 本例属瘀血头痛。头痛日久,舌紫暗或有瘀斑,脉沉或沉涩多属血瘀,患者体胖苔腻,故证属血瘀夹痰湿,以血府逐瘀汤与散偏汤化裁取效。方中川芎上行头目,功擅辛散通络,为头痛要药;白芥子燥湿化痰,为治痰之要药,散偏汤中二药相伍为痰瘀合治之剂;夏枯草清肝散络,痰瘀化热者用之可平肝清热;菊花清利头目,与活血化瘀药合用相得益彰,故收效甚捷。

五、从气血论治月经病

经、带、胎、产为妇女四大主要疾病,男子以肾为先天,妇女以肝为先天,故临床上妇科病多与肝脾肾密切相关,治疗上多从气血入手。

月经病俗称月经不调,是指月经的周期或经量出现异常,包括月经先期、月经后期、月经先后无定期、经期延长、月经过多、月经过少。中医学认为月经的产生与调节受脏腑气血盛衰、经络通畅的直接影响,其中与肾的关系尤为密切,如《素问·上古天真论》中所说:"女子七岁肾气盛,齿更发长;二七而天癸至,任脉通,太冲脉盛,月事以时下,故有子……七七任脉虚,太冲脉衰少,天癸竭,地道不通,故形坏而无子也。"月经病的发生与肝脾肾三脏密切相关,叶天士认为"女子以肝为先天。"妇人以血为本,肝藏血,其体阴而用阳,性喜条达,主升主动,肝藏血达到满盈,则通过冲任二脉输注于子宫,肝气喜条达而恶抑郁,肝主疏泄,调畅全身气血,若情志内伤,肝失疏泄,则发生月经病。

血是月经的主要物质成分,气是调摄月经的动力,气血往往相伴而生,相随而行,相依而存,"血为有形可视,气为无形不可见"。祖国医学认为,血与气皆由水谷所化生,气属阳,血属阴,其功能为"气主煦之"、"血主濡之",二者相互依存,相互为用;气为血之帅,血为气之母,气能载血行,血能化生气,气与血同源而异流,互为其根。因此,血的升降运行,莫不从之于气,故气行则血行,气滞则血滞,气逆则血逆,气降则血降。只有气机调和,血运流畅,身体才能健康。祖国医学认为,"气血冲和,万病不生"。《黄帝内经》曰:"血气不和,百病乃变化而生。"

对于女子月经而言,《医林绳墨·妇人调经论》曰:"妇人得阴柔之体,以血为本,盖阴血如水之行地,阳气若风之旋天,故风行则水动,气畅则血调,此自然之理也。"《世医得效方·济阴论》曰:"肝气疏泄,肝血运动,营卫四体,如环无端,灌溉百脉,余者为月候,以时而行,若水溢自流,不自知觉,故纤不作,而气体充盛有子矣。"

(一)丹栀逍遥散和四物汤加减治疗月经过少

月经周期基本正常,经量明显减少,甚或点滴即净,或经期缩短不足两天,经量亦少者,称为"月经过少",亦称"经水涩少"、"经量过少"、"经行微少"。月经过少,在金元以前的医著中归在"月经不调"范畴。汉·张仲景《金匮要略》称为"经水不利";隋·巢元方《诸病源候论》列"月水不利候"。月经过少的病因有虚有实,虚者多因素体虚弱,大病、久病、失血或饮食劳倦伤脾,或房劳伤肾,而使血海亏虚,经量减少;实者多由瘀血内停,或痰湿壅滞,经脉阻滞,而致血行不畅,经血减少。张琪教授认为本病与肝郁血虚有关。

病案

董某,女,37 岁,干部,哈尔滨人。

月经量少、色暗 10 年,加重 2 个月。平素易生气,于近 10 年出现月经量少、色暗,经前乳房胀痛,心烦不寐,急躁易怒,有时头痛,间断服中药治疗无效,且近 2 个月伴随症状加重,故于今日来我院就诊。

初诊　2010 年 5 月 19 日。症见月经量少、色暗,经前乳房胀痛,心烦不寐,急躁易怒,头痛,适值经后 3 天,察其面色无华,诊其舌质淡苔薄黄,脉弦细,实验室检查及盆腔彩超均正常。此乃平素情志不畅,肝木失于条达,日久肝体失于柔和,以致肝郁血虚血瘀,郁而化火扰心所致,法当疏肝养血活血、清热泻火、养血安神,方拟丹栀逍遥散和四物汤加减治之。

处方　柴胡 20g　当归 20g　白芍 20g　白术 15g　茯苓 15g　丹皮 15g　焦栀子 15g　生地 15g　川芎 15g　香附 20g　青皮 15g　郁金 15g　赤芍 15g　丹参 20g　酸枣仁 20g　石菖蒲 15g　远志 15g　五味子 15g　瓜蒌 15g　夏枯草 20g　甘草 15g

21 剂,水煎服,每日 1 剂,早晚温服。嘱其节情志,防劳累,注意休息。

二诊　2010 年 6 月 23 日,服用上方 3 周后,此次月经量色均正常,只觉轻微乳房胀,余症皆无,临床治愈。嘱其下次月经前 10 天服上方 1 周,平时保持心情舒畅。

连续随访 4 个月,月经均正常。

按　本案属祖国医学月经过少,辨证为肝郁血虚,郁而化火扰心。因肝性喜条达而恶抑郁,为藏血之脏,体阴而用阳,平素情志不畅,肝木失于条达,则肝体失于柔和,以致肝郁血虚,血虚则胞宫不充,故月经量少。因"血室内舍于肝","胸中为气之所宗,血之所聚,肝经循行之分野",肝气瘀滞必致血室及胸中血瘀,故见经色暗、经前乳房胀痛;又肝经"布胁肋……上出额,与督脉会于巅",血虚血不能上荣清窍,加之血瘀清阳被遏,故头痛;肝郁日久,郁而化火,火热扰心,故心烦不寐,急躁易怒;脉弦细为肝郁血虚之证;苔薄黄为肝郁化火之证。综上分析,本案病机为情志不畅所致肝郁血虚血瘀,郁而化火,火热扰心,为虚实夹杂之证,故治宜疏肝养血、活血健脾、清热泻火、养心安神,方用丹栀逍遥散和四物汤加减。丹栀逍遥散源自《内科摘要》,其功效为疏肝清热泻火、养血健脾。方中柴胡疏肝解郁清热;当归、白芍滋阴养血,养肝柔肝,补肝体而助肝用;白术、茯苓、甘草健脾益气,以防肝旺乘脾,同时助气血生化之源;焦栀子清热泻火,丹皮清热凉血活血。四物汤补血调血,主治营血虚滞证;二方合用疏肝养血活血健脾,滋阴清热泻火。在此二方基础上加香附、青皮疏肝理气,气行则血行;加赤芍、丹参、郁金助活血祛瘀之功,且郁金有清肝平肝之功;酸枣仁、石菖蒲、远志、五味子养心安神;瓜蒌宽胸开结降气;夏枯草清肝平肝;全方共奏疏肝养血活血健脾、滋阴清热泻火、养心宁心安神之功,使肝郁得舒,火热得清,血虚得补,肝体得养,瘀血得行,心有所养,健脾助气血生化之源,则诸症自愈。由于辨证遣方用药准确,故疗效显著,临床治愈。

(二)绀珠正气天香汤加减治疗闭经

绀珠正气天香汤出自《玉机微义·卷四十九》,"治妇人一切气,气上凑心,心胸攻筑,胁肋刺痛,月水不调"。其功效为行气温阳止痛。张琪教授认为闭经多因情志不遂,致肝气郁结,气机阻滞,因"足厥阴肝经布两胁,抵少腹,络阴器"、"胞宫内属于肝,故肝气瘀滞,必致胞宫气血瘀滞,瘀血内结而不下,故闭经"。

病案

奚某,女,45岁,干部,哈尔滨人。

闭经11个月,平素经期错后,月经量少,于去年8月因生气后至今11个月只行经一次,且伴胸胁胀痛,畏寒,故于今日慕名来我院就诊。

初诊 2010年6月9日。症见闭经、胸胁胀痛、手足凉、畏寒,察其口唇淡紫,诊其舌质紫暗苔薄白、脉沉,实验室检查未见异常。此乃情志不遂,肝气郁结,气滞血瘀,瘀血停于胞宫而不下行,同时气机阻遏阳气而不外达所致,法当行气温阳通阳、活血化瘀,方拟绀珠正气天香汤加减治之。

处方 香附25g 干姜15g 苏叶15g 陈皮15g 乌药15g 柴胡15g 当归20g 赤芍15g 川芎15g 丹参20g 红花15g 坤草30g 甘草15g

21剂,水煎服,每日1剂,早晚温服。嘱其节情志,防劳累。

二诊 2010年6月30日,服用上方3周后,病情明显好转,于服药半个月后月经至,但伴小腹痛、量少、有血块、乏力、胸胁胀痛、手足凉、畏寒均减轻,察其口唇淡红,诊其舌质淡紫有瘀斑苔薄白、脉沉。于前方基础上加黄芪30g、太子参20g、白芍15g、桂枝15g、五灵脂15g以助益气养血、通阳活血止痛之功。14剂,每日1剂,早晚温服。

三诊 2010年7月14日,服用上方2周后,临床症状消失,诊其舌质淡红苔薄白,脉缓,嘱其停止用药,节情志,观察下次月经情况。

随访2个月,月经量、色、质均正常,无不适感,临床治愈。

按 本案月经不调属祖国医学瘀血内结之闭经。"胸中为气之所宗,血之所聚,肝经循行之分野",肝经气血瘀滞,故胸胁胀痛;肝气郁结,气机阻滞,阻遏阳气不达体表、四末,失于温煦,故手足凉、畏寒;口唇紫暗,脉沉为瘀血内阻之证。综上分析,本案病机为情志不舒,肝郁气滞,气滞则血瘀,瘀血内结,经血不行。治宜疏肝行气、温阳通阳、活血止痛,方用绀珠正气天香汤加减。该方出自《玉机微义·卷四十九》,"治妇人一切气,气上凑心,心胸攻筑,胁肋刺痛,月水不调"。其功效为行气温阳止痛,恰合本案,方中香附、乌药、苏叶、陈皮行气,取"气行则血行"之意,且香附为气中之血药,乌药具止痛之功;干姜温阳通阳。加柴胡疏肝解郁,透达郁阳,且柴胡清肝胆之热,以防郁久化热;加当归、赤芍、川芎、丹参、红花、坤草活血化瘀,且当归有养血之功,以防活血伤血。全方共奏疏肝行气、温阳通阳、活血化瘀止痛之功,使气行血畅,则经自下。二诊考虑久病加之用大量行气活血药而耗伤气血,故在初诊方基础上加黄芪、太子参益气,同时助血运行,加白芍配合当归养血;加桂枝助温阳通阳之功,同时配合白芍调和营卫;加五灵脂活血止痛。全方共奏疏肝行气活血止痛,益气养血温阳通阳之功。

(三)血府逐瘀汤加减治疗月经后期

月经后期病机多为情志不畅,致肝气郁结,气血郁滞,血不下行,胞宫血瘀,治宜疏肝行气、活血化瘀通络,用《医林改错》之血府逐瘀汤加减。血府逐瘀汤活血与行气相伍,祛瘀与养血同施,具有活血祛瘀、行气止痛之功。

病案

张某,女,24岁,干部,深圳市人。

月经延期,色暗,有血块10年,加重1年。于10年前因生气而出现月经延期,1~2个月一次,每次7天,色暗,有血块,未予治疗,近1年加重,2~3个月一次,经前烦躁,胸闷,平日双下肢膝关节以下凉、胀,多方诊治疗效不佳,慕名于今日来我院就诊。

初诊 2011年11月2日。症见月经延期,错后1个月未至,色暗,有血块,烦躁,胸闷,双下肢膝关节以下凉、胀。察其口唇淡紫,诊其舌质紫有瘀斑苔薄白,脉涩。盆腔彩超未见异常。此乃情志不畅,致肝气郁结,气血郁滞,血不下行,同时郁久化热扰心所致,法当疏肝行气、活血化瘀通络,方拟血府逐瘀汤加减治之。

处方 桃仁15g 红花15g 当归20g 生地20g 赤芍15g 川芎15g 怀牛膝20g 柴胡15g 桔梗15g 枳壳15g 丹参20g 鸡血藤20g 穿山龙30g 地龙15g 全虫10g 海桐皮15g 甘草15g

14剂,水煎服,每日1剂,早晚温服。嘱其节情志,防劳累、感冒。

二诊 2011年11月16日,服用上方2周后,病情明显好转,服药10天后月经至,仍色暗,有血块,无烦躁、胸闷,双下肢膝关节以下凉、胀明显减轻。察其口唇淡红,诊其舌质淡紫有瘀点苔薄白,脉细涩。据舌脉症,辨证治法同前,考虑用活血药必耗气,故前方加太子参30g,以补气助血行。14剂,水煎服,每日1剂,早晚温服。

三诊 2011年11月30日,服用上方2周后,症状皆无,诊其舌质淡红苔薄白,脉缓,因舌脉症均无瘀血征象,故嘱其停止用药,节情志,观察下次月经是否正常。

1个月后随访,月经按期而至,量、色、质均正常,临床治愈。

按 本案辨证为气滞血瘀,血不下行而致月经后期,经水色暗,有血块;气血郁久化热,热邪扰心,故烦躁;胸中气滞血瘀,气机不畅,故胸闷;气血不能下荣于下肢,故下肢膝关节以下凉;"血不利则为水",故下肢膝关节以下胀;口唇淡紫、舌质紫有瘀斑、脉涩均为瘀血之征,以血府逐瘀汤治疗。方中桃仁、红花、赤芍、川芎、怀牛膝活血化瘀,且怀牛膝引瘀热下行;柴胡疏肝解郁,清肝胆之郁热,升达清阳,与桔梗、枳壳通用,有升有降,调畅气机,尤善理气行滞,使气行则血行,且桔梗能载药上行,兼有使药作用;当归、生地养血益阴,清热活血。全方活血与行气相伍,祛瘀与养血兼施,升降兼顾,引血下行,意在"血化下行不作痨"。在此方基础上加丹参助活血化瘀;鸡血藤、穿山龙、地龙、全虫、海桐皮搜风通络,乃风能助血行,且鸡血藤亦有养血之功。诸药合用,共奏疏肝行气、活血化瘀通络、清热凉血、滋阴养血之功,使瘀血得去,脉络得通,气机升降有权,气血调畅,同时清解郁热,养血防活血耗血之虑,益阴防行气耗阴之弊。二诊再加太子参,意在补气以助血行,同时防大量活血药耗气,使补而不滞。由于辨证遣方用药准确,故疗效显著,经四诊治疗,临床治愈。

(四) 归脾汤加减治疗月经先期

张琪教授认为,月经先期多因思虑过度,劳伤心脾,气血亏虚所致,心藏神而主血,脾主思而统血,思虑过度,致心脾气血暗耗。脾为营卫气血生化之源,《灵枢·决气》曰"中焦受气取汁,变化而赤是为血",脾虚血化源不足,加重气血亏虚,故病情日久不愈,逐渐加重,脾虚脾不统血,故月经先期。归脾汤是治疗心脾气血两虚证的常用方,临床应用以心悸失眠、体倦食少、便血或崩漏、舌淡、脉细弱为辨证要点。

病案

陈某,女,45 岁。

该患者于 3 年前因琐事思虑过度后出现月经提前半个月,量少,多梦,泄泻(1～2 次/日,稀便),间断服用中药治疗均无效,且近 1 个月加重,出现痛经,胸闷,气短,乏力,手足凉,故于今日来我院就诊。

初诊 2010 年 8 月 25 日。1 个月行经 2 次,量少,痛经,泄泻(1～2 次/日,稀便),胸闷,气短,乏力,多梦,手足凉,腰痛,舌质淡红苔薄白,脉沉。中医辨证:月经先期(心脾两虚,兼肾阳虚)。西医诊断:月经不调。治法:补益心脾兼温补肾阳。方用归脾汤加减治疗。

处方 太子参 20g 黄芪 30g 白术 20g 当归 20g 茯神 20g 远志 15g 酸枣仁 20g 桂圆肉 15g 山药 20g 龙骨 20g 五味子 15g 川芎 15g 附子 10g 桂枝 15g 仙灵脾 15g 甘草 15g

按 本案据舌脉症辨证为心脾气血两虚,脾不统血,兼肾阳虚致月经先期。气为血之帅,气虚致血瘀,故痛经,血虚则量少;脾虚清阳不升而下陷,故泄泻、胸闷、气短、乏力;血虚血不养心,故多梦;脾虚日久,土克水,致肾阳虚,故腰痛、手足凉。综合分析,本病病机为思虑过度,劳伤心脾,脾虚脾失统摄,清阳不升,气血化源不足,心血虚心失所养,脾虚日久及肾致肾阳虚。故立益气补血、健脾养心、兼温补肾阳之法,方用归脾汤加减。该方源自《正体类要·下卷》:"或思虑伤脾,……寤而不寐;……大便不调;或血上下妄行。"方中太子参、黄芪、白术、甘草大量甘温之品补脾益气以生血;当归、元肉甘温补血养心;茯神、远志、酸枣仁宁心安神;全方益气健脾、补血养心安神。在此方基础上加山药补脾肾;龙骨重镇安神;五味子养心安神,且涩肠止泻;川芎活血,促血运行;附子、桂枝、仙灵脾温补肾阳;诸药合用,共奏益气健脾、补血和血、养心安神、温补肾阳之功。脾健则统摄有权,运化正常,血旺则心有所养,肾阳充足则温煦正常,血活则瘀血得去,则诸症自愈。

(五)膈下逐淤汤加减治疗经行腹痛

痛经是妇科常见病和多发病,病因多,病机复杂,容易反复,治疗棘手,尤其是未婚女青年及月经初期少女更为普遍,表现于妇女经期或行经前后,大多开始于月经来潮或在阴道出血前数小时,出现小腹或腰部疼痛,甚至痛及腰骶。每随月经周期而发,严重者可伴恶心呕吐、冷汗淋漓、手足厥冷,甚至昏厥,给工作及生活带来不利影响,属祖国医学"经行腹痛"范畴。张琪教授认为本病多为肝气郁结、气血运行不畅,"不通则痛"。因肝经布两胁抵小腹,络阴器,血室(胞宫)内属于肝,故肝经气血瘀滞,必责之于血室,血室气血瘀滞而发痛经。

病案

马某,女,42 岁,哈尔滨工人。

该患者于 8 年前因生活琐事生气后出现经期腹痛,经期 1～2 天/次,量少,色暗,腹胀,曾在多家医院服中药治疗,均无效,故于今日求张琪老师治疗。

初诊 2010 年 9 月 15 日。经期腹痛,经期 1～2 天/次,量少,色暗,腹胀,舌质淡紫苔薄白,脉沉。中医辨证:经行腹痛(气滞血瘀)。西医诊断:月经不调。治法:活血祛瘀、疏肝行气止痛。方药:膈下逐淤汤加减。

处方 当归 15g 赤芍 20g 川芎 15g 桃仁 15g 红花 15g 丹皮 15g 香附 15g 枳壳 15g 乌药 15g 五灵脂 15g 元胡索 15g 柴胡 15g 青皮 15g 丹参 20g 坤草 30g 生地 20g 甘草 15g

按 本案因情志不畅,致肝气郁结,气滞则血瘀,不通则痛,故见痛经;瘀血内停,血不下行,故经期短、量少、色暗;气滞于腹,腑气不通,故腹胀;舌质淡紫,脉沉,为气滞血瘀、脉沉滞不起之征。治宜活血化瘀、疏肝行气、活血止痛,方用膈下逐瘀汤加减。该方出自王清任《医林改错》,主治"瘀血阻滞膈下证"。方中当归、赤芍、川芎、桃仁、红花、丹皮活血祛瘀,养血调经,香附、枳壳、乌药行气以助血行,且乌药有止痛之功;五灵脂、元胡索活血止痛;柴胡疏肝解郁;青皮助行气,丹参、坤草助活血;生地配合当归滋阴养血,以防活血伤血,同时配合丹皮清热凉血,以防瘀血化热及血活太过。诸药合用,共奏活血祛瘀、疏肝行气止痛之功,使气行血畅,血行则瘀血自除,诸症自愈,同时活血而不伤血、破血,可见遣方用药之奥秘。

(六) 加味逍遥散加减治疗崩漏

崩漏症有属肝旺脾虚、血热不藏所致者,多见于青少年妇女,临证表现为经血淋漓不断,色鲜赤或突然下血甚多,五心烦热,舌尖赤,脉弦滑或弦数,兼见头晕胸满,心烦易怒等。张琪教授治疗此类崩漏甚多,因肝藏血,肝热则血不藏而妄行,脾统血,脾虚则血不统摄而下行,肝旺与脾虚交织,单用补脾或清肝皆罔效,必以疏肝清热理脾之剂,方能收功。

张琪教授用加味逍遥散治疗此病颇效。药物组成:当归15g、白芍25g、柴胡15g、茯苓15g、白术15g、薄荷10g、甘草10g、丹皮15g、焦栀10g、香附10g、棕炭15g、贯众炭15g、黄芩炭15g、生姜10g,水煎服。方用当归、白芍养血敛阴柔肝,以平肝气之亢。尤重用芍药酸敛益阴,柔肝利脾。肝气旺则伤脾,故用白术、茯苓健脾和中,俾土旺生金以制木,此乃治肝与治脾相互妙用之关系;柴胡、薄荷疏畅肝气以散郁,生姜温胃和中,丹皮、栀子清热凉血。上为八味逍遥散原方,张琪教授则变通重用芍药,加香附以疏肝气之郁,棕炭性涩以止血,贯众、黄芩皆用炭,取其既清热又涩以止血之性,临床辨证凡属此类崩漏症,用之无不奏效。如陈姓少女,17岁,学生,月经1个月2次来潮。量甚多,淋漓不断,色鲜红。经妇科检查为子宫功能性出血,因疗效不显,而来门诊求治,自述除月经淋漓不断外,尚手足心热,夜卧少眠,头昏目暗,望其舌尖色赤,脉象弦滑。投用此方10剂,服后月经1个月1次,按期来潮,量亦减少,但经期仍长,10日左右始无。嘱其继服此方,本年其母来舍喜告其女月经正常,身体健壮,已进大学学习。

(七) 自拟补肾固摄汤治疗崩漏

崩漏也有属肝肾阴亏、相火妄动、冲任不固而致者,《素问·阴阳别论》曰"阴虚阳搏谓之崩",此阳搏非实火乃由阴血亏耗、虚火妄动、迫血妄行而血外溢,形成崩漏,常因房帏不慎,失于节制,相火妄动,或素体肾阴亏耗、冲任虚损而致,临证表现为腰骶酸痛、下肢软弱、心悸气短、手足心热、咽干口燥、月经淋漓不断或下血量多色红,脉虚数或浮大无力按之空豁。张琪教授治疗此类崩漏,则用滋补肝肾、清热凉血固摄法。自拟补肾固摄汤,药物组成:熟地30g、山茱萸肉20g、山药20g、枸杞15g、茯苓10g、龙骨20g、牡蛎20g、白芍20g、海螵蛸20g、酒芩15g、焦栀10g、丹皮15g、棕炭20g、茜草10g,水煎服。方用熟地、山茱萸肉补肝肾之阴以涵木,白芍敛阴柔肝以和营,龙牡、海螵蛸、茜草、棕炭收敛固摄以止血;热不除则血难谧,故佐以丹皮清血中伏热,黄芩、栀子清热止血,从而标本兼顾,用于此类崩漏疗效颇著。1995年5月治一马姓妇女,48岁,素有经漏症,于上月突然子宫出血甚多且色鲜红,入某院经检查诊断为子宫功能性出血,曾用苯甲酸雌二醇,出血量无明显减少,持续1个月不止,该院建议切除子宫以免大出血,患者未接受,而来中医治疗,患者面灼热,腰脊酸痛,两腿痿软,心悸怔忡,五心烦热,月经量多色红,舌红苔薄,脉虚数。此乃肝肾阴亏、冲任不固、血为热扰所致,投以上方加龟板20g、女贞子20g。连服6剂,月经量大减,腰脊痛下肢软诸症均有好转,又于上方加人参15g,继服10剂血止,继续调治而愈。

六、发 热 论 治

发热是临床上一个常见症状,可以发生在许多疾病的过程中。从病因而论,临床上可归纳为外感发热与内伤发热两大类。一般来说,外感发热者,多见高热,病程较短,内伤发热者多见低热,病势缠绵。

外感发热的病因不外乎风寒暑湿燥火六淫之邪侵袭机体,正气与之抗争而发。就病机而论,外感发热多为实证,或为表证,或为表寒里热证,或为里热内炽等。从病位而言,外感发热初期,多在太阳经,随着病程迁延,外邪可深入至少阳、阳明而见阳明经证、腑证、少阳半表半里证等,并可出现三阳合病、二阳合病等,另有发热缠绵、难解难清者,多为伏邪致病。

饮食劳倦、七情内伤、房劳过度、久病伤正等造成机体内阴阳失调是内伤发热的常见病因,临床常见有气虚发热和阴虚发热两种,其病位多责之脾、肾。阴虚发热多以肾阴不足为主,而兼损他脏;气虚发热多因脾虚气陷所致。

临床对于发热的辨证,虽可参考热之高低、病程之长短来鉴别,但亦不尽然。例如,外感伏邪所致低热缠绵不愈者,临床状似阴虚内伤发热,因此必须结合舌、脉、症认真辨识。尤其二者还可互相转化,外感发热日久伤正者,邪虽除而正未复,可由外感而转为内伤,而内伤发热者,因正气内虚,诱邪外袭,正虚邪恋,可虚实夹杂,故治疗又非纯虚纯实者之所宜。

张琪教授临证曾治疗多例发热证,皆历经各种抗生素或其他中西药治疗无效而来就诊,经辨证治疗而获痊愈,可见中医药治疗发热具有独特疗效。

(一) 三阳合病

病案

沈某,男,38 岁。

初诊 1992 年 8 月 28 日。发热 40 余天,体温持续在 38.5～39.8℃。患者素体健康,1991 年 7月 14 日自觉周身不适,至夜间则发热,自以为感冒用退热药汗出热退,但旋即恶寒复发热,如此反复。经各医院系统检查无阳性所见,患者高热仍不退而来我院门诊求治。现症恶寒发热,肢节酸痛,周身汗出,口苦咽干,干呕不欲食,便秘尿黄,舌苔白少津,脉象数。综上分析,病属外邪未解,邪热内炽,枢机不利,三阳合病,治宜疏邪解表、调和营卫、内清邪热法。

处方 柴胡 25g 桂枝 20g 白芍 20g 甘草 15g 半夏 15g 黄芩 15g 生石膏(砸碎)100g 金银花 30g 连翘 20g 党参 20g 生姜 15g 红枣 3 颗

服上方 4 剂,体温下降至 36.9℃,恶寒、肢节酸痛、自汗、口苦等症俱除,大便通畅,周身舒适,精神转佳,脉象虽滑但不数,舌苔白稍润。此为邪解、里热除之佳兆,为防其余邪复燃,再依前方石膏改为 50g,继服 3 剂。药后发热未作,体温 36.2～36.5℃,全身症状俱除,唯觉两下肢无力,周身稍觉乏力,舌质淡红,苔薄脉弱。此大病之后气阴两虚之兆,以益气养阴之剂以善后,从而痊愈。

按 本案为外感寒邪日久不解,郁于腠理而不得疏达,里热炽盛于内而不得外泄,为太阳、阳明、少阳三阳合病。以柴胡桂枝汤加清热之剂治疗而愈。因外邪入之深,且日久正气不足,故用小柴胡汤疏达外邪,使邪从外解,党参扶正祛邪,用桂枝汤和营卫解肌,内热炽盛必须重用生石膏清解里热;金银花、连翘清热解毒以助石膏清热之功,现代医学认为本病多属病毒感染,故用金银花、连翘以清解病毒,此辨证与辨病同用之妙。

病案

于某,女,67 岁,退休,牡丹江市人。

发热 4 个月。于 4 个月前患感冒,此后白昼发热(体温 37.6～37.9℃),伴轻微恶寒,周身关节烦痛,以下肢为著,心烦,乏力,曾到北京协和医院、北京 301 医院等多家医院就诊,各种实验室检查均正常,未确诊,静滴抗生素及到处服中药治疗均无效,故于今日来我院就诊。

初诊 2010 年 5 月 26 日。症见白天发热(体温 37.6～37.9℃),伴轻微恶寒,周身关节烦痛,以下肢为著,心烦,乏力,察其表情痛苦,身热,诊其舌质淡红苔薄黄,脉弦数,实验室检查均正常。此乃外感风寒之邪,表邪未尽,邪气入里化热,热入少阳、阳明,形成三阳合病,以少阳、太阳为主所致,法当和解少阳,佐以清热解毒,方拟柴胡加桂枝汤加减治之。

处方 柴胡 20g 黄芩 15g 半夏 15g 生姜 15g 太子参 15g 大枣 3 颗 甘草 15g 桂枝 15g 白芍 15g 葛根 15g 秦艽 15g 生石膏 50g 金银花 30g 连翘 20g

14 剂,水煎服,每日 1 剂,早晚温服。嘱其慎起居,防劳累、感冒。

二诊 2010 年 6 月 9 日,服用上方 2 周后,症状皆无,查体正常,诊其舌质淡红苔薄白,脉缓,临床治愈。嘱其停止用药,注意休息,防感冒、劳累,随诊。

按 本案为不明原因发热,按伤寒六经辨证属三阳合病,以少阳兼表为主。因外感风寒之邪,表邪未解,邪气入里化热,热入少阳、阳明,故见白昼发热;发热微恶寒、周身关节烦痛为太阳表邪未解之症;心烦、脉弦为邪在少阳;少阳为肝经所主,其邪热亢盛,必乘脾土,脾虚气血化源不足,故乏力;苔薄黄、脉数为邪热亢盛之征。综上分析,本案病机为太阳表邪未解,邪气入里化热,热入少阳、阳明,形成三阳合病,而以少阳兼表为主,故治宜和解少阳兼以解表,佐以清阳明之热,方用柴胡加桂枝汤加减。该方出自《伤寒论·辨少阳病脉证并治》,"伤寒六七日,发热微恶寒,支节烦疼,微呕,心下支节,外证未去者,柴胡加桂枝汤主之。"方中小柴胡汤清热和解少阳,以利枢机、益气健脾和胃、祛邪为主,佐以扶正;桂枝汤解表调和营卫、补脾胃;二方合用和解少阳兼以解表。生石膏清阳明经之热邪,透热达表;葛根解表生津舒筋;秦艽清热祛风除湿、通利关节;金银花、连翘清热解毒,以防热毒亢盛。全方合用共奏和解少阳兼以解表,佐清热解毒、通利关节、益气健脾和胃之功。由于辨证遣方用药准确,故疗效显著,经二周治疗痊愈。

(二)伏邪发热

病案

王某,男,21 岁。

反复高热 8 个月。患者于 1986 年 5 月以右季肋痛入某医院,经检查确诊为先天性胆总管囊肿,同年 6 月 1 日手术治疗。术后出现发热,体温高达 40℃,经用抗生素热退。间隔 10 余日又高热,复用抗生素,持续 1 周热退。随后每间隔 2 周左右必发热,体温 39.5～40℃,持续 3～5 天,发作时用解热药,汗出热即退,有时不服药,热亦能退。经数家医院系统检查皆未能确诊,一直迁延不愈,遂来我院门诊求治。

初诊 1987 年 3 月 1 日。据云本年 1～2 月末 2 个月期间共发热 4 次,体温均高达 40℃,发热前先有脊背发凉恶寒,随后约 1 小时即发热,微有恶心、头昏痛、周身肢节酸困乏力,观其形体消瘦,舌质红苔薄,脉象沉而有力。据脉证分析,当属伏邪为病,伏邪郁于少阳,欲达不能达,病位在太少两经,治疗宜透邪外出,用柴胡桂枝汤合银翘散化裁。

处方 柴胡 25g 桂枝 15g 黄芩 15g 半夏 15g 党参 20g 白芍 15g 金银花 50g 连翘 30g

荆芥 10g　薄荷 10g　青蒿 25g　甘草 10g　生姜 15g　红枣 3 颗

水煎服,每日 1 剂。

二诊　服药 10 剂,自诉距前次发热 16 天,即本月 13 日发热 1 次,从中午开始体温升高,最高达 38.8℃,至晚 7 时热即退,舌苔白较厚,脉象浮滑。患者虽仍发热但体温已有下降趋势,发热持续时间明显缩短,舌苔白厚及脉见浮象,均说明伏邪已部分外透,仍宗前方加减。

处方　柴胡 25g　桂枝 15g　黄芩 15g　白芍 20g　党参 20g　甘草 10g　金银花 30g　连翘 30g　青蒿 25g　常山 15g　半夏 15g　草果仁 10g　生姜 15g　红枣 3 颗

水煎服,每日 1 剂。

三诊　服上方 19 剂,此间于 3 月 20 日下午 13 时许自觉身热,测体温 37.2℃。至 20 时体温 36.5℃。4 月 11 日晚 19 时又觉身热,体温 37.0 ~ 38.2℃,至零点周身汗出,体温 36℃。周身酸困乏力及头昏痛症状已消失,舌苔白腻,脉滑。此为伏邪大部外达佳兆,仍宗前方化裁,继服以除余邪。

处方　柴胡 25g　黄芩 15g　桂枝 15g　半夏 15g　党参 20g　白芍 15g　金银花 30g　连翘 20g　青蒿 20g　常山 15g　草果仁 10g　川朴 10g　生姜 15g　红枣 3 颗

水煎服,每日 1 剂。

服上方 20 剂,自 4 月 11 日发热退后已 40 余日未发热。患者饮食增加,精神好转。体重增加 2 千克,舌润薄苔,脉缓。嘱停药观察。半年后随访,患者停服中药后一直未发热,病已痊愈。

按　伏邪为病,人多忽视。本案之周期性发热即正邪相争的表现,伏邪郁于少阳,欲达不能达,正气欲驱邪外出而不能出。在发热之前脊背先有恶寒,脊背者太阳经脉循行之部位,太阳为人身之表,外邪自表入里,必先经过太阳,伏邪自里达表乃后达太阳路径,故恶寒发热乃邪欲外透而不能透之兆。故用小柴胡汤扶正托邪外出,重用柴胡疏达透泄,使伏邪外出,党参扶助正气,辅用青蒿助柴胡透邪热外出;用桂枝汤和营卫解肌驱邪;外邪内郁化热,故用银翘散辛凉清热透表。药后见舌苔厚、白腻,乃伏邪外达佳兆,但防其痰湿胶着有碍邪气外达,故用草果仁、常山、半夏化痰浊以利枢机。但内伏之邪非同外邪,非一朝所能透解,本案经服药 50 剂,邪始透尽痊愈。前人谓如抽丝剥茧,层层相续,信不诬也。

(三) 肺痨兼外感

病案

陶某,女,19 岁。

患者素体健康,于 1993 年 11 月 25 日觉周身不适,继则发热,用退热药不解,入某医院经胸部 X 线摄片发现胸腔大量积液,右肺上野大片絮状阴影,边缘模糊,轮廓不清,实验室检查:血白细胞 22× 10^9/L。转入结核病院诊断为肺结核并发感染。经用抗结核药及先锋霉素Ⅵ、环丙沙星、菌必治等多种抗生素治疗,经 X 线复查胸腔积液已消失,结核病变亦有好转,但高热不退,午后尤重,高达 42℃,曾服牛黄安宫丸 30 粒及中药汤剂亦未退。经专家会诊谓已形成干酪样肺炎,病势险恶。

初诊　1994 年 1 月 26 日。患者神志清,但极度衰惫,体力不支,咳嗽痰稠难出,时咳黄痰,未咯血。发热以午后加重,高达 40℃左右,用解热药可汗出热解,但旋又发热,身无汗,如此情况已历 70 天不解,口渴,舌苔薄白少津,脉象洪数。综上分析,辨证为外邪入里化热郁而不解,耗伤肺阴,气阴两虚,邪热炽盛,邪盛正虚。宜清热疏解外邪为主、益气养阴润肺为辅治疗。

处方　西洋参 15g　生石膏(砸碎)200g　柴胡 20g　青蒿 25g　生地 20g　麦门冬 20g　玄参 20g　沙参 15g　黄芩 15g　鱼腥草 50g　金银花 30g　桑白皮 15g　桔梗 15g　甘草 15g

水煎服,每日 1 剂。

复诊　服第 1 剂后,仍有发热,体温最高 39℃,持续 5~6 小时,服第 3 剂后,一昼夜未发热,至凌晨 4 时又有低热,体温 37.4℃,持续约 2 小时周身自汗热退,舌苔白仍少津,脉仍数但无洪象。综合服药 3 天情况,为邪热渐解、气阴渐复之佳兆,病有好转,嘱按原方继服,日服 3 次,即每日服药 1 剂半。连服 6 天后,已 4 天未发热,体温 36.9℃左右。患者自诉周身舒适,不断微汗,食欲及精神俱佳,咳嗽大减。痰不黏,易咳出,痰量减少,未见黄痰,脉象虚数,舌苔白仍少津。血白细胞 $9×10^9$/L。脉证分析此邪热已除十之七八,肺气阴亦大复,仍以上方化裁。

处方　西洋参 15g　生石膏 200g　柴胡 20g　青蒿 30g　金银花 30g　黄芩 15g　川贝母 15g　麦门冬 20g　生地 20g　玄参 20g　沙参 20g　百合 20g　桑皮 15g　马兜铃 15g　枇杷叶 15g　鱼腥草 30g　甘草 15g

水煎服,1 日 2 次,每日 1 剂。

复诊　连服上方 20 剂,体温一直保持在 36.5~36.8℃。咳嗽大减已无痰,全身较前有力,食欲精神俱佳,大便正常,能下床在室内活动,舌苔薄白稍润,脉象滑。此邪热已除,气阴仍亏耗。治疗宜益气养阴、清热润肺法。

处方　西洋参 15g　百合 20g　生地 20g　龟板 20g　玄参 20g　青蒿 20g　沙参 20g　五味子 15g　枸杞子 20g　女贞子 20g　黄芩 15g　川贝母 15g　知母 15g　麦门冬 15g　生石膏 70g　甘草 15g

水煎服,1 日 2 次,每日 1 剂。

患者已不发热,食欲精神进一步好转。体力增强,轻微咳嗽,舌苔白转润。胸部 X 线摄片未见胸腔积液,右肺上野阴影轮廓清晰。邪热已除,前方减生石膏,加桑皮 15g、紫菀 15g、生山药 20g,以进一步养肺阴清肺热,巩固疗效。

按　本案肺结核并发感染,高热 70 天不退,病情危重。根据其壮热口渴,舌红苔白少津,脉象洪数,结合病程经过,诊断为肺痨兼外感,辨证为外邪入肺不得透达,郁而化热,热炽耗伤阴液,壮火食气,气阴亏耗。正虚邪实为本病之症结,治疗采用清肺胃气分之热法,重用生石膏,然壮热无汗,邪无出路,又辅以柴胡、青蒿疏散邪气,轻清透表,更用黄芩、鱼腥草、金银花清热解毒以助石膏之力。同时患者发热日久,气短乏力,极度衰惫,咳痰不爽,乃肺脏气阴亏耗甚重,故用西洋参、生地、麦门冬、玄参、沙参、桑皮、桔梗、川贝母、甘草等益气滋阴,润肺止咳化痰,正邪兼顾,相辅相成而取得良好效果。

(四) 阴毒发热

病案

李某,女,25 岁。

持续发热 40 余天。于 4 月初无明显诱因出现发热,体温 38.5℃左右,伴周身肢节痛、头晕心烦,服速效感冒胶囊及螺旋霉素热不退,夜间高达 39.5℃,静脉滴注青霉素、先锋霉素半月余热仍不退,并在躯干及下肢出现皮疹,色淡红。于半个月前在某院就诊,疑诊风湿热及系统性红斑狼疮,但系统检查有关指标均未见异常,未能确诊。

初诊　1990 年 5 月 6 日。来诊时仍发热,体温 38.5℃,患者精神不振,面色青晦,周身肢节疼痛,头晕目眩,手足厥冷,躯干及下肢皮肤可见散在皮疹,色淡红不鲜,舌质淡,苔白腻,脉沉。根据上述脉症诊断为阴毒证。辨证为寒邪外袭入于血分,蕴蓄化热成毒,宜温通解肌透表、活血解毒法治疗。

处方　升麻 15g　葛根 15g　桂枝 15g　赤芍 20g　红花 15g　连翘 20g　川椒 5g　炙鳖甲 15g　丹皮 15g　丹参 15g　生姜 15g　甘草 10g

6 剂,水煎服,每日 1 剂。

复诊 药后周身稍觉舒松,疼痛稍轻,下泻泡沫样便 2 次,量不多,食纳较前好转,头晕略减。但仍发热,体温 38℃,夜间未达 39℃,热势较前略有下降,仍有皮疹,夜间增重,胸闷心烦,手冷嗜睡,舌苔已转薄白腻,脉沉。药已对症,继服前方。患者诉继服前方 6 剂时,觉诸症皆明显好转,遂按原方又服 6 剂,现症皮疹已消退,未见有新皮疹出现,体温正常已 4 天,现体温 36.5℃,身痛消除,头晕大减,手足转温,精神振作,面色转润。嘱继服下方 6 剂以善后。

处方 升麻 15g 桂枝 20g 红花 15g 葛根 20g 赤芍 15g 丹参 20g 桃仁 15g 当归 20g 生姜 15g 川椒 10g 甘草 10g

水煎服,每日 1 剂。

1990 年 6 月 12 日患者来辞行,除身体稍弱外,诸证皆除,拟回家(家居外地)调养。7 月初患者来信病已痊愈。

按 《金匮要略·百合狐惑阴阳毒病脉证治第三》谓:"阴毒之为病,面目青,身痛如被杖,咽喉痛。"《诸病源候论·卷九》谓:"若身重背强,短气呕逆,唇青面黑,四肢逆冷为阴毒"。此患者除咽喉不痛外,其他证候皆符合阴毒。阴毒非纯阴证,乃与阳毒相对而言,其病机为寒邪闭于卫分,邪热内蕴,化毒扰于血络。营卫不和,邪不能解,故遍身疼痛剧甚,《金匮要略》谓身痛如被杖为本病主要表现;面色青、手脚厥冷、欲寐、舌淡苔腻、脉象沉皆属阴寒之征,虽有皮疹,色淡不鲜亦属"阴斑",为阴毒扰及血络所致;以昼行于阳,夜行于阴,故斑疹昼轻夜重,阴毒扰及血络不得外达,故发热头晕。治以桂枝、生姜、川椒辛温和营卫,温通经脉;升麻、葛根、桃仁、红花、丹皮、赤芍解肌透表,活血解毒;两组药物相互协调,俾邪毒自皮毛外出则诸症而愈。此方乃师仲景治疗阴毒之升麻鳖甲汤法而不泥其方,化裁用之而奏效。

(五)气虚发热

病案

马某,女,28 岁。

该患者在美国攻读博士学位,由于求学艰辛,半年来常见周身倦怠乏力,精神不支,并出现低热,体温 37.5 ~ 38℃,曾在国外系统检查未发现异常,回国后又系统检查仍无阳性结果。曾用抗生素及中药治疗效果不显。

初诊 1991 年 8 月 1 日。现症周身倦怠嗜卧,体温 37.5 ~ 38℃,食少纳呆,心悸气短。观其形体消瘦,面色无华,目不欲睁,舌苔薄白,脉虚数。辨证属劳役过度,伤及脾胃。清阳不升,阴火上乘之气虚发热。治疗宜益气升阳、甘温除热法,用升阳益胃汤主治。

处方 红参(另包单煎)15g 黄芪 25g 白术 15g 半夏 15g 陈皮 15g 茯苓 15g 泽泻 10g 防风 10g 独活 10g 柴胡 15g 白芍 15g 甘草 10g 生姜 10g 红枣 3 颗

水煎服,每日 1 剂。

二诊 服前方 4 剂,发热即退,体温 36.2 ~ 36.7℃,食欲好转,周身较前稍觉有力,肢体舒适,精神好转。唯近 2 日天气炎热,贪食瓜果而出现腹胀便溏,舌尖赤苔白,脉细弱。此脾胃之气渐复,寒凉有伤脾阳,宜前方加温运之品。

处方 红参(另包单煎)10g 白术 15g 茯苓 15g 半夏 15g 陈皮 15g 川连 10g 泽泻 10g 防风 10g 柴胡 10g 砂仁 10g 炮姜 10g 木香 7g 紫苏 10g 甘草 10g

水煎服,每日 1 剂。

服上方 4 剂时来诊,体温一直正常,腹胀痛已愈,大便 1 日 1 次为成形便,周身有力,食纳增加,舌润口和,脉细较前有力,仍以上方继服 3 剂,诸症皆愈,后以补中益气丸服用 2 周,体质恢复正常,而赴美继续攻读学位。

按 李东垣《脾胃论》曰:"火与元气不两立,一胜则一负。脾胃气虚,则下流于肾,阴火得以乘其土位。"又曰:"脾胃一伤,五乱互作,其始病遍身壮热,头痛目眩。肢体沉重,四肢不收,怠惰嗜卧,为热所伤,元气不能运用,故四肢困怠。"观此则本案之发热病机已昭然若揭。脾虚清阳不升,阴火上乘而致发热,临床也较常见,张琪教授多用补中益气汤、升阳益胃汤一类方剂治疗,屡屡获效。本案以升阳益胃汤用六君合黄芪益气补脾胃,羌活、独活、防风、柴胡以升清阳,茯苓、泽泻利湿热而降浊阴,芍药敛阴和营,佐黄连以清热。补脾胃药与风药合用,则补中有升,风药与渗利之品合用则升中有降。补中有散,发中有收,相互制约又相互助长,具补益脾胃、升清阳、降浊阴之功,合之使脾胃健、湿气除,正旺邪祛而病自愈。

(六) 阴虚发热

病例

刘某,男,79岁。

低热1个月,本年2月发现食物噎塞,确诊为食管癌,3月中旬在北京肿瘤医院手术切除,术后情况良好。7月中旬出现胸痛、发热,经检查有胸腔积液,疑为"结核",抽胸腔积液2次,胸腔积液大部分消除,但低热不退,体温一般在37.3~38℃,自汗甚多,夜间尤甚,衣被浸湿,口服利福平等抗结核药不效。

初诊 1991年8月23日。右侧胸痛,心烦不欲食,手足心热,汗出较多,精神不振,周身衰惫,短气懒言,面色苍白无华,舌质红苔白少津,脉虚数。辨证为气阴两虚,卫外不固之发热。拟养阴益气、清热固表法治疗,用青蒿鳖甲汤加益气清热之品。

处方 炙鳖甲20g 青蒿15g 生地15g,知母15g 丹皮15g 地骨皮15g 西洋参(另包单煎)15g 黄芪20g 龙骨20g 牡蛎20g 柴胡15g 甘草10g

水煎服,每日1剂。

复诊 1991年9月1日。服前方6剂,近4天体温均在36.5℃左右,出汗已止,胸痛明显减轻,精神体力稍好转,但食纳不佳。脉沉稍有力,舌苔转润。继以上方加石斛15g、枇杷叶15g,至9月27日患者2次复诊,均以上方加减服药20剂,体温一直平稳,胸痛消失,体力恢复,面色好转,食欲转佳。近日准备去北京复查而停药。

按 本案发热,据其低热缠绵,夜间尤甚,五心烦热,舌红苔干,脉虚数等辨证为阴虚发热。但因其患病于大病术后,加之已79岁高龄,阴虚同时伴有明显的气虚症状,如自汗乏力、气短懒言等。治疗以青蒿鳖甲汤加味主治而愈。方中鳖甲、生地、知母、丹皮养阴清热,以青蒿、柴胡清透邪热,西洋参、黄芪益气,再辅以龙骨、牡蛎敛汗。诸药配伍,养阴益气,清热固表,恰中病机,故收效明显。临床此类发热亦较多见,尤其某些感染性疾病愈后,高热已退,理化检查等虽亦正常,但长期遗留之久治不愈低热症状,乃由于正虚而余邪内伏,阴分不解所致。临床应结合舌脉细细辨证,方能药中肯綮而收显效。

(七) 发热用药经验

张琪教授临床治疗发热常使用生石膏、柴胡、常山等药。石膏为治疗急性热病的有效药物,但须生用,更需大剂量方效(常用量为50~200g)。生石膏性凉而散,有透表解肌之力,为清阳明实热之圣药,其退热之功,直胜过犀角、羚羊等名贵之品。风热病见洪滑脉象,唇红、舌红、苔白稍粗涩,口略渴而恶寒不甚重者,即可放胆应用生石膏,不必拘泥于阳明经证之具备与否,也不必拘泥于温病学家的热在气分之说。若有轻微恶寒、恶风表证,也不必顾忌,可酌加解表药;若有出血发斑等热入营血之证,也可酌加清热凉血药。

临床运用透邪法的关键是柴胡的使用。世人多有"柴胡性燥劫阴"之说,因此在治疗热病时常避之不用。张琪教授认为柴胡具有疏解肝胆、畅利三焦的作用,为枢机之剂。三焦气机不畅,升降出入之机始阻,伏邪不得宣泄透达,才致发热不退、热势缠绵。治疗时清热祛邪固不可无,"而伐树寻根,终必求其致病之因,以拔其本,则谓非柴胡之力不可也"。柴胡虽疏解邪气,能开气分之结,但不能清气分之热,故伍黄芩协之以清热,热甚者加用生石膏。凡临床表现发热恶寒、苔白脉浮数、恶心欲吐者,皆可用小柴胡汤加减化裁,不必局限于往来寒热者。临床上重用柴胡,剂量一般皆在 20g 以上,通过大量病例观察,不仅未见劫阴助热之弊,且屡用屡效,足见柴胡为退热之良药。

桂枝也是治发热常用之药物。桂枝辛温,能解肌发表,与白芍配伍且能调和营卫,以此为主组成的桂枝汤,为《伤寒论》治太阳病中风的主方。在临床应用中不能囿于《伤寒论》中"桂枝下咽,阳盛则毙"之说,治疗发热邪已入里内伏少阳时,与柴胡配伍,共奏疏解透达之功;与生石膏配伍,则无性温助热之虑,因此常获微汗出而愈之效。尤其对发热有肢节烦痛者,柴桂合用其效尤佳。若挟有痰浊湿邪者,桂枝用之更宜。因为痰浊湿邪属阴,非阳不化,故用桂枝温阳行气,以助祛湿化浊、豁痰散结。因同时伍用清热之剂,故大可不必担心"阳盛则毙"。

常山为截疟之要药,因北方疟疾不常见,故临床使用常山者很少。但前人所谓之"疟",既指现代医学之疟疾,也概括着一切定时发作之寒热。"无痰不作疟",常山能化痰辟秽、除胸中之痰结,其劫痰截疟之力峻猛,故常以草果、槟榔、青皮等配伍,用于久热不退、定时发作、苔腻脉滑,证属痰热内伏者。常山虽为有毒之品,性悍暴而能损真气,世人多惧之为蝎虎,但只要胆大心细,辨是证即用是药,不仅不会见其毒性作用,反而会每每奏效,屡起沉疴。

临床用药,不仅要重视其配伍和适应证,并且要强调服药方法。对高热不退,热势不减者,采用大剂量频服法,以制伏鸱张之热邪。这时常一日数剂,4~6 小时服药一次,服药后随时观察病情之变化,以定进退。临床治疗高热时,理法方药虽正确,但药服之热不退者,常因药轻病重,或不能集重兵连续攻击以挫顽敌锐气,所以应该使用频服法。但频服法应用也应适可而止,不可过用。邪热锐气已挫,热势得减时,即可改用常法,以免伤正。

此外,在治疗发热时还常用定时服药法,如邪伏膜原,寒热如疟定时而发,故根据其发作规律而用"上工"之策,"不治已病治未病"之法,在发作前服药,以使正邪未合之时即攻之,祛邪而不伤正。此乃《素问》"先其发时如食顷而刺之"治疟法之活用。

总之,对发热的辨证论治,在理、法、方、药各方面,除师承前贤有所发挥外,还应在长期临床实践中,认真的研究和继承发扬,这本身就是对中医学术发展之推进。

七、眩晕的论治

眩晕是指以头晕目眩为主证的一种疾病。眩是眼目视物昏花不清,晕是头晕旋转,二者常同时并见,故统称眩晕。

眩晕轻者闭目即止,重者如坐舟车,旋转不宁,站立不稳,可伴恶心呕吐,甚则昏倒等症状。其包括现代医学的美尼尔综合征、迷路炎、椎-基底动脉供血不足、神经症、高血压脑病、低血压病等。

参考文献并结合临床实践,一般分为风阳内动、肝血不足、肾精亏损、气血亏虚、痰浊上泛、气血瘀阻六类,大体分虚实两类,如肝血不足、肾精亏损、气血亏虚统属虚类;风阳内动、痰浊上泛、气血瘀阻则属实类。然亦有虚实夹杂,如肾精不足兼痰浊上扰、气血亏虚兼风阳上亢,医者要善于辨证,正确地掌握病机,细辨轻重缓急而施治之。

(一) 风阳内动

《素问·至真要大论》谓:"诸风掉眩,皆属于肝。"肝为风木之脏,凡阳气亢盛化火上炎,或阴血亏虚不能涵阳,阳气亢逆,皆可出现头晕目眩,肢体动摇震颤等症,统称风阳内动。但可分虚实两类,虚则属于阴虚亢亢,肾阴不足而致肝阳亢逆,实则为肝郁化热生风而致肝火上炎。

肝火上炎与肝阳亢逆二者证候不同,病机有别,但二者又相互联系,相互影响,有时相互夹杂。肝火亢盛易耗伤肝阴,肝阴亏耗常夹肝火亢盛。因此,在辨证中应注意二者标本虚实,或偏于清肝泄火,或偏于滋阴潜阳,虚实兼顾,补泻兼施,应随证施治。

1. 肝火上炎

临床表现:头昏胀痛,口苦目赤或目糊多眵,耳鸣耳聋,急躁易怒,面赤升火,舌红苔黄燥,脉弦数。

多因恼怒情志过极而发作,其来也暴,发作即眩晕欲倒,呕恶,面部潮红,口苦咽干等。

病机:肝郁化火,火热上冲,风火上冒颠顶故眩晕,情志过极或暴怒激动肝火,故发病急骤,出现面红目赤、心烦易怒、口苦咽干、舌燥、脉弦数等一系列肝热上冲证候。

治法:以平肝清热息风为主,清肝热之药如山栀、黄芩、龙胆草、羚羊角、青黛之类皆可选用。平肝息风之药如菊花、桑叶、钩藤、生赭石、生牡蛎、珍珠母等,如便秘可用酒炒大黄以泻热平肝。此类多夹风邪所谓风火相煽,临床用泻青丸化裁其效甚佳。龙胆草15g、黑山栀15g、大黄(酒炒)7.5g、羌活10g、防风10g、川芎15g、当归15g,水煎服。

方中龙胆草、栀子、大黄泄热平肝;羌活、防风、川芎上行巅顶以遂其条达之性,当归养血而润肝燥,一泄一散一补共用为治肝经郁热之妙方。

肝络风火相煽,上攻于脑,气血逆于高颠,除清热息风外,亦常用镇摄潜阳之品,如代赭石、磁石、珍珠母、龙骨、牡蛎、铁落等。《金匮要略》之风引汤、《医学衷中参西录》之镇肝息风汤等皆为有效之方。根据病情多滋阴镇摄潜阳合用。

凡见上述脉证,如是脑动脉硬化供血不全或高血压病、内耳眩晕病等皆可用之。清热平肝与镇潜摄纳合用大多有效。

张琪教授遇一妇女患内耳眩晕病,头目眩晕欲倒如坐舟车,发作时呕吐不止,诸治罔效,延余诊治,脉弦而数,舌红苔燥,面颊赤,眼稍红,辨证为肝火上炎,宜平肝清热镇摄息风法,拟清眩汤。龙胆草15g、黑山栀10g、黄芩15g、柴胡15g、生地20g、玄参20g、生赭石30g、生牡蛎20g、生龙骨20g、珍珠母30g、生甘草15g、当归15g,水煎,日服2次。连服6剂眩晕大减,继续调治而愈。

肝火上炎之眩晕,肝阴亦多亏耗,当归、白芍、生地、黄芩、玄参之类补肝阴润肝燥,须与清肝火之药相伍,本案用生地、玄参、当归与龙胆草、山栀、黄芩即为此意。

病案

邹某,男,48岁,干部。

初诊 1998年12月6日。半月以来,连续晕厥2次,发作时头眩晕如坐舟车,头不敢转动,眼不敢睁,呕恶欲吐,发作后头眩晕较轻,颈项强不敢转动,行步须人搀扶,不能阅书报,一阅即头昏,手足心热,心烦易怒,小便黄,血压170/110mmHg,脉象弦中略数,舌质红,苔白少津。眼底有动脉硬化,血胆固醇高,脑CT检查有腔隙性梗死灶,诊断①脑梗死;②高血压Ⅱ期。辨证为肝阴亏耗、肝火上炎之证,宜滋阴清热潜阳平肝法。

处方 龙胆草10g 生地20g 甘菊15g 白芍20g 玄参20g 怀膝15g 生赭石25g 生牡蛎

20g　钩藤 15g　夏枯草 20g　甘草 10g

二诊　12 月 10 日。用上方 3 剂,眩晕大减,头项敢转动,步行不需人搀扶,血压 140/90mmHg,但睡眠多梦仍昏眩,五心烦热,舌质红,苔转薄,脉象弦滑略数,继以上方增减主治。

处方　生赭石 30g　珍珠母 25g　玄参 20g　白芍 20g　生山药 25g　怀牛膝 20g　钩藤 20g　甘菊 15g　龙胆草 10g

三诊　12 月 23 日。连服上方 12 剂眩晕基本消失,行步脚有根不打晃,五心烦热大减,但夜间仍有少眠,项部不适,脉象弦中见缓,舌转润,继用上方化裁主治。

处方　生地 20g　酸枣仁 20g　当归 20g　茯苓 20g　远志 15g　夜交藤 30g　生牡蛎 20g　生龙骨 20g　生赭石 20g　珍珠母 25g　麦门冬 15g　五味子 10g　柏子仁 15g　甘草 10g

四诊　1999 年 1 月 7 日。连服上方 10 剂,除颈项不适外,诸症皆消失,一切恢复正常,血压 140/80mmHg,患者家住外地,要求离开,遂于原方加葛根 20g,嘱其服上方若干剂以善后。随访此患者病情稳定,已上班工作。

按　本案脑腔隙性梗死,高血压Ⅱ期,临床表现眩晕较重,用西药扩张血管等药未见收效,根据脉象弦劲带数,舌赤苔白,五心烦热,小便黄等,辨证属于肝阴亏耗、肝火上炎之证,治以清热平肝滋阴潜阳之品,二诊仅用药 3 剂眩晕即大减,能独立步行,不需人搀扶,继续原方调治而收功,且远期疗效一直巩固,但系外地患者,未经系统复查为美中之不足。

2. 肝阳亢逆

临床表现:眩晕呕恶,心悸,心烦,心悬,头胀而鸣,或头脑空痛,目涩目糊,口干,少寐多梦,手足烦热,肢麻重则颤动,脉象弦细或细数,舌红绛少苔。

病机:肝阴不足,肝阳上亢,或肾阴亏耗,不能涵养肝木,以致肝阳亢逆,上扰清窍,发为眩晕、头胀而鸣或头脑空痛。阳亢动风,故肢麻颤动。目涩目糊,口干,少寐多梦,手足心热,舌红少苔,皆为阴亏阳亢、虚火内扰之象。

治法:宜滋肾柔肝、育阴潜阳之品,如生熟地黄、玄参、龟板、女贞子、甘杞果、白芍、钩藤、菊花、桑叶之类。此类眩晕育阴潜阳汤颇效,组方如下:珍珠母 30g、生白芍 20g、生地 20g、龟板 20g、炒酸枣仁 20g、玄参 15g、何首乌 15g、当归 15g、甘草 10g。心悸少寐可加朱砂面 1 ~ 2g,琥珀面 3g,二药冲服与汤药同时服;肢体麻木加桑枝、钩藤、潼蒺藜、地龙等;如兼抽搐加全蝎 5g、蜈蚣 1 条。

肾为肝之母,"乙癸同源",肾阴充,上涵肝木,则肝阴亦充;反之肾阴不充则肝阴亦匮乏。肝者体阴而用阳,肝阳易升易动。若肾水不足则肝阳失涵而上浮,故亢逆为病,此肝阳上亢之病机也。图治之法,欲潜其阳必先滋其阴,使阴得育则阳自潜也。

肝火上炎症与阴虚阳亢之症,常合并出现,本虚标实,虚实夹杂,往往难以截然分割,在辨证中须审度,如肝火上炎症偏重,治法宜泄肝火为主,育阴潜阳为辅;如阴虚症偏重,肝火实症次之,则应以育阴潜阳为主,泄肝火辅之;二者处于均衡者,则泄肝火育阴潜阳均用之。

肝喜条达,郁则为肝气,发则为肝火。"木郁达之",如前症兼胸满胁痛太息,脘闷纳呆等肝气郁滞症,宜加入疏肝之品,如柴胡、郁金、白芍、川楝子、青皮等,肝为刚脏郁则易化火,用疏肝药时,切忌刚燥辛伐之品,防助热伤阴。

如见眩晕欲仆、肢体麻,震颤手足抽搐蠕动,语言不利,步履蹒跚,舌红少苔,脉象弦细为肝风内动,多为中风先兆,偏于热者可用羚羊钩藤汤,以育阴平肝息风,如脉弦劲头眩痛,血压高者宜用镇肝息风汤,龙骨、牡蛎、赭石、怀牛膝、天冬、白芍、川楝子、茵陈、生麦芽。

羚角钩藤汤见于《通俗伤寒论》,以羚羊角、钩藤、桑叶、菊花息风定痉为君,以川贝母、茯神化痰为臣,佐以芍药、甘草、生地、竹茹酸甘化阴,滋养血液以缓肝急,为凉肝息风、增液舒筋之要方。用治肝风内动、头晕胀痛、耳鸣心悸、手足躁扰瘛疭等症甚效。

如有上盛下虚征兆,腰酸腿软,舌颤肢麻酸软无力,脉象弦大不任重按或脉来沉细等,为肝肾亏损精气不能上荣,乃风痱先兆,宜补肝肾培下元为主,宜地黄饮子。

(二) 肝血不足

临床表现:面色黧黑,形体消瘦,头痛(或眉棱骨痛)眩晕,目干涩,耳鸣,心烦易怒,夜寐易惊多梦,肢体麻木,爪甲不荣,掌心热,妇女月经量少或经闭,舌干,脉细数或弦数。

病机:心主血,肝藏血,血虚而热,则心肝失养,表现心烦易怒;血虚不能上荣于脑故晕眩;"目受血而能视",营血亏耗不荣于目,故眼干涩,视物模糊;血虚不荣于筋,故肢体麻木;肝主筋,爪为筋之余,肝血虚,筋失荣则爪甲枯;肝藏魂,血虚热不足以安魂,故夜寐多梦,种种见证皆肝血虚热所致。

治法:养肝血,清热法治之,可少加风药以上达巅,用补肝汤加黑栀、苍耳、芥穗治之,方如下:当归20g、川芎20g、生地20g、白芍15g、酸枣仁15g、木瓜15g、麦门冬15g、甘草10g、黑栀10g、苍耳子15g、芥穗10g、郁李仁10g。

四物汤为养血和血之通方,肝藏血,本方实乃肝家之药。足厥阴之脉络于巅,故肝血虚不能上荣,故眩晕,用四物汤养血行血,加酸枣仁、木瓜酸以补肝;麦门冬清热滋阴;郁李仁润燥;黑栀清热;苍耳子、芥穗引药上行以达巅,于此类眩晕有良效。

病案

关某,女,37 岁。

初诊 患眩晕数年,发作则头目眩晕不已,眼不敢睁,过后则头顶悠悠作痛,观其体瘦,面色黝黑,目干涩,心烦多怒,夜间多梦纷扰,脉弦稍数,辨证为肝血虚而兼热之症,治以养肝血清热少佐风约以引药达巅顶。

处方 当归15g 川芎15g 白芍20g 生地20g 苍耳子15g 焦栀10g 郁李仁10g 白芷10g 酸枣仁20g 木瓜10g 芥穗10g

水煎,日服 2 次。

服上方 12 剂头目清晰,为数年罕见,眩晕未作,继以此方服 6 剂,从而痊愈。

按 虞抟《医学正传》曰:"人黑瘦而作眩者,治宜滋阴降火为要,而常抑肝之剂。"黑瘦人多阴虚内热,亦即肝血虚弱体质,其眩晕多属血虚不荣虚火上炎,故必以滋阴清热抑肝之品,四物汤为补肝养血之剂。酸枣仁、木瓜酸以抑肝;黑栀子清热凉血;郁李仁润燥;苍耳、白芷、芥穗上行巅顶祛风;诸药合用疗效颇佳。

秦景国《症因脉治》谓:"五心常热,夜多盗汗,睡卧不宁,头面火升,则眼花旋转达,火气下降则旋晕亦止,不比外感之常晕不休,不比痰火之暴发暴作,此血虚眩晕之症也。"又谓:"血虚眩晕之脉,脉多细涩,细而不数,血虚无热,细而带数,血虚有热……两尺细数肾阴枯竭。"可知血虚有热与血虚无热以脉可以鉴别。盖血虚有热之眩晕,"多因恼怒伤肝,肝血内动而煎熬血室,此阴血内耗血海干枯而为眩晕之症矣"。因而在治疗中不能用助阳补气刚燥之品,如心血不足,血虚有火,左寸细数者,天王补心丹合安神丸主之;肝血不足有热,右关脉细数者,知柏四物汤主之。

四物汤主治血虚营弱,一切血病眩晕当以此为主,临床观察此方确为治疗血虚眩晕之良方,肝血虚热之人易招外风,夹风邪则眩晕加重,宜四物汤加天麻、苍耳子、白芷、细辛之类,用之颇效,兼热者加玄参、知柏、黑栀之类。

（三）肾精不足

《素问·六节藏象论》谓："肾者主蛰,封藏之本,精之处也。"肾藏精生髓,有充养骨骼、滋生脑髓的作用,故骨脑的生长发育与其功能的活动,取决于"肾气"的盛衰,而肾寄命门之火为元阴元阳所藏,称水火之脏,故肾的盛衰又源于肾中元阴元阳化合产生之肾气,阴阳之偏盛偏衰皆可导致肾气不足,肾气不足为眩晕之主因。《灵枢·海论》谓："髓海不足则脑转耳鸣,胫酸眩冒。"因此肾精亏损之眩晕可分为肾阴虚、肾阳虚、阴阳两虚三个方面。

（1）临床表现

1）肾阴虚:眩晕耳鸣,目昏,腰膝疲软无力,形体消瘦,五心烦热,健忘遗精,精神委靡,足跟痛,舌质红,脉象弦细或细数。

2）肾阳虚:眩晕耳鸣,面色无华,腰膝酸软,四肢不温,畏寒尿频或便溏,尿清自汗,阳痿遗精,舌淡胖嫩,脉象沉弱。

3）阴阳两虚:在辨阴阳两虚标准中,必须具备阴阳两虚之主证,如阴虚之五心烦热、头面升火烘热、舌红、脉细数;阳虚之畏寒肢冷、舌淡胖嫩、夜尿多、大便溏、脉沉弱等。其中便见一二主证即可作为阴阳两虚之依据,不一定全部具备。

（2）病机

肾阴为一身阴液之本,有滋润形体脏腑、充养脑髓骨骼之功能,若肾阴亏损,形体脏腑失其滋养,则精血骨髓日益不足,脑髓匮乏,故眩晕耳鸣健忘、腰膝酸软;阴津不能上注于目,故目视昏花;阴虚阳亢,虚火上升,故咽干口燥、五心烦热或颧赤盗汗;虚火扰于精室故遗精,妇女则经行量少甚或经闭,虚火扰血室亦可致崩漏。

肾阳为一身之本,有温煦形体、蒸化水液、促进生殖发育等功能。肾阳虚衰不能温煦形体,振奋精神,故形寒肢冷、精神委靡;脑髓失充,故眩晕耳鸣;腰为肾之府,肾阳不足则腰膝酸软遗精、脉来沉细、舌淡胖嫩、苔滑等。

阴阳两虚:由于阴阳互根,阳虚日久常损及阴,阴虚日久亦常损及阳,而出现阴阳两虚。

（3）治法

肾阴虚者,宜用左归丸壮水为主,方中熟地黄、枸杞子、山茱萸滋补肝肾之阴,使水旺以制火;茯苓、山药、甘草健脾胃以运化精微,共奏补阴精益肾健脑之功。六味地黄丸亦为治疗此病之有效方,所谓"蒂固则真水闭藏,根摇则上虚眩仆。""滋苗者必灌其根。"

肾阳虚者宜用①右归丸:熟地、山茱萸、山药、枸杞、菟丝子、附子、肉桂、当归。本方是以甘温填补肾精的。熟地为君,辅以枸杞、菟丝子、山茱萸、山药滋补肝肾之阴,尤以增加鹿角胶等血肉有情之品,亦增添精之功。并用附子、肉桂取其温升动阳之妙以调整阴阳之偏,即以填补肾精为基础。汪蕴谷《杂症会心录》曰："盖禀厚则真火归藏,脏亏则气逆上奔,此阴虚之晕也。"②八味丸:如房室过度,肾与督脉皆虚不能纳气归源,逆气奔上而眩晕者,宜八味地黄汤加沉香或黑锡丹。此类眩晕常用八味地黄汤加磁石、赭石、珍珠母镇潜摄纳而收效,取磁、赭与桂、附同用,镇降温摄于一方,单用磁石、赭石等只能镇潜,必须与附子同用,方能达到温镇摄纳之功。本方实乃治肾中阴阳两虚之证,并非纯肾阳虚证,由于阴阳互根,阳虚者必损及阴,多为阴阳两虚证。古方八味地黄丸、地黄饮子等皆阴阳俱补之方,用于脑供血不全属于肾阴阳两虚者,二方皆获效,尤以地黄饮子效果佳。有的患者眩晕行路摇摆,服此方若干剂后眩晕顿除,步履稳健如常,有意想不到之效,用以治疗脑血栓形成的风痱,辨证属肾阴阳两虚者亦颇效。汪昂解释谓："火归水中,水生木,盖用桂附干地黄山茱萸等,补肾药中引火归元,水火既济而内风自息。"

病案

王某,男,41岁,军人,内蒙古人。

阵发头晕,视物旋转半年,加重 1 天。平素腰酸、乏力,于近半年出现阵发头晕,视物旋转,伴恶心,活动后为著,曾到多家医院服中药治疗,均无效,且于近 1 天加重,故于今日来我院就诊。

初诊 2010 年 6 月 30 日。症见头晕,视物旋转,恶心,不能活动,腰酸乏力,面热,察其表情痛苦,面红,诊其舌质淡红苔薄白,脉弦细。此乃平素肾阴阳两虚,下元亏虚,清窍、目窍失养,日久阴虚阳浮,虚阳浮越,上扰清窍,加重病情所致,法当补肾滋阴潜阳,重镇摄纳,方拟地黄饮子加减治之。

处方 熟地 25g 山茱萸 20g 巴戟天 15g 肉苁蓉 15g 石斛 20g 麦门冬 15g 五味子 15g 石菖蒲 15g 远志 15g 附子 5g 肉桂 5g 代赭石 30g 磁石 30g 珍珠母 30g 甘草 15g

21 剂,水煎服,每日 1 剂,早晚温服。嘱其慎起居,节房室,防劳累。

二诊 2010 年 7 月 21 日,服用上方 3 周后,症状皆无,察其表情、面色均正常,诊其舌质淡红苔薄白,脉缓,临床治愈,嘱其停止用药,注意休息,防劳累。

2 个月后随访,病情无反复。

按 本案眩晕辨证为下元亏虚,虚阳上扰。因平素肾阴阳两虚,故腰酸、乏力;肾主骨生髓,脑为髓之海,肾虚精血不足,髓海不充而失养,故头晕;肝开窍于目,肾阴虚,水不涵木,木失所养,必影响所主之窍,故视物旋转;肾阴阳两虚日久,必致阴亏阳浮,虚阳浮越,上扰清空、目窍,加重头晕目眩;虚阳犯胃,胃气上逆,故恶心;面红热、脉弦细为阴亏阳浮之征。治宜滋肾阴,补肾阳,潜阳摄纳,方用地黄饮子加减。方中熟地、山茱萸滋养肾阴,填精益髓;巴戟天、寸云温补肾阳;四药合用,阴阳俱补;石斛、麦门冬、五味子滋养肺肾,金水相生,"壮水之主,以制阳光";石菖蒲、远志交通心肾,以防阴亏火旺;少许肉桂、附子意在温阳下元、摄纳浮阳、引火归元;诸药合用,共奏滋肾阴、补肾阳、潜阳摄纳之功。代赭石、磁石、珍珠母重镇潜阳,且代赭石有降逆止呃之功;全方共奏补肾滋阴潜阳、重镇摄纳之功,使肾阴阳俱补,脑、目窍有所养,阴旺虚阳得降,则诸症自愈。经 3 周治疗,临床治愈。

病案

沈某,42 岁,干部。

头晕微痛 1 年余,经某医院诊断脑供血不全,日常不能操劳,遇劳即眩晕头痛,后经治疗无显效,来门诊求治。

初诊 头眩晕微痛,腰酸肢软,五心烦热,不能阅书报,稍过劳头即晕痛,自述与爱人性交后即眩晕加重,舌尖红,苔白少津,脉象沉细微数,症脉合参为肾阴亏损、脑髓失养,宜大剂六味地黄汤加味治。

处方 熟地 50g 山茱萸 20g 山药 15g 茯苓 15g 丹皮 15g 泽泻 15g 龟板 20g 女贞子 20g 菟丝子 15g 枸杞子 20g 五味子 15g 肉桂 5g

水煎服。

按 此患者经 4 次复诊,服药 28 剂,头晕痛、腰酸诸症皆除,脉象沉而有力,舌润,精力亦复,从而恢复工作。

陈士铎谓:"此病得之于肾劳,无肾水以润肝,则肝木之气燥,木中龙雷之火时时冲击一身,而上升于巅顶,故头痛而且晕也,治法宜大补其肾中之水,而少益以补火之品,使水足以制火,而火可归源,自然下引而入于肾宫。"此案以六味地黄汤为主药,尤以重用熟地黄 50g,少佐肉桂 5g,即此意也。

(四) 气血亏虚

人体气血流行全身,是脏腑经络等一切组织器官进行生理活动的物质基础。《难经》谓"气主煦之,血主濡之",是对气血功能的高度概括。若先天素质屡弱,气血不足;或久病大病耗伤气血;或失血虚而不复;或中焦脾胃虚弱不能生化气血;或因劳役过度,气血下陷。以上诸因素皆可使气血不足,不能上荣,脑失所养发生眩晕。《灵枢·口问》曰"上气不足,脑为之不满,耳为之苦鸣,头为之苦倾,目为之眩",其病机即属于此类眩晕,谓之虚眩。

气虚眩晕者临床表现:头昏晕,心悸怔忡,少寐多梦,健忘,食少便溏,倦怠乏力或见崩漏便血,舌淡,脉细弱等。辨证属于气虚不能摄血,气血不能上荣,因而发生以眩晕为主一系列证候。治以补心脾益气血法,归脾汤主之。

中气不足清阳不升者临证表现,头晕目眩,视物不清,耳鸣耳聋,面白少神,困倦乏力,食不知味,纳减便溏,舌淡嫩,苔白,脉虚弱或大无力,宜益气升阳法,补中益气汤、益气聪明汤之类主治。

益气聪明汤为参芪与升葛、蔓荆子、黄柏、白芍合用,本方有益气升阳,清上焦风热之作用,故用于此类眩晕多效。

血虚眩晕者临床表现:眩晕,面色无华,心悸怔忡,神疲乏力,形体瘦怯,唇舌爪甲色淡无华,或目干涩,视物昏花,脉细弱舌淡等。此属血虚不能上荣所致,宜人参养荣汤、八珍汤之类(与前肝血虚热合参)主之,前者为血虚兼热,此则为血虚无热,但用补血即可。

(五) 痰浊上泛

多因痰湿体质,恣食肥甘,饮食不节,或劳倦伤脾,或因误治汗、吐、下损伤脾阳,脾主运化水湿精微,脾阳受损运化失司,聚湿成痰上犯清窍,发生眩晕。此类属于痰湿,如《伤寒论》之苓桂术甘汤证,《金匮要略》之泽泻汤证皆是,另有痰热而致头眩,朱丹溪谓"无痰不作眩",此类乃气郁而生,"气郁生痰,志极动火",津液遇热则煎熬成痰为痰热,与痰饮虽同属痰证范畴,但其病机却同中有异。

1. 痰饮上泛

临床表现:胸闷,恶心呕吐,膈下漉漉有声,眩悸不止,头重额痛,多寐,四肢倦怠,舌苔白腻滑润,脉象濡或沉缓。

病机:多因饮食不节,脾虚不能运化,聚湿成痰,蒙蔽清阳,因而头眩心悸、头重身重、湿阻中焦,气机不利,故胸闷恶心;脾主四肢,脾阳不振则四肢倦怠、少食多寐、苔白滑或腻、脉象濡缓。治法:和胃化痰,宜二陈汤或温胆汤,燥湿化痰、理气温中。

如痰饮夹外风者,眩晕呕兼自汗,项强畏风,脉象浮,宜二陈汤加祛风之品。常用清晕化痰汤即二陈汤加防风、羌活、川芎、细辛、白芷、枳实、天南星、黄芩。临床此类患者多痰湿体质,体肥胖,头晕项强自汗,四肢重,畏风,脉浮缓,舌白腻,用本方化痰湿和胃祛风颇为有效。

如脾虚不能运化,痰湿内生,目胀,腹满,便溏,倦怠短气,头眩晕者,宜六君子汤益气健脾祛痰。

如水饮上逆,眩晕,呕吐频繁,吐清水涎沫,舌苔白,薄而腻,脉象沉或濡滑,宜小半夏汤降逆化饮和胃。

有属脾胃阳虚水停心下,水气上逆隔阻清阳者,心下逆满,悸动,气上冲胸,起则头目昏眩,或见小便少,脉象沉紧,舌胖嫩苔白腻,宜苓桂术甘汤治之。

有水饮停于心下,清阳受阻,浊阴上冒,出现头目昏眩,发作时欲倒,舌滑润胖大,脉沉弱或沉紧,宜用泽泻汤补脾利水除饮法治之。

脾胃虚弱,痰湿内生,头眩烦闷,恶心吐逆,身重,四肢厥冷不能安卧,此为"痰厥",宜半夏天麻白术汤,方中半夏燥湿降逆化痰,天麻升清降浊定风除眩,二药为治风痰眩晕之主药,参、芪补气健脾,恢复脾胃机能,干姜温中逐寒,橘皮、神曲、麦芽和胃消食,茯苓、泽泻、黄柏泻热利湿,为治痰厥头痛眩晕之良方。

病案

郭某,男,46岁,干部,哈尔滨人。

阵发性头晕,头痛,恶心1年。素体肥胖,近1年出现阵发头晕目眩,伴头痛、恶心,每次发作持续3天左右,在哈医大一院(哈尔滨医科大学附属第一医院)诊断为高血压、高脂血症,予降压、降脂药配合中药治疗,均无效,且发作逐渐频繁,故于今日来我院就诊。

初诊 2010年10月27日。症见阵发头晕目眩,伴头痛、恶心,每月发作3~5次,每次持续3天左右,察其血压150/100mmHg,形体肥胖,诊其舌质紫暗苔白腻略黄,脉沉,血甘油三酯3.35mmol/L,血尿酸547μmol/L。此乃素体肥胖,多痰多湿,痰湿壅遏,风痰上扰,蒙闭清窍,阻滞血络所致,法当燥湿化痰息风、活血祛瘀通络,佐补肾填精益髓,方拟温胆汤合四物汤加减治之。

处方 半夏20g 陈皮15g 茯苓20g 甘草15g 竹茹15g 枳实15g 草决明30g 菊花25g 当归20g 生地20g 赤芍20g 川芎15g 丹皮15g 丹参20g 桃仁20g 柴胡15g 玉竹20g 何首乌15g 桑椹子20g

14剂,水煎服,每日1剂,早晚温服。

二诊 2010年11月10日,服用上方2周后,病情明显好转,近2周只发作一次,且症状较轻,持续时间1~2小时,察其血压140/90mmHg,诊其舌质淡紫苔薄黄稍腻,脉滑,据舌脉症辨证治法同前,故继前方加生山楂20g以降脂。21剂,水煎服,每日1剂,早晚温服。

三诊 2010年12月1日,服用上方3周后,无再发作,症状皆无,察其血压130/90mmHg,诊其舌质淡红苔薄白,脉缓,实验室检查报告为:血甘油三酯1.67mmol/L,血尿酸482μmol/L。临床治愈,嘱其继服药1周以巩固疗效,注意忌食肥甘厚味,适当体育锻炼,随诊。

按 本案因素体肥胖,多痰多湿,痰湿壅遏,风痰上扰,蒙闭清窍,阻滞血络而致头晕目眩;风痰阻络,脉络不通,故头痛;痰湿中阻,胃失合降,故恶心;舌质紫暗为风痰阻络、瘀血之征,苔白腻略黄为痰湿壅盛有化热之趋;脉沉为痰瘀阻滞血脉,脉沉滞不起所致。宜燥湿化痰息风、活血祛瘀通络,佐和胃补肾之法,方用温胆汤合四物汤加减。方中半夏燥湿化痰、降逆止呕;竹茹清热化痰止呕;陈皮、枳实理气燥湿化痰;茯苓健脾渗湿,以杜绝生痰之源。四物汤补血调血;丹皮、丹参、桃仁助活血祛瘀之功;草决明清肝平肝息风、清利头目;菊花疏风清热、清利头目;柴胡疏肝解郁、清肝胆之郁热,以防热极生风;玉竹、首乌、桑椹子补肾填精,以营养脑髓、清窍。全方共奏理气燥湿化痰、清热息风、活血祛瘀通络、和胃补肾之功,使痰湿热邪得去,肝风得息,瘀血得去,脉络通畅,脑髓得充,清窍得养,胃气得降,则诸症自愈。经初诊、二诊治疗,临床治愈。

病案

王某,女,41岁,工人。

自述近1周来,连续晕厥2次,发作前心中悸动不宁,旋即手足厥冷,昏不知人,移时即醒。

初诊 1996年5月11日。心中悸动不安,手脚厥冷,头眩晕,气少懒言,有不能支撑之势,脉象左右沉细,舌胖嫩,血压120/70mmHg,经某医院诊断为神经症,经用安定剂及中药安神养心一类药物,悸动不减,此属心阳式微,水气上凌之症,宜温心阳健脾化饮法。

处方 茯苓40g 桂枝25g 白术20g 甘草15g 泽泻15g 生姜15g 党参15g 红枣5颗

二诊 1996年5月15日。服药4剂,心悸动大减,手足转温,晕厥未发作,头晕亦轻,精神转佳,此阳气渐复水气渐化之佳兆,再以前方治疗。

三诊 1996年5月22日。又服上方6剂,心中悸动等症皆愈,手足转温,全身有力,头无昏眩,脉沉,舌体转正常而安。

病案

王某,女,62岁,退休干部。

既往有眩晕史,已4~5年,中间几经治疗,一段时间好转,近年来眩晕加重,经某院系统检查诊为脑供血不全,曾用低右旋糖苷、维脑路通等药无明显效果。

初诊 1991年6月28日。体质不胖,面色白,头终日昏沉不清,眩晕较甚,手心热,脉象弦滑,舌淡红苔薄,初按肾虚施治,用杞菊地黄丸合二至丸,服6剂睡眠稍好,眩晕未减,仍阵发性发作,发作时静卧闭目稍缓解,全身沉重稍有恶心,观其面色晦暗,阵烦闷,舌淡红,略有腻苔,脉象弦,恍悟此属脾胃虚弱,痰湿中阻,清阳不升之证,宜半夏天麻白术汤治疗。

处方 半夏20g 天麻15g 白术15g 党参15g 茯苓15g 橘红15g 黄柏15g 黄芪15g 干姜7g 神曲145g 苍术15g 麦芽20g 泽泻20g 甘草10g

8月7日复诊服上方6剂,头痛眩晕俱大轻,身重恶心已消除,精神好转,面色转润,舌淡脉沉,继用上方连服12剂,眩晕已除,头目清,患者自述为近年罕见之现象,精神食欲睡眠均正常。

按 本案为脾胃内伤,痰湿上逆之眩晕病,辨证以身重恶心烦闷、头眩眼黑、四肢厥逆为特征,本案未见四肢厥逆,不甚典型,但身重,眼不欲睁,恶心烦闷,舌苔小腻,面色不泽,脉弦,可以排除肝阳上亢及风火阳证,属脾胃内伤,痰湿上逆,清阳受阻所致,用半夏天麻白术汤。重用半夏除痰;参、芪、术、苓、泽益气健脾利湿;陈皮、神曲、麦芽消食调气利脾胃之枢机;天麻定风治眩晕、干姜温among散寒、黄柏苦寒泻火以反佐之。药味虽繁但配伍严谨,此东垣匠心独具,故药到病除。东垣原治痰厥头痛,然用之于脾胃内伤痰湿上逆之眩晕亦有良效,本案即其中一例。

2. 痰热上犯

痰郁化火,痰挟热上冲;口苦尿赤,心烦恶心欲吐,头目眩晕,胀痛,舌苔黄腻,脉象弦滑,宜化痰泄热,用温胆汤加黄连、黄芩,呕吐重者加半夏、代赭石以降逆止呕。

热痰内结,眩晕耳鸣目疵,心烦懊丧,胸满膈热,口干喜冷,大便秘结,小便赤热,或咽噎不利,黏痰似胶,咳之不出,咽之不下,脉滑实,宜泄热化痰,滚痰丸主之。

病例

姜某,女,39岁,工人。

初诊 1983年1月12日。体肥胖,痰湿素盛,本月6日突然眩晕甚剧,如坐舟车,目不敢睁,睁眼则眩晕难忍,恶心欲吐,不敢动转,耳鸣欲聋,脉象左右弦滑有力,舌苔白腻,口唇赤,血压120/70mmHg,经某医院诊断为内耳眩晕症,辨证为痰热上冲,胃失和降,以温胆汤加苦寒之品以清热降逆和胃。

处方 半夏15g 陈皮15g 茯苓20g 甘草10g 竹茹15g 枳实15g 黄连10g 龙胆草10g 甘菊15g 钩藤15g

水煎,日服2次。

二诊 1月14日。服上方3剂,眩晕大减,恶心减轻,已能行走,患者从香坊安埠街步行至三辅街就诊(约3km),舌苔渐薄,脉象弦滑中带缓象,此痰化热清,胃气下降之兆,唯舌尖赤,为阴分不足,宜前方加滋阴之品。

处方 半夏15g 陈皮15g 茯苓20g 甘草10g 竹茹15g 枳实15g 黄连10g 黄芩15g 麦门冬15g 生地20g 钩藤15g

水煎服。

继服本方6剂,症状全除,经用本方治疗后1年未发作,从而痊愈。

(六) 气血瘀阻

多因头部外伤重力打击,脑部气血瘀阻,循行障碍,亦有情志抑郁或恚怒伤肝,肝气郁滞,气机不利,血瘀气滞,眩晕头痛。

临床表现:多有外伤史,头痛眩晕,心悸不宁,胸闷气短,健忘,精神疲倦,面色青暗,舌质暗有瘀斑或舌紫等。头为诸阳之会,气血流经之所,外伤后气血瘀阻,故见头痛眩晕;血行瘀滞气机不利,不能奉养于心,故心悸不宁;血瘀上行受阻,清窍失养故健忘;面色青暗舌紫,各种见症皆由气血瘀阻所致。法当活血通络,宜用血府逐瘀汤加穿山甲、三七。如口干舌燥有热者加天化粉、知母、丹皮等清热生津之品;如外伤头晕痛,舌暗或有瘀斑者,宜用活络效灵丹加川芎、桃仁、红花、地龙行血活血止痛之剂;如眩晕甚者可加珍珠母、生赭石等镇肝潜阳之品;外伤头眩晕痛、大便秘者,可用复元活血汤行血化瘀泻热通便法治之。

凡外伤眩晕,除用活血化瘀法外,亦可以潜阳平肝法合用,相互协同,疗效较佳。

病案

于某,男,43岁,工人。

初诊 1986年7月24日。患者在外地来哈就医,自述2个月前因住房倒塌,头部被砸,当时昏迷不醒经医院抢救后清醒。症见头昏眩晕,说话吃力,一句话不能连贯,有似口吃,行走步态不稳、摇摆,如同酒醉状,经诊断为脑外伤综合征。历经中西医治疗无明显效果,其脉象弦,舌紫苔薄,结合病史,考虑属脑外伤后血瘀所致,以活血祛瘀法治疗。

处方 当归20g 生地20g 红花15g 桃仁15g 柴胡15g 赤芍15g 怀膝20g 丹皮15g 郁金10g 菖蒲15g 葛根20g 甘菊15g 川芎15g

水煎,日服2次。

二诊 8月8日。服上方4剂有明显好转,说一句话基本能连贯下来,但仍吃力、慢,头眩晕轻微好转,行步摇摆亦明显改善,仍不太稳,食不知味,脉弦,前方加土虫5g。

三诊 9月4日。连续服上方10剂,眩晕大减,说话完全恢复正常,下肢步行亦大好转,无摇摆打晃现象,精神及食欲皆好,但腿软下肢无力,前方加黄芪40g、地龙15g,继服10剂而愈。

按 本案结合病史,缘外伤后昏眩,语言吃力,行步摇摆,辨证与辨病结合为外伤瘀血,用血府逐瘀汤加减取得了满意的效果。方内加葛根者,盖因现代药理实验发现葛根黄酮有改善脑循环的作用;加菖蒲、郁金以开窍行气,气行则血行,经三诊共服药30剂诸症基本痊愈,唯两腿软,仿补阳还五汤意在上方加入黄芪、地龙以图之,终获痊愈。

八、水湿郁于肌表证治

张琪教授参考《金匮·痉湿喝脉证并治》及《金匮·水气病脉证并治》湿气在表之风水、皮水病,以四肢肿、周身困重、头昏沉、恶风寒、值天阴雨则加重、舌苔白脉缓等,认为本病多因居住潮湿环境,或与阴雨当风入水等密切相关,亦有肥胖、湿盛体质,内湿与外湿互相影响,初起可用羌活胜湿汤以风药胜湿治湿气在表有效,但日久则多因表虚湿邪留郁不除,周身苦重难堪,头昏沉,头皮以手压之有轻度肿,终不能根治,经尿常规检查有的蛋白阳性,有的无改变,利尿药也只能取效一时,终不能治愈。

本病病机为卫气虚、湿邪郁于肌表之证,《灵枢·本藏》曰:"卫气者,所以温分肉,充皮肤,肥腠理,司开阖者也……卫气和则分肉解利,皮肤调柔,腠理致密矣。"可见卫气有保卫肌表、防御外邪的作用,若卫气虚,感受湿邪郁于肌表不解,则出现上述一系列证候,张琪教授拟有加味防己茯苓汤,一面益卫气温阳以除湿邪,一面祛风活血除湿、扶正祛邪。方组成如下:桂枝 15g、茯苓 20g、防己 20g、黄芪 25g、冬瓜皮 30g、五加皮 20g、秦艽 15g、苍术 15g、薏苡仁 25g、附子 10g、赤芍 15g、益母草 30g、木瓜 15g、生姜 10g、甘草 10g,水煎,日服 2 次。

方用黄芪以益卫气,桂枝、附子、生姜辛温助阳气通阳,与黄芪配伍,奏益气温阳化湿之用;防己、冬瓜皮、五加皮、秦艽祛肌表之风湿;苍术、薏苡仁健脾除湿;湿郁肌表尤须疏郁活血使风湿之邪外解,故用赤芍、益母草活血行水,水湿之邪自然可以透达而除。全方扶正温阳化湿,治湿郁肌表日久不愈者颇效。肾小球肾炎水湿在表头面肿胀者其效亦佳。

1995 年 7 月 1 日,一石姓患者自海南省海口市来哈尔滨市探亲兼求诊,患者在海南省地震局工作,系高工,自述常年在野外山谷海岸勘探,恒落宿野外以致全身肿,头昏沉,四肢肿如绳缚,头皮以指压之有指痕,嗜睡,舌苔白腻,脉沉缓,形体较丰,经广州、上海、北京各大医院系统检查无异常,但患者病已 10 年甚痛苦,且有逐年增重趋向,此为湿郁肌表之证,为风水及水气一类病,投以上方连服 7 剂,复诊水肿消至 70% 左右,全身轻松舒适,头昏已大减,继以上方不变,又服 10 余剂,四肢肿全消,自述为 10 年来未有之现象,嘱继服若干剂以巩固疗效,从而痊愈。

九、温培脾肾、镇潜摄纳论治冲气上逆水饮上泛证

"先天之本在肾,后天之本在脾",二者为机体生机之动力,其阳气对人体具有十分重要的作用,《素问·生气天真论》谓:"阳气者,若天与日,失其所则折寿而不彰,故天运当以日光明。"肾如薪火,脾如鼎釜,脾的运化功能必得肾阳的温煦蒸化,才能化生精微;而肾精必须依赖脾运化精微的滋养,才能不致匮绝,如此生生不息方能维持着正常的生理功能,保证机体充满生机活力。反之,脾肾阳虚失去温煦滋养作用,则一系列阴寒之证丛生,如肾虚水泛证等。张琪教授临证观察,有脾肾阳虚、冲气上冲、水饮上泛证。单用真武汤不效,必用温培脾肾、镇潜摄纳法方能收效。

病案

邵某,男,30 岁,干部。

初诊 1994 年 3 月 7 日。面㿠白,体瘦,四肢乏力,形寒肢冷,少腹凉,脘有气从小腹上冲,咯逆吐泡沫状液体,头眩晕,畏寒,时遗精,脉沉弱,舌白滑,先用乌梅丸改汤加枳朴服 6 剂,全身稍有力,但仍气上冲,咯逆吐泡沫状液不减,静则稍安,活动加重,头眩晕不能久视,健忘多梦,性交后疲惫难堪,脉象沉无力,舌白润,此属命火式微,肾精亏不固,脾土虚运化无力,水饮上泛兼冲气上逆证。宜温培脾肾、镇潜摄纳法。

处方 茯苓 30g 桂枝 20g 白术 20g 附子 15g 干姜 10g 红参 15g 吴茱萸 10g 半夏 15g 龙骨 20g 牡蛎 20g 生赭石 30g 沉香 10g 甘草 15g

水煎,日服 2 次。

二诊 3 月 28 日。用上方 10 剂,少腹有温暖感,气上冲、吐泡沫状液减轻,精神好,全身较前有力,畏寒仍有但亦减,头眩亦好转,然仍不能久视,不耐劳,性交后腰酸疲乏难堪,阴囊湿冷,脉沉弱,舌白苔,此脾肾阳气渐复,但肾精匮乏,宜前方加补肾固精之品。

处方 茯苓 30g 桂枝 20g 白术 20g 甘草 15g 红参 15g 附子片 15g 五味 15g 吴茱萸 10g 半夏 15g 熟地 20g 山茱萸肉 15g 菟丝子 15g 芦巴子 15g 龙骨 20g 牡蛎 20g 赭石 30g

10 月 28 日患者来复诊,自述服上方 30 剂,全身有力,精神大好,上冲吐涎沫畏寒等俱除,饮食睡眠俱佳,性生活亦恢复如常。从而痊愈。

按 本案除温肾健脾化饮之外,兼逆气上冲,后者属于冲脉为病,冲脉起于气冲穴,与足少阴肾经相并,挟脐旁上行至胸中,为十二经气血聚会之要冲,由于肾阳式微失于固摄,故表现为气上冲心,本方用赭石、龙骨、牡蛎与培补脾肾之品配伍,一则补肾摄纳,一则镇冲潜阳,故冲气上逆能随之奏效,上海名医徐小圃治儿科"上盛下虚证",用清上温下法,附子温下,黄连清上,龙骨、磁石潜阳,菟丝子、覆盆子等温肾。师其意,赭石与附子诸补肾药合用,乃引龙入海之意。再有本案二方加用熟地、山茱萸、菟丝子补肾阴之品,病者时遗精、性交后疲惫不支则系肾精亦亏乏,在助肾阳时又必须滋补肾阴,俾阳生阴长相互协调以助其生机。可见拟方遣药贵在辨证准确,有针对性,方能达到治愈之目的。

十、肝胆类疾病的多元治疗

肝为藏血之脏,斡旋一身之气血津液,它直接影响气、血、水、津液的运行和输布,并调节脾肺肾三焦及胆的气机升降,故《读医随笔》中说:"凡脏腑十二经之气化,皆必藉肝胆之气化以鼓舞之,始能条畅而不病。"肝主疏泄,喜条达,若肝气抑郁,疏泄失司,则影响肺之升降,脾之健运,肾之开阖,三焦决渎,使水液不能正常输布,使正常之水与津液,积水成饮,津凝成为痰。《证治汇补》中说:"内为惊怒忧思之扰,饮食劳倦,酒色无节,营卫不清,气血浊败,熏蒸津液,痰乃生焉。"

血藏于肝,"人卧血归于肝"(《黄帝内经》),王冰释谓:"肝藏血,心行之,人动则血运于诸经,人静则血归于肝藏。"故肝有贮藏和调节血液的作用。若肝气条达,则血运周身,濡润脏腑经脉,故清代唐容川说:"肝属木,木气冲和条达,不至遏郁,则血脉得畅。"若肝失疏泄,失其条达,肝失所藏,则血脉不畅,或血离经而妄行,则瘀血形成,血瘀于经隧,经脉血行不畅,津液也随之受阻,从而导致痰瘀互结之变。

由此可见,痰、饮、水、湿与瘀血内阻,在肝失疏泄的情况下,常发生痰瘀同病的各种证候,成为肝脏痰瘀同病辨证的基本特点。

(一) 慢性肝炎及肝炎后肝硬化治宜疏肝柔肝、健脾、清热利湿

慢性肝炎及肝炎后肝硬化(以下简称慢性肝病),就其疾病演变过程分析,与肝、脾、肾三脏功能失调密切相关,尤其肝郁及脾虚贯穿于慢性肝病始终。肝主疏泄、调畅气机,若肝气郁结,气机不畅则出现胸胁胀满或疼痛诸症。脾主运化,人体消化系统功能主要与脾关系密切,脾的运化功能有赖于肝之疏泄,若肝气不畅则脾运不健,肝郁日久,横逆乘脾,可导致脾气虚而致消化系统功能紊乱出现腹胀便溏、食少呕恶等。可见肝郁、脾虚在本病发病中的重要意义。

在疾病转化过程中,常出现湿热中阻诸证,乃由脾失运化、肝郁化热所致,另有部分患者是由急性肝炎转化而来,急性肝炎的发病多因湿热疫邪外袭于肝脏,邪气内蕴伤及脾胃,湿性黏腻,缠绵不去,日久阻于中焦。脾为湿热所困,升降失调,肝气失于条达,乘其所不胜,因而出现脘腹胀满、呕恶厌油食、胁痛或胀满、口苦、尿黄、大便黏秽不爽等一系列肝郁脾虚、湿热中阻证候,多见于慢性活动性肝炎、肝功能有改变者。木郁土虚,湿热内阻,日久气血不畅造成瘀血内阻而出现脾大、脾功能亢进,胁痛羸瘦、面色黧黑晦暗,体力不支,齿龈出血,鼻衄等,亦即肝硬化期。慢性肝病病机涉及肾,乃因肝体阴而用阳,肝肾同源,气血生化之源不足,后期耗损及阴而致肝肾阴亏出现体力衰惫、五心烦热、心悸气短、腰酸膝软,或兼遗精、舌红少苔、脉细数等症。

总之,慢性肝病从慢性肝炎到肝硬化,以至肝硬化腹水阶段,是疾病逐渐加重的不同时期,虽然其基本病机特点为肝郁脾虚,但在疾病发展过程中,尤其发展至肝硬化腹水阶段时,常常是肝郁脾虚、肝肾阴亏、气滞血瘀、湿热蕴蓄等诸症互见,病机错综复杂。

慢性肝病各个阶段病机特点虽然不尽相同,但总的治疗原则不外柔肝疏肝、健脾除湿清热,部分患者辅以补肾之法。同时,根据其各阶段证候特点的不同而遵循辨证论治的原则处理。

张琪教授治疗慢性肝炎多以柔肝疏肝健脾为主。自拟一方命名为"慢肝复康汤",药物组成:柴胡15~20g、白芍20~30g、枳实15g、甘草15g、白术15g、茯苓20g。本方乃祖方四逆散加茯苓、白术而成。其中柴胡为疏肝之圣药,用之以条达肝气,芍药养血柔肝缓中止痛,柴芍合用,一疏一柔,疏而不燥,柔而不滞,枳实行气,甘草和中缓中,诸药配合,药力专而奏效捷。肝以阴为体,以阳为用,内藏相火最忌香燥戕伐以耗伤肝阴,但养肝又切忌甘寒滋腻如生熟地黄、玉竹等助湿有碍脾胃之运化类药物,故重用芍药敛阴养血以益肝之体,一般用量在30g左右。加茯苓、白术,以健运脾气,诸药配伍,用于肝旺脾虚之慢性迁延性肝炎及慢性活动性肝炎有良好疗效。

若患者有其他兼夹证候同时出现,则本方的增减颇为重要,原则为根据辨证采取相应的兼治法而在上方基础上加减用药。若脾虚较重,乏力明显,伴气短懒言者,可加党参、黄芪,重者可加人参或西洋参;若湿热中阻,脘腹胀满,呕恶,加茵陈、黄连、黄芩、砂仁、藿香;对乙型肝炎表面抗原及e抗原阳性者,还可辨病加板蓝根、大青叶、白花蛇舌草、蒲公英等;若脾虚清阳不升,出现泄泻明显者,除加重茯苓、白术用量外,还可加扁豆、山药健脾,辅以葛根、防风、升麻以升清阳;若湿浊上泛,胃气上逆,恶心呕吐明显者,加半夏、陈皮、生姜、砂仁;若气滞湿浊较重,腹胀满明显者,加厚朴、木香、槟榔;若有肝阴不足者,常表现胁下拘急痛、头晕头痛、心烦等症,乃阴血不足,阴不制阳,虚热内生所致,宜养阴血,柔肝清热,除重用白芍外,还可加枸杞子、女贞子、丹皮、当归等;若兼肾阴虚则酌加添精益肾之品,如山茱萸肉、何首乌、龟板、女贞子等;若瘀血内阻,胁肋刺痛胀痛者加丹参、桃仁、赤芍、当归以活血通络;若瘀血较重,阻于经络,症见胁下癥块、面色晦暗或面色黧黑、舌质紫暗或有瘀点、瘀斑者,可加三棱、莪术、鸡内金、炙鳖甲、土虫等。

张琪教授用此方治疗慢性肝炎病案较多,一般对消除临床症状,改善肝功能疗效显著,消除乙肝抗原则需坚持服药,长期治疗。

(二) 肝炎后肝硬化脾大者治宜疏肝软坚、滋阴、健脾、解毒

对于肝炎后肝硬化,表现脾大、腹胀满胁肋胀痛、食少纳差、面色黧黑或晦暗等,张琪教授常采用消补兼施与清热解毒相配伍,获效良好。其自拟"软肝化癥煎",药物组成:柴胡、白芍、青皮、郁金、人参、白术、茯苓、黄芪、山茱萸、枸杞子、炙鳖甲、茵陈、虎杖、黄连、蒲公英。方中补药用参芪益气,苓术健脾,白芍养肝,山茱萸肉、枸杞子补肾;消法中重用炙鳖甲软坚散结,辅以青皮、郁金、丹皮、柴胡疏气活血化瘀。《金匮要略》中鳖甲煎丸,君用鳖甲治疗久疟、疟母,疟母乃指久疟不愈胁下结成痞块,实即脾大,鳖甲既有软坚散结之功,又有滋阴清热之作用,脾大型肝硬化多出现五心烦热、舌红、脉细数等阴虚证候,故以鳖甲为首选药,辅以柴胡、青皮等行气活血之品,再与益气健脾柔肝补肾为伍合用,消补兼施,以达到"补而勿壅、消而勿伤"之作用。除此之外,在肝硬化辨证时又多见其有邪热内蕴证候,如口苦咽干、五心烦热、尿黄赤、巩膜黄染等,故在拟方中加用一些清热解毒之品,如茵陈、虎杖、黄连、栀子、蒲公英、大青叶、丹皮等。

此方药味虽多,但配伍严谨,张琪教授多年来治疗本病,总结其病理机制乃正虚邪实,正虚即肝虚、脾虚、肾虚,邪实即气滞、瘀血、痰浊、蓄水、湿热毒邪内蕴,正与邪相互交织,错综复杂,非一方一药所能奏效,尤其来请医治疗者多是经用各种药物治疗不效,其难度之大可想而知,所以治疗本病多用大方复方。本方对恢复肝功能,消除脾大,软肝护肝,以及改善体征、消除腹水等皆有良好效果。近2年总结了30例病例,大多属疑难久治不愈的肝病,临床均收到较好疗效。

从慢性肝炎发展到肝硬化腹水阶段,已属肝功失代偿期,中医学谓之"单腹胀"、"臌胀"。腹水程度临床当分小量、中量、大量,治疗应观察患者体质之强弱,在辨证论治原则指导下,审其轻重缓急,权衡利弊而拟方遣药。

（三）肝硬化腹水治宜健脾行气利水、攻补兼施

治疗肝硬化腹水，在小量或中等量腹水时，若患者表现面色萎黄，腹部胀满，大便次数多，量少或便溏，尿少，手足不温，舌苔白腻或舌质淡，脉弦细等，多按脾虚气滞水停辨证，治疗用"加味茯苓导水汤"健脾行气利水。药物组成：白术25g、茯苓30g、猪苓20g、泽泻20g、广木香10g、木瓜15g、槟榔20g、砂仁10g、紫苏15g、陈皮15g、枳壳15g、党参20g、甘草10g，水煎服，每日1剂。四苓利水，槟榔、紫苏、枳壳等利气，气行则水行，尤以重用参术等益气健脾助其运化，对脾虚气滞水蓄，此方甚效。如见手足寒或畏寒肢冷，可加附子、桂枝以助脾肾阳气。

大量腹水，胀满甚者，一般健脾行气利水之剂毫无效果，此时宜用峻剂攻下。然峻剂攻下，易损伤正气，且水下后一时腹膨胀宽松，药后旋又水聚而腹胀如故，临床确有此种情况。但大量腹水，腹膨胀难忍时若不用峻剂攻下则水无出路，病情有急转直下之势，因此只要辨证患者尚未出现形脱便血昏迷，尚在可攻之时，应当机立断，抓住有利时机，果断使用峻剂攻下以消除其胀满。我临床常将舟车丸改为汤剂，甘遂、大戟、芫花用醋炙为佳，醋炙不伤胃，可减少刺激，三药为主攻逐脘腹之水；大黄、牵牛子荡涤泻下为辅，用量可根据患者体质强弱及蓄水轻重而定。临证观察用峻剂逐水后大便排出大量水样便，继之小便亦通利增多，此时继用茯苓导水汤之类健脾利水行气，尿量继续增加，腹水遂之消除。此方原则是应用于肝硬化腹水属实证者，但腹水日久多虚实夹杂，亦可用此方与健脾益气相伍，攻补兼施，多能获效。

余自拟"藻朴合剂"乃治肝硬化腹水攻补兼施之方，药物组成：海藻40g、厚朴30g、黑白丑各30g、木香15g、槟榔20g、生姜25g、人参15g、白术20g、茯苓30g、知母20g、天花粉20g，水煎服。方中海藻为治疗腹水的有效药物，《本草纲目》记载其治大腹水肿，有软坚散结之作用，但治疗本症用量宜大，一般25~50g为佳。黑白丑苦寒有毒，有泻下作用，逐水消肿，为治肝硬化腹水有效药物，配合厚朴、槟榔、木香行气利水，诸药合用，相辅相成。但肝硬化腹水患者体质日耗，气血不足，一味攻下则正气不支，故须掌握消补兼施之大法，正邪兼顾方能取效，于方中加人参、茯苓、白术益气健脾。此外，肝硬化腹水多出现肝阴亏耗、阴虚内热证候，如舌红绛、五心烦热等，故方中加知母、天花粉，亦可加白芍以敛阴，防止燥热更伤阴液。诸药合用，共成逐水行气、益气养阴之剂。

（四）肝硬化腹水治宜清化湿热、利水行气、健脾

肝硬化腹水，无论其腹水量多少，临床均有以湿热中阻表现为主者，症见腹部胀满、恶心不欲食、口苦口干、尿少色黄、大便溏而黏秽、五心烦热、头昏、舌质红、苔黄腻、脉滑等，辨证属肝郁脾虚胃热、水蓄热结之证。此类患者，张琪教授多用东垣中满分消丸方主治，药物组成：黄芩15g、黄连15g、砂仁10g、枳实15g、厚朴15g、半夏15g、陈皮15g、知母15g、泽泻15g、干姜10g、姜黄15g、党参15g、白术15g、茯苓15g、猪苓15g、甘草15g。本方依据《黄帝内经》"中满者泻之于内，宜以辛热散之。以苦泻之，淡渗利水。使上下分消其湿"而立方，方中既有黄芩、黄连之苦寒清热，又有干姜、厚朴、砂仁之辛开，乃辛开苦降合用之方，半夏、陈皮和胃化湿，共奏清化湿热、利水行气、健脾和胃之功，利脾胃之枢机，湿热得除，升降和调，则腹水胀满诸症蠲除。

十一、当归拈痛汤的临床运用

当归拈痛汤出自《医学启源·下卷》，"治湿热为病，……"与本案病机相同，方中羌活、防风辛散祛风，苦燥胜湿，升麻、葛根疏散风热，四药合用，发散风湿热，使之从体表而去；茵陈清热利湿，猪苓、泽泻淡渗利湿，白术、苍术健脾燥湿，苦参清热燥湿，六药合用，使湿热之邪从体内而去；然除湿药性多苦燥，易伤及气血阴津，故以太子参、当归益气养血，且当归有和血之功，取"治风先治血，血行风

自灭"之意,同时太子参配白术益气健脾以助运化;知母滋阴清热,以防燥热伤阴;诸药合用,共奏除湿、疏风、清热,佐益气健脾、滋阴养血之功。张琪教授临床常用其加减治疗皮肤病,现举几例以下。

病案

史某,女,32岁,教师,齐齐哈尔市人。

反复周身皮肤痒,起大小不等丘疹3年,加重半个月。于近3年遇风及潮湿环境均周身皮肤痒,起大小不等丘疹,颜色略红,在多家医院诊断为荨麻疹,均予脱敏药配合中药汤剂治疗,于半个月前洗浴后遇风而复发,出现皮肤痒,起大小不等丘疹,颜色略红,伴身热,服脱敏药及中药治疗无效,故于今日来我院就诊。

初诊 2010年12月22日。症见周身皮肤痒,起大小不等丘疹,伴身热、咽干、口干不欲饮、便稀,察其四肢及躯干皮肤散在大小不等颜色略红丘疹,诊其舌质淡红苔黄腻,脉滑数,实验室检查均正常。此乃感受风湿热邪侵袭人体,侵淫血脉,内不能疏泄,外不能透达,郁于肌肤腠理之间,同时湿热困脾所致,法当祛湿清热、疏风通络,佐以益气健脾、滋阴养血,方拟当归拈痛汤加减治之。

处方 当归20g 羌活15g 防风15g 升麻15g 葛根15g 茵陈15g 猪苓15g 泽泻15g 白术20g 苍术15g 苦参15g 太子参15g 知母15g 白鲜皮15g 乌梢蛇15g 茯苓15g 山药20g 神曲15g 麦芽20g 枳壳10g 甘草15g

14剂,水煎服,每日1剂,早晚温服。嘱其慎起居,调饮食,避免潮湿环境。

二诊 2010年1月5日,服用上方2周后,病情明显好转,症见遇风热、潮湿有时局部皮肤痒,起少量小丘疹,伴身热,余症无,察其皮肤无丘疹,诊其舌质淡红苔白腻略黄,脉滑,据舌脉症辨证治法同前。因肌肤易感受风湿热邪,说明营卫不和、腠理不固,故前方加桂枝15g、白芍15g以调和营卫而固表。14剂,水煎服,每日1剂,早晚温服。

三诊 2011年1月19日,服用上方2周后,症状皆无(近1周),诊其舌质淡红苔薄白,脉缓,临床治愈,嘱其继服上方1周以巩固疗效,随诊1个月无发作。

按 本案荨麻疹为现代医学皮肤科常见病、疑难病,属祖国医学风疹、瘾疹等范畴,因洗浴后受风而感受风湿热邪所致。风湿热邪侵袭人体,侵淫血脉,内不能疏泄,外不得透达,郁于肌肤腠理之间,风盛则痒,湿热熏蒸则皮肤起红色丘疹,身热;风为阳邪,易于化热化燥,故见口干、咽干,因热蕴湿中,故口干不欲饮;湿热困脾,脾失运化,故便溏;苔黄腻,脉滑数为湿热之征。综上分析,本案病机为人体感受风湿热邪,侵淫血脉,内不能疏泄,外不得透达,而郁于肌肤腠理,同时风湿之邪化热化燥,湿热困脾,脾失运化,治宜祛湿清热、疏风通络,佐以益气健脾、滋阴养血,方用当归拈痛汤加白鲜皮助清热祛湿止痒之功;乌梢蛇祛风通络止痒;茯苓、山药健脾利湿止泻,助脾运化;神曲、麦芽、枳壳升降脾胃之气,恢复脾胃之功能,助气血生化之源。全方共奏除湿清热、疏风通络止痒,佐益气健脾和胃、滋阴养血之功,使风邪得散,湿热之邪从表里内外,上、中、下三焦俱去,同时佐以扶正,使邪去而不伤正,保护气血阴津,重在健脾以助运化气血生化之源。二诊在初诊方基础上加桂枝、白芍调和营卫,使腠理固密,则不易受外邪侵袭。经4周治疗,临床治愈。

病案

朱某,男,40岁。

该患平素阴囊潮湿,未予系统治疗,于1年前患阴囊疮痈溃疡,外敷药治愈,于今年4月15日复发,右侧阴囊有一黄豆粒大小溃疡,溃疡面下肿硬,静脉滴注抗生素,外敷雷夫诺尔治疗至今无效,故于近日来我院求诊。

初诊 2010年5月12日。右侧皮肤溃疡化脓,溃疡面下肿胀,阴囊潮湿,尿黄,舌质淡红苔黄腻,脉滑数,查:右侧阴囊皮肤,见一 1cm×1cm 溃疡,伴化脓,其下触及一 1.5cm×1.5cm 硬结。中医辨证属疮疡(湿热壅阻血络)。治法当祛湿清热解毒、养血消痈。方用当归拈痛汤加减治疗。

处方　当归20g　羌活15g　防风15g　升麻15g　黄芩15g　苦参15g　茵陈15g　猪苓15g　金银花25g　泽泻15g　白术15g　苍术15g　知母15g　连翘20g　薏苡仁30g　甘草15g

按　本案疮疡辨证为湿热壅阻血络,因平素阴囊潮湿,湿邪郁久化热,湿热毒邪壅阻经脉,气血运行不畅,日久形成肿块而成痈,热聚血溃,肉腐成脓,脓已成而形成疮痈;阴囊潮湿、尿黄、苔黄腻、脉滑数为湿热之证;综上分析,本案病机为湿热内蕴化热,湿热毒邪蕴阻血络,气血瘀滞,日久热聚血溃,肉腐成脓,故治宜祛湿清热解毒、养血活血、消痈排脓。方用当归拈痛方加金银花、连翘清热解毒;薏苡仁祛湿消肿排痈。全方共奏祛湿清热解毒、养血活血、消肿排脓之功,使湿热去、热毒清、血活、则痈肿、疮痈自愈。

十二、滚痰丸加味治疗实热老痰证

昔王隐君谈老痰怪证,种种见症,变化叵测。

病案

王某,女,47岁。

初诊　1984年7月10日。常年头眩晕痛,目眵视物不清,头面烘热,口干舌根溃疡,自汗不止,周身浮肿,耳后起包时肿时消,肢体困重,牙龈肿痒,痰多,大便干,小便浓赤腥臭,经中西医检查,不知何病? 患者痛苦莫可名状,来门诊求治。余诊其脉沉滑有力,舌苔厚燥。反复踌思,此属"实热老痰"之证,与王氏所述之症状如目运耳鸣、齿颊痒痛。牙齿浮而痛痒……眼黏湿痒,目糜舌烂,绕项结核,状若瘰疬……或有如烟火上冲,头面烘热等证不谋而合,参以舌苔厚燥,脉象沉滑有力,属实热老痰内结无疑矣。投以滚痰丸加味逐痰泄热开结。

处方　礞石20g　白芥子15g　黄芩15g　沉香10g　大黄5g　甘草10g　青皮15g　枳实15g　茯苓20g

二诊　7月20日。服药2剂后,腹泻10余次,下黏稠垢秽甚多,头晕痛及眼目多眵物不清诸症大为减轻,自汗基本得以控制,痰亦减少。3剂药后继服此方不复腹泻,诸症亦随之减轻,现口渴思饮,饮水多,小便少,全身轻度水肿,脉象沉而有力,舌苔转薄,舌根赤有溃疡,遂用上方加半夏15g、黄连10g、天南星15g。

三诊　8月25日。连服上方10剂,中间腹泻10余次,水肿已消,自汗头痛牙龈肿等症已除,耳后结核未起,小便转黄已无腥臭,其余诸症俱瘥矣。尤其是月经3个月未见,药后来潮,全身舒适,脉象沉中见缓,舌苔润,嘱其停药观察。中间曾因恚怒小有反复,9月24日复诊。嘱继服上方,又下泻5次,终至痊愈,迄未复发。

按　本案为实热老痰凝结于肠胃之证,前贤柯韵柏氏论实热老痰指出:"痰之为质,虽滑而黏,善棲泊于肠胃曲折之处而为巢穴,本肯顺流而下,仍得缘涯而升,故称老痰"。案中所述种种症状,皆实热老痰缘涯而升使然,故以滚痰丸直攻老痰巢穴,使肠胃凝结浊腻之垢而不少留,顺流而下,前后大便下泻稠黏垢秽甚多,而诸症随之减轻,随泻随减,直至浊痰尽除而愈。王隐君发明实热老痰表现之症状,并制滚痰丸一方治之,确为匠心独运、别具慧眼,有功于后世良非浅显。

十三、栀子豉汤治疗虚烦懊恼证

虚烦懊恼见于《伤寒论》78 条："发汗吐下后，虚烦不得眠，若剧者必反复颠倒。心中懊恼，栀子豉汤主之。"心中懊恼、烦心热燥、闷乱不宁为热扰胸膈之证。此外，尚有烦热胸中窒(79 条)；身热不去，心中结痛(80 条)等，皆为栀子豉汤之适应证。栀子豉汤由栀子、淡豆豉组成，栀子苦寒，清热除烦散结；淡豆豉其性轻浮，善能宣散，二药配伍有清宣胸中郁热之作用。注家皆谓本证病机为热扰胸膈，张琪教授认为定位当属于心，"心藏神"，邪热扰于心神，故虚烦不得眠，心中懊恼。陈元犀曰："栀子色赤象心，味苦属火、性寒导火热之下行；豆豉象肾，色黑入肾，制造为豉，轻浮引水液之上升，阴阳和，水火济，而烦热懊恼痛结等证俱解矣。"陈氏之注释颇为中肯，若单以热扰胸膈为病机则义犹未尽，此病于临床颇不罕见。

病案

侯某，女，67 岁。

初诊 1985 年 1 月 14 日，感冒发热经用药已愈，但患者素有心气不足(神经衰弱)证，发热退后，患者心中闹腾不已，通宵不能入睡，服用地西泮、甲丙氨酯等药均无效，二十余日不能眠，极其痛苦，来门诊求治。诊见舌尖赤苔白，脉象滑而有力，初以温胆汤加黄连，服药罔效，因思患者所述之心中闹腾，实即"心中懊恼"，结合舌尖赤苔白，脉滑有力，乃栀子豉汤证，又兼素有心气不足证，遂与甘麦大枣汤合剂。

处方　栀子 20g　淡豆豉 15g　小麦 50g　甘草 20g　红枣 8 颗　竹茹 15g

二诊 1 月 20 日。连服上方 6 剂，懊恼消除，夜能安然入睡 5 小时，舌苔已退，继续调治而愈。

按　本方在《伤寒论》中治外感后虚烦懊恼，但据张琪教授临证经验，不必拘泥于此，凡杂病心烦懊恼，只要辨证属热扰心神者，此方同样有效。余曾治一妇人癔症(在某医院住院)，抽搐频发，不能控制，张琪教授先以柴胡龙骨牡蛎汤为治，药后抽搐虽止，但心烦懊恼难以忍受，夜不能寐。舌紫干脉弦数，遂投以栀子豉汤加味主治，方药：栀子 20g、淡豆豉 15g、黄连 10g、半夏 15g、竹茹 15g、陈皮15g、甘草 15g、小麦 50g、红枣 5 颗、生地 15g。用上方 4 剂，心烦懊恼消除，夜能入睡四时半，诸症俱大减，继续调治而愈。

十四、润澡开结以治反胃关格

反胃，又称胃反。《金匮要略》谓："脾伤则不磨，朝食暮吐，暮食朝吐，宿谷不化，名曰胃反。"小便不通名曰关，呕吐不止名曰格，关格的临床表现以小便不通与呕吐并见为主症。

中医之"反胃关格"，可概括西医"肠梗阻"，辨证固然有寒热、虚实之分，但其中属于实热者居多，实热郁结，气机不利，肠道不通。气壅上逆，以腹痛、腹胀、呕吐、便秘为四大主症，故治疗必以开郁、泄热、润燥、通腑为法则，张琪教授有一验方治疗此病颇效。方如下：

桃仁 15g、芒硝 25g、枳实 10g、槟榔 20g、广木香 3.5g、蜂蜜 200g，共煎三次，第一次加水 3000ml，煎成 150ml；第二次加水 2500ml，煎成 150ml；第三次加水 3200ml，煎成 150ml，以上共合一起，加蜂蜜200ml，再煎一沸，共 600ml，每次服 150ml，四次服完。

张琪教授在黑龙江省兰西县农村巡回医疗期间，遇一急性肠梗阻患者腹痛、胀满、呕吐、便闭、痛胀难忍，时在穷乡僻壤无法手术，余投以此方，令其如法急煎，一剂而大便通利，痛胀诸症悉除，继以理气疏郁之剂而安，当时随张琪教授侍诊之乡村医生高某惊奇此方之效，向张老求教，张老将本方方义面述,后高某以此方治愈 10 余例肠梗阻患者,本年来哈面谈此方之效。本年 3 月治一卓性女患,与丈夫口角后腹胀、便闭、呕吐,经某医院检查诊为单纯性肠梗阻,因年老体弱,建议服中药保守治疗。诊其脉左右弦滑有力,舌苔白燥,腹痛胀满,便闭气不下行,痛苦莫名,以此方连服 3 剂,大便通利而愈。又治一丁某,男,23 岁,经某医院诊断为慢性粘连性肠梗阻,非手术适应证,腹胀不排气、呕吐,亦投以此方服之,大便通利腹胀消除而安。此方妙在芒硝与蜂蜜合用,芒硝味咸性寒有荡涤肠胃积滞之功,《伤寒论》调胃承气汤、桃核承气汤、大承气汤皆用之以软坚润燥、荡涤肠胃积滞,蜂蜜清热、润燥补中。《伤寒论》治阳明结燥、大便不通,用蜜煎导法,治疗便燥,开外用导法之先河。《金匮要略》中大半夏汤治胃反,蜂蜜与半夏合用,取其润燥通幽以治胃反呕吐,可见蜂蜜既能润燥清热又能补中效能,本方与芒硝合用有润燥之功,可通腑涤肠胃郁结,其药性缓合而不猛,非药所能及,辅以槟榔、枳实、桃仁、木香开郁疏气活血润燥,相得益彰,服药后奏效迅捷,无不良反应,诚为治疗此病之佳方也。

十五、治腹胀当辨寒热虚实

张琪教授认为腹胀有寒热虚实之别,《金匮要略·腹满寒疝宿食病脉证治第十》曰:"病者腹满,按之不痛为虚,按之痛者为实。"实系指痰水、宿食、燥屎、瘀血、实热壅滞等,如属实热燥屎宿食者,可用厚朴三物汤、厚朴七物汤、大承气汤等下之即愈;如属瘀血者,则宜用桃核承气汤、抵当汤丸等;若属水与热内结者,可用大陷胸汤、大黄甘遂汤,攻逐其水热即愈,针对其邪之性质,用药施治则鲜有不效者。大黄、甘遂治疗水热之重症终嫌峻烈,张琪教授用厚朴七物汤化裁加海藻,治疗水热内结之腹满,既稳妥而又效。

病案

贾某,女,40 岁。

初诊 腹膨大胀满,有移动性浊音,周身水肿,便秘,尿少而黄,经检查肝肾俱无恙,辨证为实热与水蓄。

处方 厚朴 20g 枳实 15g 大黄 10g 槟榔 20g 广木香 10g 海藻 30g 泽泻 15g 茯苓 20g 桂枝 10g 姜黄 10g 白术 15g 陈皮 15g

二诊 3 月 25 日。服上方 5 剂,大便通畅日一行,腹膨胀减去百分之八十,小便增多,水肿大消,全身轻松,尚余微肿,继用上方去陈皮,桂枝改为 20g,加生姜 15g。

三诊 4 月 20 日。又用上方 6 剂,腹胀全消,大便通畅日一行,全身酸痛亦随之消除。方用厚朴七物汤以泻实热,海藻散气逐水,苓泽利水,槟木姜陈行气,白术健脾,合而用之故能使水热除而腹胀霍然。

临证中常见到患者体肥胖,腹部膨隆,面浮微肿,精神困倦,周身酸重难支。舌苔白腻,脉象沉实或沉缓有力,为湿热内壅之候,必下其湿热,二便通利,则湿热除而腹满消,全身亦随之有力,治疗此症,海藻为首选药物,李时珍谓"海藻咸能润下,寒能泄热逐水,故能消瘿瘤结核阴溃之坚聚,而除浮肿脚气、留饮、痰气之湿热,使邪气自小便出也,肥盛人素多痰湿,壅而化热,湿热壅,清浊相混,隧道阻塞,不得下行故腹部膨胀,必用海藻以除湿热,则腹满水肿皆可随之而消"。《伤寒论》有牡蛎泽泻散"治大病瘥后,腰以下有水气者"。方中海藻与泽泻、商陆、葶苈子等利小便、治水气。张琪教授临证中治疗肾炎水肿、腰以下肿、睾丸肿大,投以此方常应手取效,但须重用海藻取其软坚散结、利小便之功。

《伤寒论》有厚朴生姜半夏甘草人参汤,治汗后腹胀满。此方历来注家皆谓治虚胀,但从方内剂量观之,厚朴半斤,半夏半斤,生姜半斤,人参一两,甘草二两,其朴夏剂量大于参草,乃治虚实夹杂之胀,运用得当,其效固不待言。张琪教授于此方去甘草加入海藻,名藻朴合剂,用治虚实夹杂,实多于虚者,尤胜于原方,如曾治一马姓妇女,47 岁,腹胀满一年,面浮气促,肢体沉重,询其二便尚正常,舌苔白腻,脉象弦而有力,辨为土虚木壅,湿邪壅聚,予理脾温运疏郁泄满之剂,宜藻朴合剂加味:海藻30g、厚朴20g、半夏20g、生姜15g、党参20g、槟榔15g、木香7g、紫苏15g、枳壳15g。同年 9 月 29 日复诊,服上方 6 剂,自述腹胀减去百分之七十,药后矢气频频,腹部舒适,全身轻松,为一年来罕见之现象,嘱按原方不变,继服 6 剂,10 月 15 日携某患者来门诊,述其腹胀满已完全痊愈。

李东垣在《兰室秘藏》中说:"中满者泻之于内,谓脾胃有病,当令上下分消其湿,下焦如渎,气血自然分化,不待泄滓秽……或伤酒湿面及味厚之物,膏粱之人或食已便卧,使湿热之气不得施化,故令腹胀满,此胀亦是热胀,治热胀,分消丸主之""……如或多食寒凉及脾胃久虚之人,胃中寒则胀满,或脏寒生满病,以治寒胀,中满分消汤主之。"

李氏立中满分消汤、中满分消丸二方,以治寒胀、热胀,方中组成药味虽多,但配伍严谨,疗效卓著。中满分消汤方中川乌、干姜、吴茱萸、荜澄茄、草蔻辛热开降以温脾除寒,人参、黄芪益中气补脾胃,茯苓、泽泻淡渗利湿,厚朴、木香、青皮开郁理气,麻黄辛温宣通,升麻、柴胡升阳,更用黄连、黄柏以反佐,防其辛热伤阴,辛开辅以苦降,益气健脾与疏郁理气,淡渗利湿,合用一方,补中有消,降中有升,相辅相成,以达到其分消之目的。此方治疗寒胀,常收寒散郁开腹满消除之效。张琪教授曾治一程某,男,39 岁,腹胀满一年余,大便不爽,医用下剂,便虽暂通,但腹胀不但不减,反胀满益甚,更用理气开郁之剂,亦不效,患者食纳日减,消瘦异常。见其面色不泽,腹部膨胀绷急不能曲腰,胃脘隐隐作痛,时吐清水,舌淡红无苔,脉象沉弦,经钡餐 X 线透视,腹内充满气体,未见器质性改变。此为脾胃日衰,虚寒不运,升降失常,"浊气在上则生䐜胀"宜本方化裁:川乌10g、吴茱萸10g、麻黄 7.5g、半夏 10g、荜澄茄10g、升麻 5g、干姜 7.5g、草蔻 10g、木香 7.5g、党参 15g、黄芪 20g、茯苓 15g、青皮 10g。服 6 剂,腹胀满大减,自述药后腹中雷鸣气体下行,胃脘隐痛消失,食欲增进,精神转佳。现胃脘部小有不适,便意较频,下部畏寒,口干不欲饮,舌淡红,脉弦无力,此脾胃阳复阴消、清升浊降之佳兆。继以上方若干剂以善后,一年后遇此患者,自述胀满消后,未见复发,疗效巩固。

原方除治脾胃寒湿胀满外,亦治寒气上冲之奔豚。曾治一例奔豚气病,初用桂枝加桂汤有效,气上冲减弱,但继服终不能制止其发作,后思中满分消汤有治"心下痞下焦躁寒,沉厥,奔豚不收"之记载,遂投以此方连服 2 剂,气即不冲而愈。

中满分消丸治热胀,此热胀乃脾胃不和,湿热之气不得施化所致,不同于热实胀满。原方主治"中满热胀、臌胀、气胀、水胀。"但其病机概属脾胃湿热,清浊混淆气机不得斡旋因而成胀。原方如下:厚朴一两,枳实、黄连、黄芩、半夏、陈皮、知母、泽泻各三钱,茯苓、砂仁、干姜、姜黄、人参、白术、甘草、猪苓各一钱。

方中朴实行气散满,芩连泻热除痞,姜黄、砂仁暖胃醒脾,四苓利湿,夏陈消痰,参术健脾胃,知母滋燥为反佐之用。方由四君、四苓、二陈、泻心、枳朴综合而成。

脾与胃一表一里,一阴一阳,一升一降,相互资助,相互制约,今脾湿胃热,则升降失常而成胀满,此方一方面温脾利湿,则脾运复而清阳升;另一方面清胃热,行气泄满,热除气行而胃之浊阴降。此方补泻寒热融于一炉,可见制方之妙。

余于临证中,用此方治湿热胀满甚多,只要辨证准确,无不收效,仅举一例以做参考。

病案

李某,女,49 岁。

初诊 2011 年 8 月 7 日,病 3 年经确诊为结核性腹膜炎,腹部胀满痛,有腹水,小便不利,短气自汗,手脚热,面颊赤,口干舌燥,舌尖赤苔白腻,脉弦滑而数。服西药抗结核药及中药利水之剂皆不效,来门诊求治,辨证为脾胃湿热之气不得施化,清浊混淆,水湿不能下行,仿中满分消丸变为汤剂。

处方　黄芩 15g　黄连 10g　厚朴 15g　枳实 15g　半夏 15g　陈皮 15g　泽泻 15g　姜黄 15g
茯苓 20g　猪苓 15g　干姜 10g　党参 15g　甘草 10g

二诊　8月16日。服上方7剂,小便增多,一昼夜 1500ml,腹满胀痛大减,口干燥、头面烘热皆减轻,前方加知母 15g,又服 10 剂,腹胀全消,继续来门诊调治而愈。

十六、甲状腺结节从肝、痰论治

甲状腺结节为现代医学内分泌系统疑难病,属祖国医学瘿病范畴,多与肝、脾、肾密切相关。因情志不畅,致肝气郁结,气滞则血瘀,又肝郁乘脾,脾失运化,水湿内停,湿聚成痰,最终形成气滞、血瘀、痰凝,痰气瘀结于颈部而致病,故治疗上应注重疏肝健脾、化痰散结以及活血通络的运用。

病案

葛某,女,55 岁,教师,哈尔滨人。颈部(喉头偏下两侧)肿胀,伴轻微疼痛 3 年。平素好生气,于 2008 年 5 月出现颈部肿胀伴轻微疼痛,在哈医大二院(哈尔滨医科大学第二附属医院)经彩超检查诊断为多发甲状腺结节,到处服中药治疗无效,且逐渐加重,故于今日来我院就诊。

初诊　2011 年 5 月 25 日。症见颈部(喉头偏下两侧)肿胀,伴轻微疼痛,心烦易怒,胸闷,纳差,胃胀,腿沉,察其双侧甲状腺略大,触及结节,表面光滑,诊其舌质淡暗体胖大苔薄黄,脉沉无力。彩超示双侧甲状腺多发囊实混和性结节。此乃情志不舒,致肝气郁结,郁而化火,气滞则血瘀,又肝郁乘脾,脾失运化,水湿内停,湿聚成痰,最终形成气滞、血瘀、痰凝,痰气瘀互结于颈部所致。法当疏肝行气、活血化瘀、清热泻火、化痰开结,佐燥湿健脾和胃,方用柴胡疏肝散合越鞠丸加减治之。

处方　柴胡 25g　香附 15g　枳壳 15g　陈皮 15g　川芎 15g　白芍 25g　焦栀子 10g　苍术 15g
神曲 15g　黄连 10g　半夏 20g　紫苏 15g　砂仁 15g　桃仁 20g　莪术 15g　夏枯草 30g　海藻 20g
生姜 15g　大枣 3 颗　甘草 15g

14 剂,水煎服,每日 1 剂,早晚温服。嘱其节情志,防劳累,调节饮食。

二诊　2011 年 6 月 8 日,服用上方 2 周后,右侧明显好转,症见颈部轻微胀痛,有时心烦易怒,饮食尚少,轻微胃胀,腿沉,察其双侧甲状腺无肿大,结节减小,诊其舌质淡紫,体略大苔薄黄,脉滑。彩超示甲状腺结节减少变小,据舌脉症,辨证治法同前,效不改方,故继服前方 21 剂,水煎服,每日 1 剂,早晚温服。

三诊　2011 年 6 月 29 日,服用上方 3 周后,症状皆无,察其甲状腺无结节,诊其舌质淡红苔薄白,脉缓。彩超示甲状腺无结节,临床治愈,嘱其停止用药,节情志,调节饮食,随诊。

按　柴胡疏肝散出自《证治准绳》,其功效为疏肝理气、活血止痛。方中柴胡、香附、枳壳疏肝理气;陈皮理气和胃,意在气行则血行;川芎为血中之气药,活血止痛;白芍滋阴养肝,以助肝用。越鞠丸源自《丹溪心法·卷三》"越鞠丸,解诸郁,又名芎术丸"。方中香附理气解郁以治气郁;川芎活血化瘀以治血郁;焦栀子清热泻火以治火郁;苍术燥湿健脾以治湿郁,湿化痰自解;神曲消食导滞以治食郁。二方合用,疏肝理气,活血化瘀,清热泻火,燥湿健脾和胃,在此二方基础上加黄连清心除烦;半夏化痰开结;紫苏宽胸降气和胃;砂仁温中化湿和胃;桃仁、莪术破瘀散结;夏枯草清肝火、散郁结;海藻软坚散结;生姜、大枣调补脾胃,助气血生化之源。全方合用,共奏疏肝理气、活血化瘀、清热泻火、化痰开结、软坚散结、燥湿健脾和胃之功,使肝气得舒,瘀血得去,气调血畅,痰湿得去,大热得消,结节得散,脾健胃和,运化受纳升降有权,则诸症自愈。经五周治疗,临床治愈。

十七、神志病证治

神志病是以神志活动异常为主症的疾病。诸如癫狂、不寐、郁证、脏躁、夜游、百合病、惊悸、痴呆、多寐、健忘等，皆属此范畴。其临床表现虽各异，但其病机有很多共同之处，故合并一起讨论。

现代医学中的神经衰弱、癔症、精神分裂症、躁狂抑郁症、反应性精神病、癫痫(精神运动型)、发作性睡病及某些脑炎、脑血管病、中毒性脑病等在某一阶段以精神障碍为主要表现者，皆可以此论治。

现根据张琪教授多年临床经验结合前贤的论述，谈谈神志病的发病机制，以及论治经验。

(一) 神志病发病机制

1. 脑、五脏

神志病是脑功能失常的表现，同时与五脏有着十分密切的关系。李时珍谓："脑为元神之府。"李氏的这一论述很好地概括了脑的主要功能，是对中医脑病学的重要贡献。"脑为元神之府"的含义可从两方面来理解。一是明确了脑在整个生命活动中的主导地位和作用。因五脏六腑、四肢百骸皆有神，而脑为众神之首，故曰"元神"。正如《存守九宫太乙紫房诀》所云："脑者，一身之灵宗，百神之命窟。"二是指出了脑在人的意识、思维、记忆、情感等方面的重要功能。"脑为元神之府"就是说脑是神志活动的物质基础，张锡纯谓："人之神明有体用，神明之体藏于脑。"其实早在春秋时期人们对脑在神志方面的功能就有所认识。《春秋纬元命苞》中即有记述"脑之为言在也，人精在脑"，此"在"即指存在、储存记忆之意，"精"即指思维敏捷、聪明之意。但是由于历史的局限性，脑与神志的关系未得到深入的阐发，且多从"心"去认识，现代医学对脑与神志的关系有了比较多的阐述，认为意识、思维、记忆、情感皆为脑的功能。中医对此应很好地借鉴，以为我所用。

既然脑与神志有十分密切的关系，那么神志病，首先应从脑的功能失常去认识。论治神志病，首先应从脑的邪正虚实去考虑。

神志病又与五脏密切相关。神志病的发生，往往不是脑直接为病，而多数是由五脏病变所引发。五脏之中其与心的关系最为密切。《黄帝内经》谓"心藏神"，"心为神明之宅"，所以神志病多与心有关。因为"心为五脏六腑之大主，精神之所舍"，"心为君主之官，主明则下安"，所以在生理情况下，心神正常，则五脏六腑就能在心的主导下协调地进行活动。心神不仅主导脏腑的生理活动，同时也主导人体的意识、思维、情感、行为等精神活动，倘若某种因素扰及心神，影响了心神行使主导精神活动的功能，那么就会在临床上表现出神志异常的症状，而发生神志病。譬如神不守舍，则会出现失眠、多梦、夜游等症；心神不安，则会出现心烦、懊恼、情感多变等症；心神失用，则会出现健忘、神乏，甚则痴呆或神昏；心神失明，则会出现精神错乱或癫狂等。

临床所见之神志病的病位，并非都直接发生于心。因为五脏相关，所以常是病本于他脏而间接影响于心神。《黄帝内经》有"五神脏"之说，即所谓"心藏神"、"肝藏魂"、"肺藏魄"、"脾藏意"、"肾藏志"。神、魂、魄、意、志都属于精神活动的范畴，分别由五脏所主，这本身就说明了人体的精神活动和五脏都有关系，因此五脏受伤都可以造成精神活动的失常，而出现神志病证。但因为"心为五脏六腑之大主，而总统魂魄兼赅意志"(《医门法律·先哲格言》)，所以五脏病变所致之神志病证，也都是由于病变影响于心，致使心神活动失常而发生的。例如，"肝藏血"、"肾藏精"、"肺藏气"、"脾藏营"(《灵枢·本神》)，精气营血都是营养心神的物质基础，所以肝血不足、肾精亏损、肺气虚乏、脾营不健等，都可使心神失养，而出现"神"的活动能力低下或虚性亢奋的异常状态，如失眠多梦、虚烦懊恼、神衰健忘等症。再如肝气郁滞，郁久化火；脾湿不运，痰浊内生；肺热不宣，热扰胸膈；肾虚火旺,水不济火等,也都可使心神被扰,出现精神亢奋、心神不安、情绪不稳等症。甚或心窍被实邪蒙闭,致使心神失用、心神失明,而出现诸如癫狂等较严重的神志失常病证。

此外,即使是病本于心而发生的神志病证,由于五脏相通之理,临床也常见有其他脏腑兼证。神志病临床但见一脏之证者鲜有之。因此,对于神志病在临床辨证论治中,一定要抓住"心神"这一中心环节,在纷杂的诸多症状中,理清五脏之间的病理转变关系,辨明病位之标本所在,以便更好地运用标本治则。

2. 七情

神志病的发生多与七情有关,七情太过是神志病发生的最主要和最常见的原因。七情活动本来是人类正常的神志活动,是精神活动的重要内容之一。《黄帝内经》亦有"肝在志为怒,心在志为喜,脾在志为思,肺在志为忧,肾在志为恐"的记载,但因"心为五脏六腑之大主",所以七情活动是直接在"心神"主导之下进行的,七情与心神的关系十分密切。正因如此,七情过度便可直接伤及心神,影响心神的正常功能,成为神志病的重要致病因素。这种七情内伤病因,或是过于强烈的精神刺激所致,或是过于持久的不良情绪影响。七情内伤脏腑所致神志病的病机,主要是气机紊乱,如"喜则气缓"、"怒则气上"、"悲则气消"、"恐则气下"、"思则气结"、"惊则气乱"等。由于气机紊乱,可直接扰及心神发病,也可衍生病理产物而邪气内扰。

3. 邪气内扰

导致神志病的邪气主要是热邪、痰火、痰浊、瘀血等。这些病邪有的属于外感邪气所致,有的属于内伤、气机紊乱所致,但大多数都是由于脏腑内伤、气机失调,而机体自身产生的病理产物。

外感热病,邪热炽盛,内扰心神,甚或窍闭而致神昏谵语发狂等相当常见。此时神志症状,多为外感病之兼症,故多从外感(温病)论治。热病之后,大邪虽退,往往因正气未复,余热未尽,心神被扰,而出现失眠多梦、心烦不安、坐卧不宁、神思恍惚、善悲欲哭、心悸易惊等神志症状,常以神志病论治。譬如《伤寒》、《金匮》所载之虚烦懊憹、百合病等。脏躁、不寐发于热病之后也属此例。但是,神志病病因中内扰心神的热邪,主要还是脏腑内伤所致,如脏腑阴阳失调,气机紊乱而致阴虚火旺、阳热内盛、气郁化火等。此类病机常见有心肾不交、心肝火旺、肝胆郁热、阳明实热等。

痰浊是神志病发病中最常见的病邪。痰浊可因脾运不健、水湿不化而生,亦可因内热炽盛,炼灼津液而成,或因气滞不行、水湿内停而成。痰浊由水湿而化,性属阴邪。阴主静,故易内蒙心窍而使神明失用,甚者临床可出现如痴呆、反应迟钝、精神抑郁之症。但痰浊往往又和热合邪而成为痰热,甚或痰火。热灼津液之痰,本身就属痰热(痰火),脾湿、气郁之痰,也可蕴久热化。热为阳邪而主动,故痰热(痰火)内扰,其势较猛,心神所受冲击较大,临床所出现的神志症状也较重,多具有精神亢奋的特点,如彻夜不眠、发狂等。

瘀血所致的神志病,临床也不可忽视。《伤寒论》早有瘀血发狂的记述。心主血而藏神,肝藏血而主魂,瘀血内阻,神不得归,魂不得藏,故轻则可见心烦不寐、梦游梦呓等症;重则心不主、神不明,故可发癫、发狂。瘀血虽然可由气滞、气虚、寒凝、热灼痰湿、水蓄及风邪阻络等因而致。但作为神志病病因的瘀血,多是气滞血瘀和热灼血瘀两种,前者如《医林改错》之癫狂梦醒汤证,后者如《伤寒论》之抵当汤证。

4. 脏腑气血、阴阳虚损

或因七情所伤,或因大吐大泻,饮食劳倦伤及脾胃,或妇女崩漏、产后失血,或病后体衰,或大手术后,或年迈体衰,或素体虚弱,皆可引起脏腑气血、阴阳的虚损,心神失养,脑失所荣,进而导致神志诸症。常见的除心阴虚、心血虚、心气虚、心阳虚外,还有心肝血虚、心脾两虚、心肾阴虚、心肾阳虚、胆气虚怯等。

（二）辨证论治

神志病，包括有多种病证，病机复杂，其临床表现亦各不相同，治疗也难以一方一法论治。张琪教授体会辨治之要，首分虚实，以此为纲，再进一步分清实者何邪，缘何而生；虚者何虚，由何而致；虚实夹杂者又何轻何重，孰多孰少。据此再选方择药，何愁不能中病。从临证观察所见，神志病纯虚纯实者少，而虚实夹杂者多。因此尤其要重视虚实夹杂证的治疗。

1. 实证

实邪多为痰浊、实热、瘀血等。痰浊多因素体痰盛，或气机失调而肝郁脾湿所致；实热多因五志化火；瘀血多由气滞而生。痰湿内蕴、气血久郁（瘀）也可化热；实热内盛、烁灼津血，也可成痰致瘀。因诸邪常相和合，故治不应偏执一端，泻热、祛痰、行气、化瘀诸法常相结合运用。以其邪之多少，标本先后，而法也有轻重。诸邪直接犯心而现神志症状，或窍闭神阻心神失用，见神呆如痴、沉郁少语、嗜卧神昏；或实邪扰动，心神不安，见烦躁如狂、喜怒多言、心悸少寐等。但邪之所生多由他脏失调所致，故临床时需辨清脏腑兼证，治疗时不仅治心，也需兼理他脏，或以治他脏为主。

痰热扰心者，常用王隐君礞石滚痰丸，酌加石菖蒲、郁金、远志等，解郁化痰以开窍。痰重热轻者，用化痰汤治之，原方由半夏、陈皮、茯苓、甘草、生姜、胆南星、枳实、木香、香附等9味药物组成，临床随证加减。

气郁成瘀者，常用《医林改错》之癫狂梦醒汤加减，行气祛瘀以醒神，原方由桃仁、柴胡、木通、赤芍、大腹皮、陈皮、桑白皮、香附、半夏、青皮、苏子、甘草等12味药物组成。

瘀血夹热者，常用《伤寒论》之桃核承气汤加减，泄热逐瘀以宁心。原方由桃仁、大黄、桂枝、甘草、芒硝等5味药物组成。

病案　热扰神昏

单某，男，57岁。

高热10余日不退，体温39~39.7℃，在某医院住院，拟诊为肠伤寒，但未查出伤寒杆菌，故未确诊。经用多种抗生素治疗，高热不退，邀张琪教授会诊。

初诊　1974年11月5日。患者壮热神昏谵语，舌苔黄燥，脉沉实。但已腹泻多次，泻出污水奇臭难闻，腹部坚硬拒按。辨证为阳明腑实、热扰神昏。治以泻热攻结、急下存阴。

处方　大黄25g　芒硝(冲)25g　枳实20g　厚朴20g

二诊　11月6日。遵嘱服药1剂，于当日夜间下燥屎10余枚，坚硬如石，高热渐退，神志转清，继服1剂。

三诊　11月7日。服药后又下燥屎及稠状粪便甚多，奇臭难闻，热退神清。此燥屎已尽，腑实已除，宜以养阴和胃之剂善后调理。

按　本例壮热神昏，舌苔黄燥，脉沉实，张琪教授据此脉证，辨为实热内结，扰及神明，耗伤阴津，欲用急下存阴之法，投泻剂治之。但其陪护家属及经治医生皆曰患者已腹泻多次，担心不堪再泻。以手触其腹部硬满拒按，察视患者泄泻，见其泻下污水奇臭难闻，知乃阳明腑热、燥屎已成，而致热结旁流，不急下之不可救其危，故以"通因通用"之法，用大承气汤投之，果然其效如鼓应桴。

病案　痰浊蒙窍(痴呆)

曹某，女，62岁。

初诊 1991年7月6日。1年前患脑梗死,右半身偏瘫,经治疗痊愈。近半年来逐渐表情呆滞,精神恍惚,记忆减退。常常饭后不久又要开饭,物品放在某处而忘记地点。思维迟钝,语言謇涩,呕吐痰涎,行动迟缓,步履困难,经常呆坐一处久久不动。察舌淡苔白厚腻,脉弦滑。病属痴呆(痰浊蒙窍),治以顺气导痰汤加减。

处方 半夏15g 陈皮15g 茯苓15g 生姜15g 胆星15g 枳实15g 木香10g 香附15g 菖蒲15g 郁金15g 远志15g 桃仁20g 丹参20g 川芎15g

每日1剂,水煎,分2次口服。

守方服用2个月,痴呆渐消,神情较前明显活跃,反应较前灵敏,语言亦较前流利,步履渐稳,经常主动到室外活动,后改用地黄饮子原方服用近5个月,患者病情大见好转,记忆力增强。遂停药,并嘱多参与老年迪斯科运动,以调情志、和气血。

病案 痰热发狂

袁某,女,47岁。

数年前曾患精神失常已治愈,近日复发,由家人陪伴来诊。家人代诉,患者近来因情志不遂、思虑太过而发病,骂詈不避亲疏,常欲出走,烦躁易怒,夜不能寐,头痛恶热,大便秘结,曾服西药镇静安眠之剂罔效,特求诊治。

初诊 1984年6月14日。患者精神错乱,语无伦次。望之精神呆滞,表情淡漠。舌苔黄厚而腻,脉象沉实。辨证为气血久郁,化热生痰,痰热扰心,神失所主。以急则治标为治则,先宜泻热涤痰、宁心安神。

处方 礞石(碎)20g 大黄10g 黄芩15g 沉香15g 生地20g 寸冬20g 玄参20g 甘草10g

二诊 6月25日。服上方6剂,大便已行,初则坚硬粪块裹黏液臭秽,继则黄褐色软便,日1次,精神状态转佳。据家人述,近1周来神志清楚,语言正常,未见恼怒骂詈之状,烦热亦减,不服镇静安眠药夜间已能入睡3~4小时,舌苔转薄,脉象沉。此痰热渐除、心神渐安之佳兆。但近几日停药后,又大便不通。标急已解,拟疏郁活血法以治其本,加大黄以泻余热。

处方 桃仁30g 香附15g 青皮15g 柴胡15g 半夏15g 木通15g 陈皮15g 大腹皮15g 赤芍15g 桑皮15g 苏子20g 甘草15g 大黄7.5g

此后,嘱二方交替使用,共服前方12剂,后方12剂。至8月6日复诊时,诸症悉除,业已痊愈。后追访,已上班10个月,一切如常,未见复发。

按 张介宾曰:"狂病多因于火,或谋为失志,或思虑郁结,屈无所伸,怒无所泄,以致肝胆气逆,木火合邪,……故当以治火为先,或痰或气,察其微甚而兼治之。"本案之病机与此相同,故吸取先贤治狂之经验,标本缓急,相机而施。先以礞石滚痰丸泄其热攻其痰,痰热下则神志安,继以癫狂梦醒汤疏郁而行气血,气血行则郁热解。因该患热伤阴津、大便不通,余热不清,故在用滚痰丸泻热涤痰之时,辅以增液汤以滋阴泻热通便。盖因情志不遂,思虑太过,气机郁结,故痰热得清后,还应解郁活血以使气机畅达,标本兼治,此乃二方交替服用之意。

2. 虚证

虚证有气虚、血虚、阴虚、阳虚之别。"神行气中,气载乎神",故气虚神失所用,临床可见神疲懒言、健忘无欲等。甚则气不载神,神气分离,神失所敛,可见少寐惊悸、多梦夜游等。尤其阳气虚衰,心神失其摄纳,或随虚阳外越,则诸症更加严重,并可出现惊恐、幻觉等。心神有赖阴血濡养,阴血不足,神失所养,轻则神用不足而神疲健忘,或者神不守舍而失眠多梦。尤其阴虚阳亢,化火内扰心神;

或阴不敛阳,神随孤阳外浮,更增坐卧不宁,烦躁易怒,其则骂詈不避亲疏等。又因阴阳互根、气血互化之理,也可见气血两虚、气阴两虚、阴阳两虚之证。因此,益气、养血、滋阴、助阳是治疗神志病虚证之大法。临床具体运用,应视气、血、阴、阳之虚损程度与兼并情况而灵活组合,如益气补血、养心安神;育阴潜阳、清心宁神;温阳益气、摄纳敛神;益气养阴、宁心安神;阴阳双补、益心醒神等法。

五脏相通,又各有阴阳,故神志病诸虚之由,也当"有者求之,无者求之"。如心脾两虚、心肝血虚、心肾阳虚等,皆应五脏定位,阴阳气血定性,各司其属,以治病求本。

心脾两虚者,常用《儒门事亲》定志丸加减,以健脾益气、养心安神。原方由柏子仁、人参、茯神、远志(去心)、茯苓、酸枣仁六味药组成。心肝血虚者,常用《金匮要略》酸枣仁汤加减,重用酸枣仁,以补肝养血、宁心安神。原方由酸枣仁、茯苓、知母、川芎、甘草五味药组成。

心肾阴虚、水火不济者,常用《伤寒论》黄连阿胶汤加减,以滋水降火、交通心肾。原方由黄连、黄芩、芍药、鸡子黄、阿胶五味药组成。偏心阴虚者,酌加百合地黄汤;偏肾阴虚者,酌加六味地黄汤。

心肾不足、阳气虚衰者,常用《金匮要略》肾气丸加人参、远志、菖蒲等,以温补心肾、通阳醒神。若摄纳无权,心神浮越者,酌加龙骨、龙齿、牡蛎、五味子、益智仁等,以宁心敛神。

病案 百合病

卫某,女,37岁。

幻听3年余,近1年来加重。该患因爱人工作调动随迁外地,因人地生疏与邻居不睦,情志抑郁日久而患此病。从1976年10月起,自觉有人与之说话,开始声音小,继而声音渐大。至1978年加重,甚至在大街上车水马龙嘈杂声中,幻听之声亦不减弱,此外,还自觉有人教以回答幻听之事,曾一度幻觉有人教以持刀刎颈,当即操刀,幸被家人发现将刀夺下而未肇事。经当地各医院精神科会诊,或谓"神经症",或谓"精神分裂症",皆未能最后确诊。虽服用中西药多种,均未获效,故重返故地来诊。

初诊 1979年9月21日。患者精神呆滞,表情淡漠,沉默不语,除上述症状外,尚有头晕心悸、少寐多恶梦、易惊恐等症。舌尖赤,苔白而干,脉象浮滑。辨证:阴虚于内,心肝失养;阳浮于外,神魂不藏。治法:滋阴潜阳、敛神安魂。

处方 百合50g 生地20g 生龙骨20g 生牡蛎50g 远志15g 麦冬15g 五味子5g 茯苓20g 陈皮15g 甘草10g 竹茹15g

二诊 10月4日。服上方10剂后,精神状态转佳,痴呆之状有明显改善,有时眉宇之间可见微露笑容。幻觉幻听之事仍有,但已减少减轻,特别是已能控制自言自语回答幻听之事,这是近2年来屡经治疗所未见到的效果。继以前方加减。

处方 百合50g 生地20g 生牡蛎50g 生龙骨20g 远志15g 麦冬15g 茯苓20g 合欢花30g 小麦50g 甘草15g 大枣6颗 五味子15g

三诊 10月16日。服药10剂,精神状态进一步好转,时有笑容,睡眠时间明显增加,已能入睡5~6小时。恶梦减少,幻听大减,脉浮象已减,苔薄,舌面津液少布。继用前方治疗。

四诊 10月30日。继服前方10剂,精神恍惚明显减轻,睡眠佳,虽仍时有幻听,但声音已小。头晕、心悸、恐惧感均减,但心胸烦闷,脉已转沉。继以前方酌加理气之剂。

处方 百合50g 生地20g 生龙骨25g 生牡蛎20g 合欢花20g 甘草15g 小麦50g 大枣6颗 香附15g 柴胡15g 青皮15g 赤芍15g 陈皮15g

五诊 11月13日。服上方12剂,病情继续好转,精神状态已基本恢复正常,幻听虽偶尔出现,但亦极其轻微。仍心胸烦闷,脉沉。易法改用疏郁活血理气之剂。

处方 桃仁25g 香附15g 青皮15g 柴胡15g 半夏15g 木通15g 陈皮15g 大腹皮15g 赤芍20g 苏子15g 桑皮15g 甘草15g 小麦50g 大枣5颗

服上方10剂后,幻觉幻听基本消失,神态已如常人,谈笑自如,睡眠正常,食纳大增,神色与前宛若二人。嘱停药观察。随访未见复发,已于12月返回住地。

按 《金匮要略》云:"百合病者,……意欲食,复不能食,常默然,欲卧不能卧,欲行不能行,饮食或有美时,或有不用闻食臭时,如寒无寒,如热无热,口苦,小便赤,……如有神灵者,身形如和,其脉微数。"本案虽与《金匮要略》所言"百合病"典型症状不尽符合,但精神恍惚、神志不定的表现则完全一致,其病机相同,故仍诊断为百合病。根据《诸病源候论》及《医宗金鉴》记载,认为本病除起于伤寒大病之后外,也可由于平素多思寡断、情志不遂,或遭遇外界突然的或持久的精神刺激而致,本案病发于情志久郁之后,故与此说甚合。

《黄帝内经》有"五神脏"之说。心藏神、肝藏魂、肺藏魄、脾藏意、肾藏志,五神各安其所、各司其用则精力充沛、生机勃勃。若五脏阴阳失调,五神不藏或失其所用,则临床可见多种精神症状。据本案症状特点及舌脉所见,辨证为阴虚阳浮、神魂不藏。《灵枢经》曰:"心者,五脏六腑之大主也,精神之所舍也。"又曰:"随神往来者谓之魂。"魂是比神层次低的精神活动。当心神失养,神失所用,失去对魂的主持,则可发生不能自主的行为和幻觉;神用不明则现精神呆滞、表情淡漠如痴;肝魂不安,则少寐多梦、神志恍惚不定。此即张介宾所说"魂之为言,如梦寐恍惚,变幻游行之境皆是也"。故可认为阴虚阳浮,神魂游荡,悠悠忽忽而致幻觉幻听,乃为本案病机之所在。治用百合地黄汤合龙骨、牡蛎,以滋阴潜阳,收摄浮越之神魂;伍以甘麦大枣汤加味,以补益心气,助其神用而安魂,神魂归宅,阴阳相合,诸症大减。最后尚遗小有幻觉、心胸烦闷。此属气血凝滞于心窍,神气为之所阻,是以余症未能完全消除。本案前期属虚,故以滋阴潜阳益心气而收功;后期属实,易用《医林改错》癫狂梦醒汤以活血疏郁治之而愈。

病案 不寐(阴虚)

张某,男,32岁。失眠2个月余。

自述因所愿不遂,情志抑郁而致夜不能寐。2个月来每夜几乎通宵不眠、五心烦热,有时方有睡意即突然惊醒而不能再入睡,精神疲惫,痛苦异常。经用西医镇静安眠药及中医镇静安神之剂均未获效,经介绍来诊治。

初诊 1985年9月15日。患者不寐心烦,面色憔悴,目暗少神,舌光红无苔,脉弦滑而数。辨证:志极动火,阴血暗耗,水不济火,心肾不交。治法:育阴潜阳、清心宁神。

处方 黄连10g 黄芩10g 阿胶(冲)15g 白芍15g 生地20g 玄参20g 生赭石30g 珍珠母30g 五味子15g 酸枣仁20g 夜交藤30g 甘草10g 鸡子黄(冲)1枚

二诊 9月29日。服上方12剂后,心烦大减,已能入睡4小时,效不更方,继用上方。

三诊 10月6日。又服上方6剂,睡眠进一步好转,已能入睡6小时,精神转佳。舌红,已有薄苔,脉象弦滑,此为水火相济之佳兆。上方去黄芩,加茯苓15g再服。

四诊 10月13日。服药6剂,夜间已能入睡7~8小时,虽偶有心烦,但脉象弦中已带缓象,舌苔薄白。此阴分初复,心中尚遗余热之故。继服上方以善其后。

按 不寐一证,其病机较为复杂,临床需认真辨证,不可妄用镇静安神药。本案病发于情志抑郁之后,五志化火,耗伤阴血,阴不涵阳。心火独亢,故五心烦热、舌光红无苔、脉弦滑数;水不济火,心肾不交,神不安守其舍,故夜不能寐。此与《伤寒论》中少阴热化证"心中烦,不得卧"机制相同,故选用《伤寒论》黄连阿胶汤加育阴潜阳宁神之剂治之而愈。黄连、黄芩清心火,芍药、阿胶滋阴血,本方尤妙在鸡子黄既宁心涵液,又滋育肾阴,如此使水升火降心肾交,坎离济则心烦不寐诸症除。然该患已2个月彻夜不眠,病情十分顽固,单以原方终嫌力薄,故加入生地、玄参育阴清热;珍珠母、生赭石重镇潜阳;酸枣仁、夜交藤、茯苓宁心安神。

此例不寐即情志内伤,经用黄连阿胶汤加味治之而愈,足证《伤寒论》为万病之准绳,非独伤寒也。张琪教授常以本方加减治疗心烦不寐,阴虚阳亢、心肾不交者多获殊效。凡心火亢盛、舌红脉弦滑或弦数者,即投此方,百不失一。张琪教授曾于1971年治一长达10个月不寐屡治不效者,已严重发展至精神昏愦、肢体痿软、不能自持,即以此方加减而愈。此类不寐若用归脾汤等温补之剂,则贻误病情,医者不可不知。

3. 虚实夹杂证

神志病在临床辨证中虽可分为虚、实两类,但纯虚、纯实者不多,而常见的多是虚实夹杂之证。故治疗时应视其孰轻孰重,补泻兼施。张琪教授在长期临证中观察到,神志病虚实夹杂证,病机属肝胆郁热、心气不足者较多。肝胆郁热则痰气内扰,心气不足则心神浮越,故见心神不安诸症。张琪教授常用《伤寒论》柴胡加龙骨牡蛎汤或癫狂梦醒汤加减。

为了便于患者服用,张琪教授以柴胡加龙骨牡蛎汤加减,研制成"宁神灵冲剂",自1981年5月至1982年8月,以神经症为主,系统观察治疗了353例患者,有效率达93.7%,显效率为55.3%,该成果曾荣获1983年黑龙江省优秀科技成果奖,并正式由药厂生产,畅销全国。

病案 郁证(癔症)

吴某,女,37岁,工人。

初诊 1989年6月11日。因家事不和睦而发病年余,形体消瘦,面容抑郁,表情苦闷,思维幻散,夜不成寐,近1个月来每周发作性抽搐数次,发作时不知人事约2小时方醒。精神极度疲倦,心烦易怒,月经期尤重。经各医院诊断不一,有谓癫痫者,有谓癔症者。察舌质红,苔白腻,脉弦滑,辨证为肝胆郁热、心气不足,治以疏肝利胆、清热宁心法。

处方 柴胡15g 黄芩15g 半夏15g 桂枝15g 龙骨20g 牡蛎20g 甘草15g 大黄5g 党参15g 茯苓15g 白芍20g 红枣3颗

二诊 6月19日。服药6剂,未作抽搐,心烦乱大减,精神好转,面见悦色,药已中病,效不更方。

三诊 6月25日。继服上方6剂后,心情烦乱进一步减轻,数日来抽搐一直未再发作。仍健忘,月经量少,小腹痛,脉弦,舌质转淡,苔转薄。小腹气血瘀滞。前方加郁金15g、桃仁15g、丹皮15g、菖蒲15g。

四诊 7月2日。连服上方6剂,经血连日量较多,小腹不痛。20余日来抽搐一直未见发作,睡眠可至7小时左右,精神愉快,心烦诸症渐失,脉见弦缓,舌转正红,苔已退,嘱继服上方半月停药。追访2年,始终未病,已痊愈。

按 本案例根据其发病特点,当属癔症。因癫痫神志障碍达2小时者鲜有之,且抽搐发生之前无明显的精神因素。本病例集气郁、不寐、抽搐于一身,难以一症定名。但不寐、抽搐皆源于气郁,故本案以郁证而名之。郁证有六郁之分,而此证并非单一为病。综其脉证当属肝胆郁热,气虚痰阻,神浮风动。对此虚实错杂之证,攻之恐伤正,补之又恐助邪。唯以柴胡加龙骨牡蛎汤攻补兼施最为适宜。故以原方略事加减,服药月余即告全功。

病案 痫证(脑梗死继发癫痫)

戴某,男,37岁,干部。

初诊 1988年10月20日。既往患脑梗死,经治疗缓解。于2个月前突然抽搐,两眼直视,吐涎

沫,随之每隔 1~2 日或 3~4 日必发作,经头部 CT 扫描及脑电检查,诊断为癫痫,经用多种中西药物治疗仍不能控制发作,经人介绍求治。脉见弦滑,舌苔白腻,辨证属肝胆痰热动风阻窍,治以疏泄肝胆、清热息风化痰。

处方 柴胡 15g 黄芩 15g 半夏 l5g 大黄 7g 生龙骨 20g 生牡蛎 20g 生赭石 30g 全蝎 5g 钩藤 15g 僵虫 15g 黄连 10g 石菖蒲 15g

二诊 11 月 3 日。连服 14 剂,抽搐未发作,精神好转,无明显症状,脉缓,舌苔已化。继服上方以资巩固。

三诊 11 月 19 日。连服 12 剂,抽搐未发作,精神如常人,食欲增加,体力大增。经某医院脑电复查,癫痫波已消失,嘱停药观察。随访半年疗效巩固。

按 本案痫证,属于脑梗死继发癫痫。前医多方用药而未能控制发作。患者乃中年体盛之人,抽搐发作频繁而剧烈,兼见苔腻脉弦滑,证属肝火痰热动风。因虚象不显,故用柴胡加龙骨牡蛎汤去人参、桂枝、生姜、大枣,加赭石、钩藤、全蝎、僵虫镇肝息风,加黄连清热泻心。药仅 10 余剂,病而告痊愈。应用此方,当随证虚实寒热之偏,而灵活调整药物,方能达到治愈之目的。

病案 不寐(反应性精神病并发症)

黄某,女,38 岁,工人。

初诊 1986 年 7 月 6 日。主述 2 年前曾患反应性精神病,经治疗已愈但其后入睡困难,一般入睡 2 小时即醒,醒后再难入睡。精神抑郁,心绪不宁,苦闷,对任何事物不感兴趣,头昏胀,心烦,坐卧不安,月经 3 个月未至,不能工作,经用中西药多方治疗无效,来门诊求治。诊见舌质红,苔白微腻,脉见沉弦。此属肝气郁结化热、痰热扰于心神所致,宜用疏肝泄热、宁心安神法治疗。

处方 黄芩 15g 柴胡 20g 半夏 15g 桂枝 15g 龙骨 20g 牡蛎 20g 白芍 20g 甘草 10g 大黄 5g 生姜 15g 红枣 5 颗 酸枣仁 20g 夜交藤 30g 远志 15g 生地 15g

二诊 7 月 13 日。服上方 6 剂,心烦不宁大减,可入睡 5 小时,但不实多梦,月经已潮,量少色淡。头昏胀亦减轻,脉象沉,舌苔转薄,继以上方主治。

三诊 7 月 20 日。又服上方 6 剂,月经来量较多,夹有血块,色紫暗,头昏胀大减,烦闷基本消除,睡眠可达 7 小时左右,但仍多梦。精神愉快,时有谈笑。察舌苔已化,脉象沉缓。此肝郁得舒,气血流畅,心神得安,诸症向愈。继用上方再服。

四诊 7 月 27 日。又服上方 6 剂。诸症基本消失,月经已止,心绪已宁,心情愉快,体力渐复,睡眠良好,偶有梦呓,脉见沉缓,舌苔薄。嘱再服 6 剂,以资巩固。

此病 2 年后随访,患者一直上班工作,未见反复。

按 此案不寐,心烦不宁、精神抑郁,脉弦,舌苔白,口苦,以肝郁化热,痰热扰心论治,用柴胡加龙骨牡蛎汤增减,疏肝胆、清热化痰、安神宁心,取得了明显效果。由于肝气疏,气血流畅,月经亦随之而潮,诸症向愈。肝藏血、血舍魂,妇女精神抑郁多致月经异常,古人有谓妇女"以肝为先天"之说不无道理。本案通过服药后月经来潮,诸症消失,从而痊愈,可见肝与月经关系极为密切。

肝喜条达而恶抑郁,"肝藏血","夜卧则血归于肝"。肝郁化热,内扰于心,阴血暗耗,心神不宁,一虚一实,虚实夹杂,为本证之特点。柴胡加龙骨牡蛎汤正应此病机,此案在原方基础上加生地、白芍、酸枣仁、柏子仁、夜交藤以养血柔肝,亦即养心安神,柴胡、黄芩、大黄泄热平肝,龙牡安神,半夏化痰,相互配合故能奏效。

病案 癫狂

刘某,男,20岁,工人。

主诉精神失常年余。(其母代述)患者因与其继父不和,长期精神抑郁,以至精神失常。彻夜不寐,狂躁,打人骂人、毁物。思维断裂,语无伦次,有迫害妄想。经多家医院诊为精神分裂症(青春型)。曾用冬眠灵(氯丙嗪)等西药(大剂量)及中药(曾用礞石滚痰汤,癫狂梦醒汤等)治疗,病势略有缓和,打人毁物、狂躁等症已数月未见,但患者仍有迫害妄想,思维错乱。平时情绪抑郁不愿见人,有时一人向隅自语,有时又情绪激昂,讲话滔滔不绝,但杂乱无绪。当地医生劝其住精神病院,但家属畏惧而未去住院,后慕名而转请余诊治。

初诊 1990年12月20日。患者形体适中,表情呆滞,对医者问话初予不睬,继而答非所问。舌质微红,苔白厚,脉弦微滑。中医诊为癫狂,属肝气郁结、痰热内阻、神明失用。治以疏泄肝胆郁热、温阳化痰醒神。

处方 柴胡20g 龙骨20g 牡蛎20g 黄芩15g 大黄10g 茯苓15g 半夏15g 桂枝15g 石菖蒲15g 甘草10g 生姜10g

三诊 1991年1月6日。服上方14剂,患者睡眠比较安稳,情绪有所好转,有时与其母作简短对话,有时主动与人交谈。其母言此状久未见到,似属好转迹象。但仍多自坐卧,心烦,胸闷善叹气,舌脉大致同前。药已见效,继用上方。

三诊 以上方略作加减,服药30余剂,病情大见好转。患者情绪渐较稳定,睡眠可达7小时左右,自述睡得很香。现对问话能正确回答,并有时与人结伴滑冰、看球赛等,妄想已不显,察舌质淡红,苔白微腻,脉弦缓。嘱继服上方。

四诊 以上方继服2个月,患者精神渐转正常,思维正常,未见妄想迫害症状,情绪较前明显乐观,但仍较正常人略显呆滞。舌质淡红,苔薄白,脉微弦。遂停汤剂,改服"宁神灵"冲剂,每日3次,每次1袋。连服3个月,患者已痊愈。后休养3个月余而参加工作,随访1年,病未见反复。

按 本例"精神分裂症"年余,虽经多方治疗而未能痊愈。根据其证候特点,初病之时当为"狂"证,来诊之际又似"癫证"。采用柴胡加龙骨牡蛎汤加减治疗,病情逐渐好转,半年有余即告痊愈而上班工作,说明本方治疗此病确有良效。

《难经·二十难》曰:"重阳者狂,重阴者癫。"后世医家多宗此说,认为狂为阳病,癫为阴病,如《医参》云:"癫狂皆痰也,癫因寒为虚,狂因火为实。"张琪教授根据多年临床实践,认为本病纯虚纯实者均属罕见,大多寒热交织,虚实错杂,故常采用柴胡加龙骨牡蛎汤,通补兼施,寒温并用。明·张景岳云:"癫狂二证,皆由情志过度……一皆属火炽痰壅,但有缓急之分耳。"心藏神,为精神之所舍,火炽痰壅,扰乱神明,则发狂为急;痰热闭阻,神明失用,则发癫而缓。故用柴胡、黄芩、大黄疏泄肝胆郁热;桂枝、半夏以温阳化痰醒神;龙骨、牡蛎以镇惊敛神。尤以甘草、桂枝益气通阳,不仅有助于化痰利湿,还能振奋心阳以启神用。诸药相伍,散与敛,通与补,温与清共溶于一方之中,郁热清而痰湿除,闭阻解而神用复,浮神敛而惊悸安。

十八、不 寐 证 治

不寐是常见病之一,属神志病范畴,顽固性不眠缠绵岁月,严重危害身心健康。本病临床分虚实两类,虚则多属心肾两虚或心脾两虚,气血亏耗;实则多属阳亢实热或血瘀及痰浊内扰等。张琪教授在长期临床实践中对本病体验较多,现将自己诊治体会介绍如下。

《灵枢·寒热病》谓:"入脑乃别阴跷、阳跷、阴阳相交,阳入阴,阴出阳交于目锐眦,阳气盛则瞋目,阴气盛则瞑目。"阴阳相交即阴阳保持相对平衡,阳气入于阴便成睡寐,阳气出于阴便成觉醒。《灵枢·邪客》谓:"卫气昼行于阳,夜行于阴,……行于阳不得入于阴,行于阳则阳气盛……不得入于阴,阴虚故目不瞑。补其不足,泻其有余,调其虚实以通其道而去其邪……阴阳已通,其卧立至。"以上两段经文精辟地阐明了不寐的病机,并指出了治疗法则。如何使其阳入阴,阴阳相通,水火既济,方为治疗本病的准则,即属阳盛灼阴而阳不入阴者,则须泻火以滋水。亦即《灵枢》所谓的补其不足,泻其有余,调其虚实之意。张琪教授生平恪守此旨治疗不寐证甚多,只要辨证准确,大多有效。《伤寒论·少阴篇》有黄连阿胶汤证,原方谓:"少阴病,得之二、三日以上,心中烦,不得卧,黄连阿胶汤主之"。即属心火亢盛。肾水不足,心肾水火不交,阳不入阴之证,方用芩连以直折心火,阿胶以滋肾育阴,芍药酸敛化阴。鸡子黄养心血,使心肾交和,水升火降。正如柯韵伯所谓:"是以扶阴泻阳之方,而变为滋阴和阳之剂也。"临证观察本证表现以心烦不寐、口燥咽痛、舌红少苔、脉细数等为主症。

不寐属心肾两虚,气血亏耗,神志不宁者,临床较多见,张琪教授常用十四友丸化裁治疗甚效。方为:熟地黄、人参、茯苓、茯神、酸枣仁、柏子仁、紫石英、龙齿、辰砂、当归、黄芪、远志、阿胶、肉桂。其组方特点除补肾养心安神外,有紫石英、龙齿镇肝潜阳配合甚妙,其他如磁石、赭石、珍珠母、牡蛎等皆可选用,此类药与补肾养心安神之品相伍,寓补于潜,使阳气得以潜藏往往疗效卓著。人参有"补五脏,安精神,定魂魄,止惊悸,开心益智……"之功。此药临床应用确有疗效,野山参不易得,但培植之人参效果亦可,如曾用于神经衰弱之患者,单用人参煎汤,1日2次,服药6g,连用2周精力较前充沛,睡眠良好,食欲旺盛。归脾丸、定志丸、十四友丸等皆用人参,但必须属于脾气虚者方可用之,若阳亢实热之不寐,不仅不效,反而会使病情加剧,必须辨证用药,才不会蹈"实实"之误。

《金匮要略》之百合地黄汤治疗百合病,张琪教授常以此方重用生地黄与甘麦大枣汤合用,治疗不寐属心阴虚者,症见神志不宁、心烦不寐、怔忡、自汗、舌红、脉细数等。若原方加龙骨、牡蛎以潜阳疗效亦佳,若夹痰浊,则用滋阴清热、潜阳化痰浊之法,如大便秘结者可于方中加大黄,大便通利则睡眠随之好转。张琪教授曾用此法治愈极顽固之不寐证甚多,如1986年3月28日,47岁女性王某就诊,患者心悸不眠1年余,常彻夜不能入眠,心烦多怒,自汗,手足灼热,大便秘结,经用安神镇静之药皆未收效,脉弦数,舌红有薄苔。辨证为劳心过度,心火亢盛,肾水不能上济,因热生痰,痰气凌心,是以心悸不眠,治以清心火滋肾阴潜阳化痰浊之剂,药用:生地黄25g、玄参20g、麦门冬20g、大黄10g、黄连10g、黄芩15g、半夏15g、酸枣仁25g、赭石30g、茯苓20g,水煎服。连服12剂,夜能安卧,大便通畅,后去大黄,大便又秘结而复不寐,夜间烦躁多汗,随又加入大黄,服后大便通利而睡眠随之又转好。可见大便通畅与否与此病关系极为密切,但生地黄等滋阴潜阳作用仍为主要,乃相辅相成之效。

《金匮要略》有酸枣仁汤治"虚劳虚烦不得眠",其着眼在虚烦,乃针对因痰郁、热结所致之烦不得眠而言,虚烦因肝虚血失所藏,盖卧则血归于肝,血不藏则烦不得卧,以酸枣仁为主补肝养血,佐以茯苓、甘草安神宁心,川芎解郁,知母清热,凡久病体虚不寐,服此方效如桴鼓。酸枣仁味酸为补肝之圣药,《本草从新》谓其治胆虚不眠,肝与胆相表里,凡肝胆虚不眠者,可用此方化裁治疗。兼寒者可加桂心,桂心为温肾之良药,《韩氏医通》有交泰丸。根据张琪教授经验,用酸枣仁汤时,酸枣仁须重用至八钱或一两,量小则效亦小。

有胃腑实热而不得眠者,以阳明为水谷之海,实热内结则气逆不降,奔迫而上,所以不得卧。《素问·逆调论》谓"胃不和则卧不安",不安即反复不宁之症,临证中见有不寐者每至傍晚欲出外奔走不能安卧,脉象滑实,舌干口燥,多伴有腹满便秘、五心烦热等症,此由胃腑实热、阳明气逆所致。阳明之气以下行为顺,若实热内结则胃气上逆不和而不得安卧。张琪教授常用调胃承气汤或大承气汤以下其实热,使大便通利,实热除则胃气和而能安然入睡。小儿夜间扬手掷足、五心烦热不能安睡,乃胃肠积热所致,予一捻金类通利大便即遂之而愈,其病机与成人相同,此即泻其有余以下通其道,而去其邪之法。

此外,尚有属于痰热内扰而致不寐者,则宜用滚痰丸治之。曾治一妇女产后 10 余日不寐,烦躁不宁,诸治罔效,用冬眠灵只能朦胧 2 小时,察其舌苔干厚,脉象滑而有力,体素丰腴。审证求因得之于难产,又与其爱人生气,恐惧与恚怒情志之变,结合脉证分析为气郁生痰动火,痰热胶结,内扰心神,以致烦躁不寐,遂予滚痰丸变为汤剂,拟方:大黄10g、黄芩15g、沉香15g、青礞石25g,水煎服。服药 2 剂大便稍利,夜间稍静,小有躁动,继而用滚痰丸,大黄加至 15g 合导痰汤,服 3 剂,大便通畅,夜能熟寐 5 小时,继以和胃安神之剂而愈。丹溪认为,痰迷心膈,可使人惊悸怔忡不寐,此病或因思虑过度,或因惊,心胆虚怯,神不守舍,舍空为痰气所扰,以致惊悸怔忡不寐,恶梦自汗,短气心悸,诸证丛生,胆属少阳为心之母,母虚子亦虚,"脏腑之气皆取决于胆。胆气一虚,而脏腑之气皆无所遵从,而心尤无主……",当心胆同治,虚为本,痰为标,虚实夹杂,张琪教授喜用十味温胆汤治疗,半夏、枳实、陈皮、茯苓、酸枣仁、远志、五味子、熟地黄、人参、甘草、生姜、红枣,此方一方面益心胆,一方面除痰气,屡用屡效,或加石菖蒲、郁金以开窍,有热者加黄连以清热,如苔黄腻大便秘则须加大黄泄热通便,用药如用兵,必须审病机之变化随证施治,方能克敌制胜。

《医林改错》血府逐瘀汤条下有"治夜不能睡,用安神养血药治之不效者,此方若神",根据张琪教授经验,临证见舌光紫或有瘀斑、口唇紫、心烦胸胁满、短气不寐、脉象弦或弦滑等,病机多属血瘀,病位则在于心肝,因"心合脉,脉舍神,脉为血府";"肝藏血,血舍魂";"人卧则血归于肝"。心与肝为子母关系,神与魂都属于思维意识活动,若情志拂郁恚怒,则气血瘀阻魂不得藏,于是怔忡不寐、梦游梦语等证而生矣,张琪教授临证用此方甚多,只要属于血瘀者无不收效。近治一钱姓妇女,40 岁,因与爱人不和,情志拂郁日久遂致不寐,时彻夜不眠,心烦易怒,头胀昏,舌边缘有瘀斑,脉象弦,曾服安神宁心之剂百余剂毫无效果,按以上脉证分析,属心肝气血瘀阻,神不得藏,故夜不能安卧,投此方连服 6 剂,睡眠渐次好转,可入睡 5~6 小时,梦亦减少。继以安神养心之剂调治而愈。用此方活血化瘀须注意不可过剂,过用常有由瘀转虚之变。曾治一妇女在某医院住院,诊断为隐性冠心病,患者自觉烦闷,发作时难以忍受,有灭绝之感。按冠心病用药无效。张琪教授察其舌紫光无苔,脉象弦滑,辨证为肝血瘀阻,用血府逐瘀汤原方 6 剂,发作时间缩短,烦闷程度明显减轻,嘱继用此方 3 剂后复诊。岂知患者喜药对症竟连续服之,服 10 剂后胸闷虽除,但觉心中颤抖恐惧不眠,遂来求诊。此即《内经》谓"心中澹澹如人将捕状",乃由肝血瘀转为肝血虚之候,随以养血补肝之药,连服 6 剂而愈。通过此病例,可见活血化瘀与攻伐之药相同,过用则犯"虚虚"之误。

十九、过敏性紫癜的多元论治

(一) 从脾论治

过敏性紫癜又称亨-舒综合征,是一种由免疫复合物介导的全身中小血管炎综合征,临床表现为特征性皮疹,常伴关节、消化道及肾脏等多系统器官损害。本病多发于学龄前和学龄期儿童,男性发病率高于女性。过敏性紫癜属祖国医学血证之肌衄、紫斑、葡萄疫范畴。《外科正宗》谓:"葡萄疫,其患多小儿,感受四时不正之气,郁于皮肤不散,结成大小青紫斑点,色若葡萄,发在遍体。"紫斑指血液溢出肌肤之间,皮肤表现青紫斑点或斑块的病证。《灵枢·本神》又说:"脾藏营。"《难经·四十二难》曰"脾……主裹血,温五脏",指出脾具有统摄、控制血液,使其循经运行而不致溢出脉外的作用。如脾功能健旺,脾气升发正常,则血有所统摄,能正常运行于脉道内而不外滋;如脾气虚弱,升发失常,引起脾阳下陷,就失去统摄之权,血则乱离脉道,而引起各种出血证候,这是"脾虚不统血"。

病案　黄芪建中汤合四君子汤加减治疗过敏性紫癜

齐某,男,10 岁,学生,绥芬河市人。

于 2009 年 6 月 20 日至今双下肢膝关节以下反复出现大小不等出血点,曾诊断为过敏性紫癜,服中药治疗(服药后有时腹胀、便溏),但效果不显,故于今日来我院就诊。

初诊　2010 年 6 月 23 日。症见双下肢膝关节以下散在大小不等瘀点,颜色深浅不一,伴腹胀、便稀(2 次/日)、乏力,察其双下肢膝关节以下散在大小不等出血点,诊其舌质红苔薄白滑润,脉弱,实验室检查均正常。此乃素体脾胃阴阳两虚,以脾气虚为主,脾虚脾失统血,血不归经,溢于下肢肌肤所致,法当益气补脾建中,佐以凉血收敛化瘀止血,方拟黄芪建中汤合四君子汤加减治之。

处方　黄芪 25g　桂枝 10g　白芍 15g　生姜 10g　大枣 5 颗　甘草 10g　太子参 15g　白术 15g　茯苓 15g　侧柏叶 15g　茜草 15g　三七粉(单)10g　海蛸 15g　龙骨 15g　五味子 15g　桂圆肉 15g

14 剂,水煎服,每日 1 剂,早晚温服。嘱其调节饮食、防劳累、感冒。

二诊　2010 年 7 月 7 日,服用上方 2 周后病情明显好转,双下肢无新出血点出现,只散在少量陈旧瘀点,无腹胀,大便略稀(1 次/日),轻微乏力,诊其舌质淡红苔薄白,脉弱,据舌脉症,辨证治法同前,故继守前方 21 剂,水煎服,每日 1 剂,早晚温服。

三诊　2010 年 7 月 28 日,服用上方 3 周后,双下肢无出血点,症状皆无,诊其舌质淡红苔薄白,脉缓,临床治愈,嘱其停止用药,调节饮食,防劳累,随诊。

按　本案过敏性紫癜为现代医学疑难病,属祖国医学血证之肌衄范畴,辨证为脾不统血。因小儿为幼稚之体,脾胃功能尚未健全,表现为脾胃阴阳两虚,以脾气虚为主,又脾主统血,主肌肉四肢,脾虚脾失统摄,血不归经,循血脉溢出下肢肌肤,故见双下肢膝关节以下出现瘀点、瘀斑,正如张介宾所云"益脾统血,脾气虚则不能收敛";以往治疗均服用寒凉止血剂,更加伤脾,加重脾气虚,故病程反复、日久不愈;脾虚脾失运化,气血化源不足,故见腹胀、便溏、乏力;舌质红苔薄白滑润、脉弱,为脾胃阴阳两虚之征。综上分析,本案病机为脾胃阴阳两虚,以脾气虚为主,脾虚脾失统血,血不归经,溢于下肢肌肤,为本虚标实之证,以本虚为主,故治宜扶正固本为主,佐以治标,立益气补脾建中,佐以凉血收敛化瘀止血之法,方以黄芪建中汤合四君子汤加减。黄芪建中汤出自《金匮要略·血痹虚劳病脉证并治第六》,"虚劳里急,诸不足,黄芪建中汤主之",方中小建中汤建立中气,调和阴阳,重用黄芪益气健脾,恰合本案。四君子汤源自《太平惠民和剂局方》,其功效为益气健脾。二方合用共奏益气补脾建中、调和阴阳之功,为治本之法。在此二方基础上加侧柏叶凉血止血;茜草、三七粉化瘀止血,使血止而不留瘀;海蛸、龙骨、五味子收敛止血,同时五味子配合桂圆肉补肾,以防土虚克水。全方共奏益气补脾建中、凉血收敛化瘀止血补肾之功,使脾健统摄、生化有权,血止而不留瘀,标本兼顾,以治本建中为主,着眼于脾,从脾论治。经初诊、二诊治疗,临床治愈。

病案　归脾汤加减治疗过敏性紫癜(肾型)

高某,男,39 岁,干部,哈尔滨人。于 1 个月前因思虑劳累过度双下肢出现大小不等瘀点、瘀斑,遂到黑龙江中医药大学附属第一医院就诊,查尿蛋白(+++),诊断为过敏性紫癜(肾型),予口服激素配合中药治疗 12 天治愈,停药 3 天后复发,单纯服中药汤剂治疗无效,故于今日来我院就诊。

初诊　2009 年 10 月 21 日。症见双下肢散在黄豆粒大小瘀斑,颜色深浅不一,疲乏无力,多梦易醒,察其双下肢皮肤散在出血点,诊其舌质淡红苔薄白,脉细弱,实验室检查:尿蛋白(+)。此乃思虑劳倦伤脾,致脾气虚脾失统摄,气血化源不足,心失所养,最终致心脾两虚所致,法当健脾养心、益气摄血固精、凉血止血,方拟归脾汤加减治之。

处方　黄芪 30g　太子参 20g　当归 20g　白术 15g　茯神 15g　远志 15g　酸枣仁 20g　桂圆肉 15g　枸杞 20g　山茱萸 20g　白芍 15g　地骨皮 15g　侧柏叶 20g　茜草 20g　仙鹤草 30g　金樱子 15g　石莲子 15g　甘草 15g

14 剂,水煎服,每日 1 剂,早晚温服。嘱其防劳累,注意休息。

二诊 2009年11月4日,服用上方2周后病情明显好转,症见双下肢无新的瘀点、瘀斑,乏力减轻,腰酸,仍多梦,察其双下肢皮肤出血点明显消退,颜色变浅,诊其舌质淡红苔薄白,脉细弱,实验室检查:尿蛋白(+)。此乃心脾两虚,脾虚及肾,肾失封藏,精微下注所致,故前方加巴戟天20g、肉苁蓉20g、桑螵蛸20g温补肾阳固精,则蛋白尿自止。14剂,水煎服,每日1剂,早晚温服。

三诊 2009年11月18日,服用上方2周后病情又明显好转,症见双下肢无瘀点、瘀斑,轻微腰酸、乏力,有时多梦易醒,诊其舌质淡红苔薄白,脉细弱,实验室检查:尿蛋白(±)。此乃脾虚脾失统摄,肾虚肾失封藏,心血虚心失所养所致,宗"虚则补之"之训,法当益气健脾养心,补肾固精,故前方减侧柏叶、茜草、仙鹤草等凉血止血之品。

处方 黄芪30g 太子参20g 当归20g 白术15g 茯神15g 远志15g 酸枣仁20g 桂圆肉15g 枸杞20g 山茱萸20g 白芍15g 巴戟天20g 肉苁蓉20g 桑螵蛸20g 金樱子10g 石莲子20g 地骨皮15g 甘草15g

14剂,水煎服,每日1剂,早晚温服。

四诊 2009年12月2日,服用上方2周后症状皆无,诊其舌质淡红苔薄白,脉缓,化验尿蛋白(-),临床治愈,嘱其停止用药,防劳累、感冒,随诊。

按 本案过敏性紫癜(肾型)因思虑劳倦伤脾,脾气虚所致。张介宾云"益脾统血,脾气虚则不能收敛",脾气虚脾不统血而血溢脉外,泛溢肌肤,又脾主四肢,故双下肢皮肤出现瘀点、瘀斑;脾失统摄,水谷精微不固而下注,蛋白乃水谷之精微,故见蛋白尿;脾气虚脾失运化,气血化源不足,致心血虚,因心主血、藏神,心血不足,血不养心,故多梦易醒;疲乏无力、脉细弱为心脾气血两虚之征。综上分析,本案病机为心脾两虚,脾气虚脾失统摄,心血虚心失所养,脾气虚为病之因、病之本,由此而致出血、蛋白尿,心血虚为病之标,为本虚之证,宗治病必求其本之法则,治宜益气健脾、补血养心,佐以补肾收敛固摄、凉血止血,方用归脾汤加减。该方源自《正体类要·下卷》,"跌仆等症,气血损伤;或思虑伤脾,……,寤而不寐;……;或血上下妄行。"脾为营卫气血生化之源,《灵枢·决气》曰"中焦受气取汁,变化而赤是为血",故方中以参、芪、术、草甘温之品补脾益气以生血,使气旺而血生,同时,脾气旺摄纳有权;当归、桂圆肉甘温补血养心;茯神、远志、酸枣仁养心安神。全方共奏益气补血、健脾养心之功,为治本之法。在此方基础上,加白芍养阴和营,配合当归养血补血;枸杞、山茱萸肉滋补肾阴,以防脾虚克水、久病伤肾;地骨皮、侧柏叶清热凉血止血;茜草化瘀止血,使血止而不滞;仙鹤草收敛止血;金樱子、石莲子补肾收敛固涩以治蛋白尿;诸药合用,使脾气健,统摄有权,化源充足;心血旺,心有所养,神有所藏;同时兼顾补肾固精、凉血止血,则诸症自除,故初诊治疗效显著。二诊在初诊舌脉症基础上见腰酸,同时蛋白尿无改善,此乃脾虚克水,久病及肾,肾虚肾失封藏,精微下注所致,故在初诊方基础上加巴戟天、寸云、桑螵蛸温补肾阳以固精,配合枸杞、山茱萸阴阳俱补,则蛋白尿可止。三诊无瘀点、瘀斑,故减侧柏叶、茜草、仙鹤草凉血止血之品。经初、二、三诊治疗,临床痊愈。

(二) 从风毒论治

过敏性紫癜乃风热之邪侵袭人体,侵淫肌肤血脉,伤及血络,迫血妄行,溢于肌肤,同时风热之邪内不得疏泄,外不得通达,郁于肌肤腠理之间,伤阴所致,可出现皮肤紫癜伴有瘙痒。感受毒热之邪,或热蓄日久,蓄结成毒,毒热迫血妄行,损伤脉络,血溢于脉外,渗于肌肤,发为紫斑;毒热循经下侵于肾,损伤脉络,而为溺血。《黄帝内经》谓"胞热移于膀胱,则癃,溺血",故毒热迫血妄行是引起过敏性紫癜肾炎的主要原因。其表现为肌肤突然出现红色紫斑,分布稠密,痛痒不显,舌红绛,脉滑数等症状。治疗当以清热解毒、凉血止血为法。常用水牛角、大青叶、板蓝根、生地、丹皮、黄芩、赤芍、小蓟等药物。

病案 消风散加减治疗过敏性紫癜

高某,男,6岁,学生,哈尔滨人。

于1个月前患感冒而高热伴咽痛,予消炎退热药1周治愈,但于第10天双下肢出现大小不等瘀点,在哈医大一院诊断为过敏性紫癜,予激素治疗(具体量不详)2周,但效果不显,故于今日来我院就诊。

初诊 2011年6月22日。症见双下肢散在大小不等瘀点,颜色深浅不一,伴下肢皮肤痒、手足心热,察其双下肢散在大小不等出血点,诊其舌尖红苔薄黄,脉细数,实验室检查均正常。此乃风热之邪侵袭人体,侵淫肌肤血脉,伤及血络,迫血妄行所致,法当疏风清热、凉血止血,佐以滋阴养血和血、益气。方以消风散加减治之。

处方 荆芥10g 防风10g 蝉蜕10g 苦参10g 白鲜皮10g 黄芩7g 生地10g 当归15g 丹皮10g 白芍15g 黄芪10g 甘草15g

14剂,水煎服,每日1剂,早晚温服。嘱其注意休息,防劳累感冒。

二诊 2011年7月6日,服用上方2周后,病情明显好转,症见双下肢膝关节以下偶有少量新瘀点,有时下肢皮肤轻微痒,轻微手足心热,诊其舌质红苔薄略黄,脉细数,据舌脉症状,辨证治法同前,效不改方,继守前方。

14剂,水煎服,每日1剂,早晚温服。

三诊 2011年7月20日,服用上方2周后,双下肢无出血点,余症皆无,诊其舌质淡红苔薄白,脉数,临床治愈,嘱其停止用药,防劳累、感冒,随诊。

按 本案辨证为风热侵袭血络证。患者因时值春季,感受风热之邪侵淫肌肤血络,迫血妄行,溢于肌肤,故见双下肢出现大小不等瘀点;风热侵淫肌肤,内不得疏泄,外不得透达,郁于肌肤腠理之间,故见皮肤痒;舌质红苔薄黄,脉细数为热邪伤阴之证。综上分析,本案病机为风热之邪侵袭人体,侵淫肌肤血络,迫血妄行,溢于肌肤,同时风热之邪内不得疏泄,外不得透达,郁于肌肤腠理之间,热邪伤阴;为本虚标实之证,以标实为主,宗"急则治其标"及"祛邪方可安正"之训,治宜疏风清热、凉血止血,佐以滋阴养血和血、益气,方用消风散加减。该方出自《外科正宗·卷四》,"治风湿侵淫血脉,……,及大人小儿风热隐疹,遍身云片斑点,乍有乍无并效。"方中荆芥、防风、蝉蜕祛风散邪,使风热之邪从肌肤透出;苦参清热燥湿止痒,加黄芩、白鲜皮助清热之功,且白鲜皮止痒;风热内郁,易耗伤阴血,同时离经之血必成瘀,故用生地滋阴清热,用当归养血活血;加白芍敛酸,配合当归滋阴养血;加丹皮清热凉血、止血和血,配合生地清血中之热,凉血止血,且活血,使血止不留瘀;加黄芪意在益气健脾以摄血,并助气血生化之源;全方合用,共奏疏风清热、凉血止血、滋阴养血活血、益气之功,使风热之邪得去,凉血止血不留瘀,阴血得养,脾气健而统摄有权,则诸症自愈。经4周治疗,临床治愈。

病案 清热解毒凉血止血益气滋阴补肾法治疗过敏性紫癜肾炎

张某,女,23岁。

该患于12岁患过敏性紫癜(皮肤型),经治痊愈,具体用药不详,于2个月前因感冒而复发,除皮肤出血点外,还有肾脏改变(蛋白尿、血尿),诊断为过敏性紫癜肾炎,经治疗皮肤出血点无,但仍有蛋白尿、血尿,故于今日来我院就诊。

初诊 2009年2月11日。肉眼及镜下血尿,腰酸,咽痛,舌质红苔薄黄。化验尿蛋白(+++)、隐血(+++),RBC满视野/HP,WBC15~20个/HP。查体:咽部红肿。中医辨证:尿血(热毒内蕴)。西医诊断:过敏性紫癜肾炎。治法:清热解毒、凉血止血、益气滋阴补肾。自拟方用药。

处方　金银花30g　连翘20g　重楼30g　舌草30g　射干20g　山豆根20g　栀子15g　黄芪40g　太子参20g　熟地20g　山茱萸20g　枸杞20g　菟丝子20g　女贞子20g　旱莲草20g　龟板20g　阿胶15g　地骨皮20g　白茅根30g　小蓟30g　蒲黄15g　三七粉10g　金樱子20g　石莲子20g　陈皮15g　甘草15g

35剂,水煎服,每日1剂,早晚温服。

二诊　2009年3月18日,服药5周后明显好转,化验尿蛋白(+)、潜血(+++),RBC 20~25个/HP,WBC 4~6个/HP。症见腰酸,乏力,尿黄颜色深,舌质红苔薄黄,辨证为阴血火旺,气虚,湿热蕴结,治宜益气滋阴补肾、清热解毒利湿、凉血止血。方用知柏地黄汤加减。

处方　知母15g　黄柏15g　熟地25g　山药20g　山茱萸20g　丹皮15g　茯苓15g　泽泻15g　龟板20g　女贞子20g　旱莲草20g　黄芪30g　太子参20g　焦栀子15g　黄芩15g　金银花30g　舌草30g　萹蓄20g　瞿麦20g　生地榆20g　三七粉10g　甘草15g　薏米20g

按　该患感受毒热之邪,损伤脉络,迫血妄行,血溢于脉外,渗于肌肤,发为紫斑;毒热循经下侵于肾,损伤脉络,则为溺血。《黄帝内经》谓"胞热移于膀胱则癃,溺血",故毒热迫血妄行是引起过敏性紫癜肾炎的主要原因。故本案初诊是以清热解毒、凉血止血为主,常用金银花、连翘、重楼、射干、山豆根、栀子、旱莲草、龟板、阿胶、地骨皮、白茅根、小蓟。因热蕴下焦,每与湿邪搏结,致湿热蕴结于下焦,日久耗气伤阴,致气阴两虚,故加益气滋阴补肾之黄芪、太子参、熟地、山茱萸、枸杞、菟丝子、女贞子。舌草、白茅根、小蓟清热利湿;蒲黄、三七粉化瘀止血;金樱子、石莲子补肾收涩止血。因用药辨证准确,故效果显著。二诊患者以血尿为主,辨证为肾阴虚火旺,兼气虚、湿热蕴结,故治以滋阴补肾、清热泻火为主,佐以益气清热解毒、凉血止血,方有知柏地黄汤加减。该患初诊是感受热毒,迫血妄行。二诊为热邪伤阴,肾阴虚火旺,迫血妄行,治疗宜抓住病机关键,辨证论治,才可奏效。

病案　桂枝加黄芪汤加减治疗过敏性紫癜

李某,女,6岁。

双下肢膝关节以下散在瘀点20天。该患于20天前自觉无明显原因双下肢膝关节以下出现出血点,在某医院确诊为过敏性紫癜,用激素治疗17天,随后复发,故于今日来我院就诊。

初诊　2008年11月19日。双下肢膝关节以下散在瘀点,轻微咽痛,舌质红苔薄黄滑润,咽部红肿。气虚阴阳失调,营卫不和。西医诊断:过敏性紫癜。治法:益气固表、调和营卫、解毒凉血活血止血。方用桂枝加黄芪汤加味。

处方　黄芪25g　桂枝10g　白芍10g　甘草10g　生姜10g　大枣3颗　金银花20g　大青叶15g　板蓝根10g　茜草20g　侧柏叶15g　地榆10g　丹皮10g　三七粉10g　紫草15g

按　现代医学认为过敏性紫癜是由于机体免疫功能低下,导致过敏因素诱发人体毛细血管病变。结合现代医学按中医学理论解释为由于气虚,卫外不固,阴阳失调,营卫不和,风寒侵袭,入里化热,热伤血络,迫血妄行所致,故治宜益气固表、调和营卫、解毒凉血、活血止血。方用桂枝加黄芪汤加味,由桂枝、赤芍、甘草、生姜、大枣、黄芪组成,有益气而调和营卫之功,即现代医学提高机体免疫功能。《金匮要略》谓其治湿邪内郁之黄汗病,如《水气病脉证并治篇第十四》中云:"若身重,汗出已辄轻者,久久必身瞤,瞤即胸中痛,从腰以上必出汗,下无汗,腰髋弛痛,如有物在皮中状,剧者不能食,身疼重烦躁,小便不利,此为黄汗,桂枝加黄芪汤主之。"本方主治营卫失调,阳郁而水湿停滞之黄汗病。针对过敏性紫癜,气虚营卫失调之病机,张琪教授喜用桂枝加黄芪汤化裁施治。虽然本病无典型黄汗症,但就其发病及演变过程分析,符合阴阳失调,营卫不和致外邪侵袭,故用桂枝加黄芪汤加减治疗。

疑难病治验

一、肺系疾病临证治验录

肺主气,司呼吸,肺合皮毛,为抵御外邪之屏障,所谓"肺主气属卫",起到保护卫外的作用。肺主宣发和肃降,通调水道,下输膀胱,化气行水,而为尿与汗,肺对水液的代谢和输布起着很重要的作用。"肺朝百脉",助心行血,通过肺的宣发、主气、司呼吸,达到濡养全身的目的。

综上所述,肺的主要作用一是主气司呼吸,其病理变化多为呼吸系统的病变,临床特点以咳、痰、喘、炎为主,其基本病理产物是"痰",痰也是其他症状的根本;二为肺朝百脉,与心相关,与气血并行,其病理变化多为心肺功能障碍的病变,临床特点以血行不畅的瘀血症状为主。此外,肺属金,喜清肃、恶燥热,若燥邪伤肺,耗伤肺金,肺失润降,则易生咳、喘诸症。因此,张琪教授治疗肺系疑难症时在辨证上多从"痰瘀"这方面去考虑,尤其对于肺感染后久用抗生素缠绵不愈者多从"肺燥"论治,采用润肺养阴法有较好疗效。现举几例临床验案。

(一) 运用麻黄升麻汤从"痰"论治慢性喘息性支气管炎

慢性喘息性支气管炎是指气管、支气管黏膜及其周围组织的慢性非特异性炎症。临床上以长期咳嗽、咳痰或伴有喘息及反复发作为特征。慢性咳嗽、咳痰或伴有喘息,每年发作持续3个月,连续2年或以上,并能排除心、肺其他疾患即可诊断。部分患者可发展成阻塞性肺气肿、慢性肺源性心脏病。本病病位在肺,"脾为生痰之源,肺为贮痰之器",肺为脾之母,若脾肺阳虚则痰湿由生犯肺,肺失肃降,肺气上逆,而生咳、痰、喘诸症。治宜温肺化痰法。张琪教授曾运用麻黄升麻汤治愈此病。

病例

侯某,男,50岁。

初诊 症见反复咳嗽,喘促,难以平卧,吐痰色白,质黏如胶,昼夜盈碗,畏寒背冷,口干不欲饮,纳差便干。舌质红,舌前无苔而根部黄腻,脉沉细数。辨证为久病失治,气阴俱虚,伏饮内停为本,外邪郁陷,蕴痰化热,痰浊上泛为标,证属寒热错杂,上热下寒,虚实并见,当以宣肺疏郁以散邪,温药和阳以化饮,养阴和营以固本,治法为宣肺散寒、温阳化饮、养阴和营。方用麻黄升麻汤加减。

处方 生麻黄10g 升麻12g 当归12g 白芍12g 天冬20g 玉竹20g 黄芩10g 知母10g 石膏30g 茯苓20g 桂枝9g 白术30g 干姜9g 炙草6g

5剂,水煎服,日1剂。

二诊 咳喘减,能平卧,痰白质稀易吐,量大减,舌脉同前。效不更方,继服5剂。

三诊 咳喘平,夜卧安,身体舒适,口干欲饮,舌红润,满布薄白苔,为中阳渐复积饮欲化之征,复服5剂。

四诊 仅咳痰数口,上方加丹参、桃仁以活血化瘀。又服5剂,药尽病愈。

(二) 运用会厌逐瘀汤、越鞠丸从"瘀、郁"论治慢性咽喉炎

慢性咽喉炎为现代医学疑难病,临床症见咽部不适感、异物感,咽部分泌物不易咯出,咽部痒感、烧灼感、干燥感或刺激感,还可有微痛感。本病属中医"喉痹"范畴。此病辨证有寒热虚实之不同,然大多医家常偏于用清热解毒药物治疗,使治不得法,故缠绵不愈。此病根据中医久病多瘀,久病入络理论,慢性咽喉炎日久,必致咽喉部血瘀气滞,故对难治之慢性咽喉炎应从"瘀"论治。张琪教授

曾从瘀论治慢性咽喉炎取得良效,方用会厌逐瘀汤合越鞠丸。会厌逐瘀汤出自王清任《医林改错》,主治咽喉部血瘀气滞所致饮水即呛,方中桃仁、红花、当归、赤芍活血化瘀,且当归养血以防活血耗血;柴胡疏肝解郁,清肝胆郁热,且升阳举陷;桔梗宣肺化痰、利咽开结,载药上行;枳壳行气以助血行、行气化湿,配合柴胡、桔梗,有升有降,调畅气机;生地、玄参滋阴清热降火,且玄参有利咽之功。诸药合用,疏肝行气、活血化瘀、宣肺化痰、利咽开结、滋阴降火。越鞠丸源自《丹溪心法·卷三》"越鞠丸,解诸郁,又名芎术丸",恰合本案,五郁之证,方中香附辛香入肝,行气解郁以治气郁;川芎辛温入肝胆,为血中之气药,既可活血祛瘀治血郁,又可助香附行气解郁;焦栀子苦寒清热泻火,以治火郁;苍术辛苦性温、燥湿运脾,以治湿郁,杜绝生痰之源;神曲甘温入脾胃,消食导滞和胃。五药治诸郁,重在调理气机。

病案

刘某,女,44 岁,教师,哈尔滨人。

声音嘶哑,伴咽部异物感 10 个月,加重 2 周。平素说话较多,于 10 个月前因感冒出现声音嘶哑,伴咽部异物感,在多家医院诊断为慢性咽喉炎,遍服中西药治疗均无效,且于 2 周前因生气而加重,发音困难,伴咽部异物感,有痰液,咽干,纳差,便稀,月经量少、色暗,自服消炎药及中药汤剂无效,故求诊于张琪教授。

初诊 2011 年 11 月 23 日。症见声音嘶哑,发音困难,咽部异物感,咳白痰,咽干,纳差,便稀,月经量少、色暗,察其表情痛苦,声音嘶哑,咽部黏膜充血,后壁淋巴滤泡累累,声带暗红肥厚,诊其舌质红紫苔薄黄而干,脉沉涩。实验室检查均正常。此乃久病多瘀,久病入络,使咽喉部血瘀气滞,加之情志不畅,肝气郁结,加重气滞血瘀,同时肝郁乘脾,脾失运化,聚湿生痰,又郁久化热,肝郁化火,形成痰火,痰火上扰,蕴阻咽喉部血络,火热伤阴所致,法当行气活血化瘀、滋阴清热泻火、健脾化痰、利咽开音,方拟会厌逐瘀汤合越鞠丸化裁治之。

处方 桃仁 15g 红花 15g 当归 20g 赤芍 15g 柴胡 15g 桔梗 15g 枳壳 15g 生地 15g 玄参 15g 石斛 20g 香附 15g 川芎 15g 焦栀子 10g 苍术 15g 神曲 15g 白术 15g 云苓 15g 丹皮 15g 甘草 15g 射干 15g 大贝 15g

14 剂,水煎服,每日 1 剂,早晚温服。嘱其节情志,调饮食,避免劳累、感冒。

二诊 2011 年 12 月 7 日,服用上方 2 周后,病情明显好转。症见声音嘶哑明显减轻,咽部轻度异物感,咳少量黏液,有时咽干,饮食、大便正常。察其表情愉悦,声音略嘶哑,咽喉部黏膜轻度充血,后壁少量淋巴滤泡,声带轻度肥厚。诊其舌质淡紫苔薄黄略干,脉涩。据舌脉症,辨证治法同前,效不改方,继守前方。14 剂,水煎服,每日 1 剂,早晚温服。

三诊 2011 年 12 月 21 日,服用上方 2 周后,发音正常,余症皆无,1 周前来月经,量、色、质均正常。察其无阳性体征,诊其舌质淡红苔薄白,脉缓,临床治愈。嘱其停止用药,随访。

3 周后随访,一切正常,无再发作。

按 本案辨证为气滞血瘀,痰火上扰。因久病入络,咽喉部血瘀气滞,又因情志不畅,肝气郁结,加重气滞血瘀,同时肝郁乘脾,脾失运化,水湿内停,湿聚成痰,气血郁滞日久化热,肝郁化火,火热与痰互结,形成痰火,痰火上扰,蕴结咽喉部血络。血脉瘀阻,咽喉部、声带失于濡养,故见声音嘶哑、发音困难、咽喉部有异物感;咳白痰为痰湿之邪蕴结之证;脾失运化,升降失常,故纳差,便溏;胞宫内属于肝,肝气郁结,必致胞宫血瘀,故月经色暗、有块;咽干、舌质红紫苔薄黄而干、脉沉涩为气滞血瘀、火热之邪入血络伤阴之证;综上分析,本案病机为肝郁气滞血瘀,痰火上扰蕴阻血络,脾虚阴亏,病位在咽喉部、声带。气、血、痰、火、湿郁结为病之标,脾虚阴亏为病之本,宗"祛邪方可安正"之训,治宜行气活血化瘀、泻火化痰、利咽开结,佐以健脾化湿、滋阴润燥,方以会厌逐瘀汤合越鞠丸加减。在此二方基础上加射干清咽化痰、利咽开结;大贝清肺化痰开结;白术、云苓健脾化湿,且白术止泻;石斛养阴润燥;丹皮清热凉血活血。全方合用,共奏行气解郁、活血化瘀、清热泻火化痰、利咽开结、健脾化湿、滋阴润燥之功,使气、血、痰、火、湿诸郁得解,气血调畅,脾健运化有权,阴复燥除,则诸症自愈。经四周治疗,临床治愈。

(三) 运用清燥救肺汤从"燥"论治肺感染

肺主柔润肃降,若肺阴不足,则虚热内生,热灼肺金,肺失润降,肺气上逆。

肺感染患者长期使用抗生素,久治不愈,耗伤肺阴,虚火上炎,损伤肺络,肺络失养而出现口干咽燥、干咳无痰、或痰少黏稠、或痰中带血、手足心热或潮热盗汗、颧红、舌红少津、脉细数或虚数等阴虚燥热之象。治宜清热养阴润肺。张琪教授曾用清燥救肺汤治疗一例久治不愈肺感染,取得良效。

病案

刘某,女,53 岁,编辑。

发病半年余,初起以胸闷气短发病,两肺有干啰音,西医诊断肺感染,用环丙沙星及先锋类抗生素治疗,症状无明显好转,时轻时重,反复不愈。

初诊 1997 年 3 月 25 日。气喘胸腔干涩,满闷,气憋,仍有干啰音,舌苔白少津,脉象数有力,诊断为肺燥,以清肺润燥之法治疗。

处方 沙参 20g 麦冬 15g 生地 15g 芦根 30g 玄参 15g 五味子 15g 枳壳 15g 苏子 15g
枇杷叶 15g 生石膏 50g 杏仁 15g 甘草 15g

水煎,日服二次。

二诊 4 月 1 日。服上方 7 剂,气喘大减,胸部干涩好转,满闷亦明显减轻,胸觉舒畅,自述为半年来未有之象。鼻干有疖肿,仍时有气喘,呼吸喉中有轻微哮鸣音,舌苔转薄,脉滑。继以清肺润燥之法治疗。

处方 桑叶 15g 沙参 20g 枇杷叶 15g 生石膏 50g 麦冬 20g 杏仁 15g 甘草 15g 玄参
20g 生地 15g 桔梗 15g 川贝 15g 天花粉 15g 苏子 15g 枳壳 15g 芦根 30g

水煎,日服 2 次。

三诊 4 月 10 日。服上方 7 剂,胸满及气喘俱除,仍喉干稍有干咳,继以上方化裁。

处方 麦冬 15g 知母 15g 川贝 15g 沙参 20g 玄参 15g 杏仁 15g 桑叶 15g 菊花 15g
天花粉 15g 牛蒡子 15g 生石膏 50g 芦根 30g 枳壳 15g 生地 15g 甘草 15g

水煎,日服 2 次。

四诊 4 月 17 日。诸症俱除,听诊啰音消失,脉稍有缓象,舌红薄苔,继以上方调治,以善后。

按 本案西医诊断为肺感染,经西药治疗未效,迁延半年余不愈,不能正常工作,用清热解毒之中药亦无效。患者以胸中干涩、气喘为主症,脉数有力,舌白少津,清·喻嘉言谓:"诸气膹郁之属于肺者,属于肺之燥也。"患者胸满气喘,舌干脉数当属肺燥一证,因仿清燥救肺汤之意,清肺润燥治疗而愈。

二、心系疾病临证治验录

心为君主之官,为一身之大主。心主血,又主神明,为人体血液循环的中枢,《素问·举痛论》说:"经脉流行不止,环周不休"。同时,心还能化生血液,《灵枢·决气》谓:"中焦受气取汁,变化而赤是谓血",清代唐容川曾说:"食气入胃,脾经化汁,上奉心火,心火得之,变化而赤,是之谓血。"此言"心火",实指"心阳",《素问·六节藏象论》中说,心为"阳中之太阳",心阳能温煦全身,促使化气行水,即所谓温阳化水,使水液代谢能正常进行,若心阳衰微,则水液停滞,积水成饮,聚湿为痰。

心主宰人的一切精神活动,《黄帝内经》所谓"心者,君主之官,神明出焉",故又称"神明之心"。痰迷心窍,或瘀血冲心,或热入血室,或蓄血发狂,皆为痰瘀闭阻心窍所致,以导致心之神明失司,故出现一系列精神异常的症状。

综上所述,心有血肉之心与神明之心这两大生理功能,其病理变化多与瘀血、痰浊、阳气不足或心血不足相关。

(一) 运用补中益气汤从"气虚"论治心肌炎

心肌炎为现代医学疑难病,易反复发作,属祖国医学心悸、虚劳范畴。中医认为心肌炎是湿热毒邪在机体正气不足的情况下乘虚侵犯卫表,内犯于肺,使肌腠失司,宣肃失用,而心肺同居上焦,肺主气,心主血,二者相互影响,毒邪又浸淫心脉,使心失所主,是由气及血,由表及里的变化过程,在恢复期或慢性期,病毒性心肌炎日久迁延不愈或病情反复,临床表现兼夹证颇多,病机较为复杂,但总以正虚为主,治则当以扶正为主,或标本兼顾。故治疗时应时时注意扶助正气,正气足则邪气衰。补中益气汤出自《内外伤辨惑论》,其功效为补中益气、升阳举陷,方中黄芪、太子参、白术、甘草补益脾胃中气,且黄芪有升阳固表之功;当归养血和营,配合参芪营卫气血俱补;陈皮理气和胃,使补药补而不滞;升麻、柴胡升阳举陷,使清阳之气上荣清窍,且陈皮配合之升中有降,使升不致太过。

病案

田某,女,25岁,学生,哈尔滨人。

心悸、气短10年,加重1个月。平素饮食无规律,食少纳差。10年前因外感而出现心悸、气短、乏力,在哈医大二院诊断为病毒性心肌炎,静脉滴注抗病毒及营养心肌药治疗而好转,此后遇感冒、劳累经常反复发作,到处间断服中药治疗,始终未治愈,于1个月前因劳倦过度而复加重,出现心悸、气短、倦怠乏力、头晕、纳差,服中药治疗1个月无效,故求诊于张琪教授。

初诊 2011年4月13日。症见心悸,气短,头晕,倦怠乏力,少气懒言,纳差。察其神疲倦怠,诊其舌质淡红苔薄白,脉沉弱,实验室检查报告为心电示心律失常。此乃饮食无规律,食少纳差致脾胃虚弱、中气虚,营卫气血化源不足,脾转运失司,心、清窍、形骸失养所致,法当温中补虚、养血升阳,方拟补中益气汤合桂枝汤加减治之。

处方 黄芪40g 太子参20g 当归20g 白术15g 柴胡15g 升麻15g 陈皮15g 桂枝15g 白芍15g 生姜15g 大枣5颗 五味子15g 茯神15g 蔓荆子20g 桔梗15g 天花粉15g 甘草15g

14剂,水煎服,每日1剂,早晚温服。嘱其慎起居,防劳累、感冒,调节饮食,注意休息。

二诊 2011年4月27日,服用上方2周后,病情明显好转,症见活动后心悸、气短、乏力,有时头晕,饮食增加,察其精神饱满,诊其舌质淡红苔薄白,脉弱,实验室检查报告为心电示心律失常,据舌脉症,辨证治法同前,故继守前方。14剂,水煎服,每日1剂,早晚温服。

三诊 2011年5月11日,服用上方2周后,症状皆无,诊其舌质淡红苔薄白,脉缓,实验室检查报告为心电图正常,临床治愈。嘱其停止用药,调节饮食,注意休息,防劳累,随诊。

按 辨证为中气虚,心失所养。因饮食无规律,食少纳差致脾胃虚弱,中气虚,加之外感、劳累加重脾胃虚弱所致。脾胃虚弱,营卫气血化源生成不足,转运失司,因心主血,推动血液运行,气血亏虚首先责之于心,心气血亏虚,心失所养,故心悸、气短;气血亏虚加之脾虚清阳不升,清窍失养,故头晕;气血亏虚加之脾转输失司,机体形骸失养,故倦怠乏力、少气懒言、纳差;脉沉弱为中气虚气血亏虚之证。综上分析,本案病机为脾胃虚弱,中气虚,营卫气血化源不足,转输失司,使心、清窍、机体形骸失于濡养,为本虚之证,宗"虚则补之"及"治病必求于本"之训,治宜温中补虚、养血升阳,方用补中益气汤合桂枝汤加减。桂枝汤源自《伤寒论》,原方主治外感风寒表虚证,而本案用于温中补虚、调和阴阳、助气血生化之源,方中桂枝配炙甘草辛甘化阳,温补脾胃之阳;白芍配炙甘草酸甘化阴,滋养脾胃之阴;桂枝配白芍一散一收,调补调和阴阳;生姜配大枣亦辛甘化阳,且补益脾胃助化源。五药相伍,使脾胃阴阳俱补,阴阳调和,气血生化有源。在此二方基础上加茯神、五味子养心安神;蔓荆子清利头目;桔梗为舟楫载药上行;天花粉滋阴清热润燥,以防甘燥太过。全方合用,共奏温中补虚、益气升陷、养血养心之功,使脾胃阴阳俱补,气血旺盛,受纳运化转输有权,则心、清窍、形骸得以温煦濡养,则诸症自愈。经二诊四周治疗,临床治愈。

(二) 运用生脉饮、血府逐瘀汤、瓜蒌薤白半夏汤从"虚、瘀、痰"论治心肌炎

心肌炎早期治疗宜在清热解毒中加入透邪解表之类的药物,而湿热毒邪侵犯人体后,耗伤气阴,灼津炼液为痰,血液运行迟缓,日久出现瘀血、热毒、痰等虚实夹杂的证候,故此时要加入益气养阴、活血化痰之品。因此在治疗过程中一直注重虚实的变化和各个时期病变的特点。张琪教授曾用扶正活血化痰法治愈心肌炎一例,方用生脉饮、血府逐瘀汤、瓜蒌薤白半夏汤。生脉饮出自《医学启源·卷下》,其功效为益气生津养阴,为治本之方,在此方基础上加黄芪助补气之功,气充则脉复,气旺则血行。血府逐瘀汤源自《医林改错》上卷,主治胸中血瘀证,其功效为活血化瘀、行气止痛,恰合本案。方中柴胡疏肝解郁、升达清阳;桔梗、枳壳一升一降,宽胸畅达气急;三药合用,理气行滞,气行则血行,同时,还具行气化痰之功;桃仁、红花、赤芍、川芎、怀牛膝活血化瘀,且牛膝引血下行;生地、当归滋阴养血、清热活血,以防瘀久化热;丹参助活血之功。瓜蒌薤白半夏汤出自《金匮要略》,其功效为宣痹通阳、豁痰开结,方中瓜蒌豁痰宽胸下气;薤白宣痹通阳;半夏化痰开结降气。全方合用共奏益气滋阴养血、豁痰开结、宣痹通阳、行气活血止痛之功,使心气阴血得补,心有所养,痰去胸阳得展,气调血畅,则诸证自愈。

病案

张某,女,33岁,干部,哈尔滨人。

心悸、气短、乏力1年,加重5天。平素体质虚弱,于1年前因感冒而出现心悸、气短、乏力。在黑龙江中医药大学附属第一医院诊断为心肌炎,服中药治疗3个月症状消失,但此后遇劳累、感冒即复发,均服中药治疗,于5天前因生气病情复加重,出现心悸、气短、乏力、胸背痛、胸闷。服中药治疗无效,故求诊于张琪教授。

初诊 2011年8月31日。症见心悸,气短,乏力,胸背痛,胸闷。察其表情痛苦,面色无华。诊其舌质淡紫苔薄而干,脉滑数。实验室检查报告为:心率92次/分,心律失常,频发室性期前收缩,ST段轻度下移。此乃久患心病,心气阴两虚,心失所养,鼓动无力,加之郁怒伤肝,肝郁乘脾,脾失运化,痰湿壅滞,血脉瘀阻所致。法当益气养阴、豁痰开结、疏肝行气活血止痛,方拟生脉饮合血府逐瘀汤、瓜蒌薤白半夏汤三方加减治之。

处方 太子参20g 麦冬15g 五味子15g 生地15g 桃仁15g 当归20g 红花15g 枳壳15g 赤芍15g 柴胡15g 川芎15g 桔梗15g 怀牛膝15g 丹参20g 黄芪30g 瓜蒌20g 薤白15g 半夏15g 甘草15g

14剂,水煎服,每日1剂,早晚温服。嘱其节情志、防劳累、感冒。

二诊 2011年9月14日,服用上方2周后,病情明显好转。症见活动后心悸、气短、乏力,有时

轻微胸背痛、胸闷。察其表情愉悦,面色有光泽。诊其舌质淡红有瘀斑苔薄白,脉虚涩。实验室检查报告为:心率 78 次/分,心律失常,偶发室性期前收缩,过早搏动后 T 波改变。据舌脉证,辨证治法同前,效不更方,继用前方 14 剂,水煎服,每日 1 剂,早晚温服。

三诊 2011 年 9 月 28 日,服用上方 2 周后症状皆无,诊其舌质淡红苔薄白,脉缓,实验室检查报告:心电正常,临床治愈。嘱其继服上方 1 周以巩固疗效,注意防劳累、感冒。随访 1 个月,能正常生活工作。

按 本案辨证为心气阴两虚,气滞痰壅血瘀。因久患心病,心气阴两虚,气不能帅血,加之郁怒伤肝,肝郁乘脾,脾失运化,痰湿内生,乘虚壅塞胸中,致胸中气滞血瘀。心气阴两虚,心失所养,故心悸、气短、乏力;胸中气滞痰壅血瘀,不通则痛,故见胸背痛、胸闷;心血亏虚不能上荣于面,故面色无华;舌质淡紫或有瘀斑苔薄而干,脉滑数为气阴两虚,痰浊瘀血之证。综上分析,本案病机为心气阴两虚,心失所养,加之郁怒伤肝,肝郁乘脾,脾失运化,痰湿内生,上壅于胸中,最终致胸中气滞痰壅血瘀,为本虚标实之证,即仲景所言"阳微阴弦"。治宜标本兼顾,立益气养阴、豁痰开结通阳、行气活血止痛之法,方以生脉饮合血府逐瘀汤、瓜蒌薤白半夏汤三方加减。经 4 周治疗,临床治愈。

(三)运用黄连温胆汤、养心汤先后从"痰热、气血虚"论治 Ⅱ 度房室传导阻滞

心肌炎可表现为各种心律失常,无论何种心律失常,皆应从虚实寒热辨证。病程长者以虚证或虚实夹杂证居多,虚证多以气血虚或气阴两虚多见,实证多以痰热瘀阻多见,而临床则多以虚实夹杂并见。张琪教授曾治一例以痰热与气血虚并见之心肌炎而致 Ⅱ 度房室传导阻滞患者,先后用黄连温胆汤、养心汤治疗,取得佳效。温胆汤源自《三因极一病证方论》,其功效为理气化痰、利胆和胃,主治胆郁痰扰证,黄连温胆汤乃在此方基础上加黄连以清热化痰除烦而成。养心汤出自《仁斋直指·卷十一》,主治心虚血少、惊惕不宁,其功效为益气补血、养心安神;方中参、芪补心气;芎、归养心血而活血;二茯、远志、柏子仁、枣仁、五味子宁心安神;桂枝温通心阳,助血运行;半夏豁痰开结,凡多思气结则痰扰,故用半夏除痰。诸药合用,共奏益气养血、补心宁神之功。

病案

王某,男,36 岁,干部,哈尔滨人。

阵发性心前区憋闷疼痛、心悸 2 年,加重 1 个月。于 2 年前因外感而出现阵发心前区憋闷疼痛,伴心悸、气短,在哈医大二院查心电示:Ⅱ 度房室传导阻滞,诊断为心肌炎,静脉滴注抗病毒、营养心肌药(具体用药不详)治疗 1 个月,症状缓解,但此后每遇生气、劳累均发作,未予治疗,1 个月前因生气复出现阵发性心前区憋闷疼痛,伴心悸、气短,心烦不寐,急躁易怒,手颤、乏力,且较前明显加重,服中西药治疗均无效,故求诊于张琪教授。

初诊 2010 年 6 月 9 日。症见阵发性心前区憋闷疼痛,伴心悸、气短,胆怯易惊,心烦不寐,急躁易怒,手颤、乏力,察其表情痛苦,神倦,诊其舌质淡暗苔黄腻,脉沉涩,实验室检察报告为:心电示 Ⅱ 度房室传导阻滞。此乃久患心病,心气阴两虚,复因情志不畅,致肝气郁结,胆失疏泄,气郁生痰,痰郁化热,痰热扰心,阻滞心之血络,心血瘀阻法当清热化痰、理气活血化瘀,佐以益气养心、重镇安神,方拟黄连温胆汤和生脉饮加减治之。

处方 半夏 20g 陈皮 15g 茯苓 15g 竹茹 15g 枳实 15g 黄连 15g 石菖蒲 15g 郁金 15g 柴胡 15g 赤芍 15g 丹参 20g 桃仁 20g 红花 15g 丹皮 15g 太子参 25g 寸冬 15g 五味子 15g 珍珠母 30g 代赭石 30g

14 剂,水煎服,每日 1 剂,早晚温服。嘱其慎起居,节情志,防劳累、感冒。

二诊 2010 年 6 月 23 日,服用上方 2 周后,病情有所好转,症见上述症状均减轻,尤心前区憋闷

疼痛,发作次数明显减少,察其表情正常,诊其舌质淡紫苔薄黄稍腻,脉沉,据舌脉症辨证治法同前,故继守前方。14 剂,水煎服,每日 1 剂,早晚温服。

三诊 2010 年 7 月 7 日,服用上方 2 周后病情好转,无阵发性心前区憋闷疼痛,症见心悸,胸闷,气短,失眠多梦,健忘,头晕,乏力,诊其舌质淡紫苔薄白,脉细,实验室检查报告为:心电示Ⅱ度房室传导阻滞。此乃痰热已去,久病心气血亏虚,心失所养,神无所归,鼓动无力,血行不畅所致,宗"治病必求于本"及"随证思辨"之训,法当益气养血、宁心安神,方拟养心汤加减治之。

处方 黄芪30g 太子参20g 当归20g 川芎15g 茯神20g 茯苓20g 枣仁20g 柏子仁20g 远志15g 五味子15g 半夏15g 桂枝15g 石菖蒲15g 生龙牡各30g 夜交藤30g 神曲15g 生姜15g 大枣5颗 甘草15g

14 剂,水煎服,每日 1 剂,早晚温服。

四诊 2010 年 7 月 21 日,服用上方 2 周后病情明显好转,症见有时心悸、轻微胸闷、气短,多梦易醒、健忘、头晕、乏力均减轻,诊其舌质淡红苔薄白,脉弱,辨证治法同前,效不改方,故继守前方。

21 剂,水煎服,每日 1 剂,早晚温服。

五诊 2010 年 8 月 11 日,服用上方 3 周后,症状皆无,诊其舌质淡红苔薄白,脉缓,实验室检查报告:心电图正常。临床治愈,嘱其停止用药,节情志,防劳累、感冒,随诊。

按 本案为心肌炎出现Ⅱ度房室传导阻滞。初诊、二诊辨证为痰热扰心,心血瘀阻,兼心气阴两虚,因久病心气阴两虚,复由情志不遂,致肝气郁结,胆失疏泄,气郁生痰,痰郁化热,痰热扰心,阻滞心之血络。血瘀气滞,故见心前区憋闷疼痛、气短;心气阴两虚,心失所养,故心悸;胆为清净之府,性喜宁谧而恶烦扰,若胆为痰热所扰,失其宁谧,则胆怯易惊、心烦不寐;肝气郁结,气郁化火,故烦躁易怒;心主血,推动血液运行,心血瘀阻则血行不畅,加之心气阴两虚,不能濡养四肢周身,故手颤、乏力;舌质淡暗苔黄腻、脉沉涩为痰热瘀血之证。综上分析,初诊、二诊病机为久病心气阴两虚,心失所养,复因情志不畅,致肝气郁结,胆失疏泄,气郁生痰,痰郁化热,痰热扰心,阻滞心之血络,同时胆为痰热所扰,为本虚标实之证,心气阴两虚为病之本,痰热、气滞血瘀为病之标。宗"急则治其标"及"祛邪方可安正"之法则,治宜清热化痰、理气活血化瘀为主,佐以益气养心、重镇安神,方用黄连温胆汤和生脉饮加减。自此基础上加柴胡疏肝解郁利胆,清肝胆之郁热;石菖蒲配合郁金豁痰开窍,且石菖蒲具宁心安神之用,郁金具活血平肝之功;加赤芍、丹参、桃仁、红花、丹皮活血化瘀;加珍珠母、代赭石重镇安神。全方共奏清热化痰、疏肝利胆、理气活血化瘀、益气养阴、重镇安神之功,标本兼顾,以治标为主,使痰热得除,气血调畅,气阴得复,心有所养,则诸症自愈,经初诊、二诊治疗病情明显好转。三、四诊辨证为心气血两虚之惊悸,经初诊、二诊治疗邪实已去,表现为久病心气血两虚,心失所养、神失封藏。心气血两虚,心失所养,故心中悸动不安;心藏神,为神明之府,心气血亏虚,神无所主,神气浮越,故易惊、失眠多梦、健忘;心主血脉,推动血液运行,心阳气亏虚,鼓动无力,致血行不畅,气机阻滞,故胸闷、气短;气血亏虚,不能濡养周身,上荣清窍,故头晕、乏力;舌质淡紫苔薄白、脉细为气血亏虚,血行不畅之证。综上分析,三、四诊病机为心气血亏虚,心失所养,神气浮越,心失主血、藏神之功能,为本虚标实之证,以本虚为主。宗"治病必求于本"之训,治宜益气养血活血、宁心安神,方用养心汤加减。在此方基础上加石菖蒲豁痰开窍、宁心安神;生龙牡重镇安神;夜交藤除烦安神,以防神气浮越;神曲、生姜、大枣补脾和胃,助气血生化之源。全方润以滋之、温以补之、酸以收之、香以舒之、豁痰开之,同时健脾和胃助后天气血生化之源,则心有所养,神有所藏,诸症自愈。经四诊治疗,临床治愈。

(四)运用苓桂术甘汤从"痰饮"论治心脏神经官能症

心脏神经官能症是以心血管疾病的有关症状为主要表现的临床综合征,属于功能性神经症的一种。临床表现为心悸,轻微活动即感气短气促、胸闷、气急、胸痛,但心电图、心脏超声检查无器质性心脏病的证据,属祖国医学心悸、痰饮范畴。本病多发生在中、青年,20～50岁较多见,女性多于男性,尤多见于更年期妇女。临床上预后良好,但长期症状严重的患者可明显影响正常生活和工作。对待此类患者西医无治疗方法,中医通过辨证论治常取得良效。张琪教授曾用苓桂术甘汤治愈一例心脏神经官能症,该方出自《金匮要略·痰饮病脉证并治第十二》,主治狭义痰饮、水停心下,方中桂枝配茯苓,温阳化气以行水;白术配甘草益气健脾、培土制水。

病案

王某,女,41岁,干部,哈尔滨人。

心悸、气短半个月。于半个月前因过食生冷而出现心悸、气短、头晕、耳鸣、腰胀痛、手胀、纳差,在黑龙江中医药大学附属第一医院诊断为心脏神经官能症,服中药治疗2周无效,故求诊于张琪教授。

初诊　2010年8月18日。症见心悸,气短,咳嗽,头晕,耳鸣,腰胀痛,手胀,纳差,察其无异常阳性体征,诊其舌质淡红苔白腻略黄,脉弦滑,实验室检查均正常。此乃过食生冷损伤脾阳,脾阳虚,清阳不升,运化失司,水湿内停心下,凌心射肺,同时泛溢腰部及上肢,阻滞血络所致,法当温阳化气行水、祛风除湿、活血通络,方拟苓桂术甘汤加减治之。

处方　茯苓20g　桂枝15g　白术15g　甘草15g　大芄15g　二活(羌活、独活)各15g　木瓜15g　薏苡仁30g　土茯苓30g　萆薢20g　黄柏15g　苍术15g　牛膝15g　寄生20g　桃仁15g　红花15g　地龙15g　穿山龙30g　青风藤30g

14剂,水煎服,每日1剂,早晚温服。嘱其调饮食,节情志,防寒冷、潮湿。

二诊　2010年9月1日,服用上方2周后,症状皆无,诊其舌质淡红苔薄白,脉缓,临床治愈,嘱其停止用药。

按　本案因过食生冷,损伤脾阳所致。脾阳虚,脾失运化,水湿内停心下,水气凌心射肺,故见心悸、气短、咳嗽;脾阳虚,水阻中焦,致清阳不升,清窍失养,故头晕、耳鸣;水湿之邪泛溢腰部及上肢,阻滞血络,故腰胀痛、手胀;纳差、苔白腻略黄、脉弦滑为脾阳虚,水饮内停有化热之趋之证。综上分析,本案病机为脾阳虚运化失司,水湿内停心下,清阳不升,水气凌心射肺,同时泛溢肌肤,阻滞血络,有化热之趋,为本虚标实之证。宗"祛邪方可安正"及"急则治其标"之训,治宜祛邪治标为主,佐以扶正固本、立温阳化气行水、祛风除湿、活血通络之法,方用苓桂术甘汤加减。在此方基础上加大芄、二活、木瓜祛风除湿通络,去除在表之水湿;薏苡仁、土茯苓、萆薢清热利湿,使湿热之邪从小便而去;黄柏、苍术二妙散清热燥湿,且苍术去表里之湿;桃仁、红花、牛膝活血祛瘀,且牛膝配寄生强腰壮骨;地龙、穿山龙、青风藤通络止痛。全方共奏温阳化气行水、祛风除湿、活血通络之功,使水湿之邪从表里、中下二焦而去,脾阳健清阳上升、运化有权,血活络通,则诸症自愈,为标本兼顾以治标为主之法。经2周治疗,临床治愈。

(五) 运用温胆汤、四物汤从"痰、瘀"论治高血压

高血压是最常见的慢性病,也是心脑血管病最主要的危险因素,脑卒中、心肌梗死、心力衰竭及慢性肾病是其主要并发症。未经控制的高血压常表现为头晕头痛,故属祖国医学眩晕、头痛等范畴。肥胖及糖尿病患者本病的发生率较高,此类患者素体肥胖,多痰多湿,痰湿壅盛阻遏,引动肝风,风痰上扰,蒙闭清窍,阻滞血络,痰瘀互结,故治疗时应化痰活血并施。张琪教授曾用温胆汤合四物汤治疗高血压表现为头晕、头痛者,效果较佳。温胆汤源自《三因极一病证方论·卷九》,其功效为理气燥湿化痰、和胃利胆,方中半夏燥湿化痰、降逆止呕;竹茹清热化痰止呕;陈皮、枳实理气燥湿化痰;茯

苓健脾渗湿,以杜绝生痰之源。四物汤出自《仙授理伤续断秘方》,其功效为补血调血。

病案

郭某,男,46 岁,干部,哈尔滨人。

阵发头晕,头痛,恶心 1 年。素体肥胖,于近 1 年出现阵发性头晕目眩,伴头痛、恶心,每次发作持续 3 天左右,在哈医大一院诊断为高血压病、高脂血症,予降压、降脂药配合中药治疗,均无效,且发作逐渐频繁,故求诊于张琪教授。

初诊 2010 年 10 月 27 日。症见阵发头晕目眩,伴头痛、恶心,每月发作 3 ~ 5 次,每次持续 3 天左右,察其血压 150/100mmHg,形体肥胖,诊其舌质紫暗苔白腻略黄,脉沉,实验室检查:血甘油三酯 3.35mmol/L,血尿酸 547mmol/L。此乃素体肥胖,多痰多湿,痰湿壅遏,引动肝风,风痰上扰,蒙闭清窍,阻滞血络所致,法当燥湿化痰息风、活血祛瘀通络,佐补肾填精益髓,方拟温胆汤合四物汤加减治之。

处方 半夏 20g 陈皮 15g 茯苓 20g 甘草 15g 竹茹 15g 枳实 15g 草决明 30g 菊花 25g 当归 20g 生地 20g 赤芍 20g 川芎 15g 丹皮 15g 丹参 20g 桃仁 20g 柴胡 15g 玉竹 20g 何首乌 15g 桑椹子 20g

14 剂,水煎服,每日 1 剂,早晚温服。

二诊 2010 年 11 月 10 日,服用上方 2 周后,病情明显好转,症见近 2 周只发作一次,且症状较轻,持续时间 1 ~ 2 小时,察其血压 140/90mmHg,诊其舌质淡紫苔薄黄稍腻,脉滑,据舌脉症辨证治法同前,故继前方加生山楂 20g 以降脂。21 剂,水煎服,每日 1 剂,早晚温服。

三诊 2010 年 12 月 1 日,服用上方 3 周后,无再发作,症状皆无,察其血压 130/90mmHg,诊其舌质淡红苔薄白,脉缓,实验室检查:血甘油三酯 1.67mmol/L,血尿酸 482mmol/L,临床治愈,嘱其继服药 1 周以巩固疗效,注意忌食肥甘厚味,适当体育锻炼,随诊。

按 本案因素体肥胖,多痰多湿,日久痰湿壅遏,引动肝风,风痰上扰,蒙闭清窍,阻滞血络所致。风痰上扰,蒙闭清窍,故头晕目眩;风痰阻络,脉络不通,故头痛;痰湿中阻,胃失合降,故恶心;舌质紫暗为风痰阻络、瘀血之征;苔白腻略黄为痰湿壅盛有化热之趋;脉沉为痰瘀阻滞血脉,脉沉滞不起所致。综上分析,宗"祛邪方可安正"之训,治宜祛邪除实治其标为主,立燥湿化痰息风、活血祛瘀通络、佐和胃补肾之法;方用温胆汤合四物汤加减。在前方基础上加丹皮、丹参、桃仁助活血祛瘀之功。在此二方基础上加草决明清肝平肝息风、清利头目;菊花疏风清热、清利头目;柴胡疏肝解郁、清泄肝胆之郁热,以防热极生风;玉竹、何首乌、桑椹子补肾填精,以营养脑髓、清窍。全方共奏理气燥湿化痰、清热息风、活血祛瘀通络、和胃补肾之功,使痰湿热邪得去,肝风得熄,瘀血得去,脉络通畅,脑髓得充,清窍得养,胃气得降,则诸症自愈。经初诊、二诊治疗,临床治愈。

三、肝胆系疾病临证治验录

(一)运用中满分消丸从"湿热"论治肝硬化腹水

肝硬化晚期出现大量腹水属祖国医学臌胀、水肿范畴。张琪教授总结多年治疗肝病经验认为,此类患者因久患肝病,肝气郁滞,肝郁乘脾,脾虚运化失司,水湿内停,日久湿郁化热,致脾湿胃热,湿热中阻,影响脾胃气机升降,气滞则水停,故见腹大胀满;脾虚为病之本,湿热中阻,脾胃气机升降失司,气滞水停为病之标,为本虚标实之证,以标实为主。急则治其标,治宜清热除湿、上下分消行气利水为主,佐以温脾益气健脾,张琪教授常用中满分消丸加减治疗。该方源自《兰室秘藏》,原书谓治中满热胀、臌胀、水肿,方中黄芩、黄连苦寒清热除湿;干姜、厚朴、砂仁辛热温脾化湿,同时防芩、连苦寒伤脾,为寒温并用,以清热除湿为主;茯苓、猪苓、泽泻、白术四苓淡渗利水;太子参、白术、云苓、甘草四君益气健脾利湿;半夏、陈皮二陈和胃化湿;姜黄疏肝活血,以防脾虚肝旺;知母滋阴清热,以防热邪伤阴,且不滋腻碍邪。依据《黄帝内经》"中满者泻之于内",本方以辛热散之,以苦寒泻之,以淡渗利之,使上下分消其湿,融泻心、姜朴、四苓、四君、二陈于一炉,用分消法利脾胃之枢机,使湿热得除,升降和调,则腹胀、水肿蠲除,脾气得健。张琪教授用此方治疗辨证为湿热中阻型包括肝硬化腹水在内的各种难治性高度腹水均取得喜人效果。

病案

周某,男,44岁,干部,哈尔滨人。

腹大胀满、全身水肿、尿少1年,加重2个月。患者10年前诊断为乙肝,未予治疗,1年前无明显原因出现腹部膨胀、双下肢水肿,在哈医大二院确诊为肝硬化腹水,予保肝、补蛋白等方法治疗,病情有所缓解,于2个月前加重,出现腹大胀满,眼睑、颜面、双下肢水肿,尿少,中西医结合治疗2个月无效,故求诊于张琪教授。

初诊 2009年5月13日。症见腹大胀满,眼睑、颜面、双下肢水肿,尿少(400～500ml/d),乏力,口干不欲饮,察其腹水征(++)、双下肢水肿(++),诊其舌质淡红体胖大苔黄腻,脉滑数,实验室检查报告为:血浆白蛋白17.1g/L,此乃肝郁乘脾,脾虚失运,水湿内停,郁久化热,湿热中阻,气机升降失司,气滞水停,泛溢肌肤所致,法当健脾清热除湿、行气利水分消,方拟中满分消丸加减治之。

处方 黄芩15g 川连15g 太子参20g 白术20g 云苓50g 甘草15g 干姜15g 砂仁15g 川朴20g 枳实15g 半夏15g 陈皮15g 猪苓20g 泽泻20g 姜黄15g 知母15g 车前子50g 槟榔30g 二丑各20g

28剂,水煎服,每日1剂,早晚温服。嘱其防感冒,卧床。

二诊 2009年6月10日,服用上方4周后,病情明显好转,腹大胀满明显减轻,双下肢轻度水肿,尿量增至2000ml/d,仍乏力,余症无,察其腹水征(+)、双下肢水肿(+),诊其舌质淡红体略大有瘀点苔薄黄,脉滑数,实验室检查报告:血浆白蛋白26.5g/L,此乃脾虚湿热中阻,气机升降失司,气滞水停兼血瘀之证,故前方加黄芪30g、赤芍20g、丹参20g,在原治法基础上助益气活血之功。28剂,水煎服,每日1剂,早晚温服。

三诊 2009年7月8日,服用上方4周后,病情近痊愈,腹大胀满消失,双下肢无水肿,尿量正常,轻微乏力,察其腹水征(±),诊其舌质淡红苔薄黄,脉滑数,实验室检查报告为:血浆白蛋白35.7g/L,B超示少量腹水,辨证治法同前,守二诊方继服14剂。

四诊 2009年7月22日,服上方2周后症状皆无,察其腹水征(-),诊其舌质淡红苔薄白,脉缓,实验室检查报告均正常,临床治愈,嘱其防感冒、劳累,注意饮食,随诊。

按 本案肝硬化腹水病机为脾湿胃热,湿热中阻,影响脾胃气机升降,气滞则水停,故见腹大胀满;水湿内停,泛溢肌肤,故眼睑、颜面、双下肢水肿;湿热下注膀胱,影响膀胱气化功能,故尿少;乏力为脾虚之征;湿热中阻,津不上承,故口干不欲饮;舌体胖大苔黄腻、脉滑数为湿热中阻,脾虚水停之征,综上分析,本案脾虚为病之本,湿热中阻,脾胃气机升降失司,气滞水停为病之标,为本虚标实之证,以标实为主,本着急则治其标原则,治宜清热除湿、上下分消行气利水为主,佐以温脾益气健脾,方用中满分消丸加减治疗。在此方基础上加槟榔,配合川朴、枳实、陈皮行气利水,因水与气同出一源,气行则水行,气滞则水停,故本方中配伍大量行气之品;因本案为高度水肿,故加峻下二丑以加大泻下逐水之功,使水湿从二便而去;车前子清热利水,全方共奏清热除湿、上下分消行气利水、温脾健脾之功。由于辨证、遣方用药准确,故初诊疗效显著。二、三诊在一诊基础上加黄芪、赤芍、丹参以助益气活血之功,黄芪配合太子参、白术、甘草益气健脾扶正,以防二丑有毒峻下伤正;《血证论》云"血与水本不相离,病血者未尝不病水,病水者未尝不瘀血",故加赤芍、丹参活血利水,以防水停致瘀。经初、二、三诊治疗,临床治愈。

病案

姜某,女,56岁。

该患于1年前自觉无明显诱因而出现腹部胀大,双下肢浮肿,遂到北京301医院就诊,化验:血抗着丝点抗体(+),抗核抗体(+),IgG 24.2g/L(7~16g/L),IgA 12.3g/L(0.7~4g/L),IgM 5.52g/L(0.4~2.3g/L),Hb 10.4g/L,诊断为胆汁淤滞性肝硬化,予阿拓莫兰(谷胱甘肽)、甘利欣、白蛋白等治疗,具体用良不详,病情有所缓解出院。于1个月前病情加重,除上述症状外,出现目黄、身黄、尿黄、尿少,遂到哈医大二院就诊,查ALT 84U/L,AST 138U/L,予激素、白蛋白、利尿剂治疗,具体体量不详,病情有所缓解,但停激素后复发加重,故求诊于张琪教授。

初诊 2009年4月29日。腹部胀大如鼓,双下肢水肿,乏力,目黄,身黄,尿黄,尿少,大便10~20次/日,实验室检查:腹水征(+),双下肢水肿(++),面色黄无泽。舌质红绛无苔而干,脉弦细。中医辨证为臌胀(湿热内蕴)。西医诊断为胆汁淤积性肝硬化。治法当清热解毒、益气健脾利湿活血。方用中满分消丸加减治疗。

处方 川连10g 黄芩10g 太子参15g 白术20g 茯苓30g 猪苓20g 泽泻15g 川朴15g 枳实15g 陈皮15g 姜黄15g 桃仁15g 双花30g 大青叶15g 茵陈20g 栀子15g 干姜15g 知母15g 丹皮15g 甘草15g 砂仁10g

按 该患大量腹水日久,湿郁化热,湿热中阻,气机不畅,腹胀湿热内蕴,熏蒸肝胆,胆汁外溢,故目黄、身黄、尿黄;湿邪下注膀胱,膀胱气化不利,故双下肢水肿、尿少;湿热困脾,脾失运化,脾失统摄,加之湿热下注大肠,大肠失约,故大便次数多;湿热中阻,脾胃气滞,受纳腐熟运化功能失常,气血化源不足,故乏力、面色无泽;湿热日久,酿成热毒,热毒伤胃阴入血分,故舌质红绛而干、脉细。综上所述,该患总病机为脾湿胃热,湿热中阻,湿热为本,由其导致的脾虚、热毒、血瘀、阴虚为标。故治宜清热解毒、益气健脾利湿、活血滋阴凉血,标本兼顾,方用中满分消丸加减。在此方基础上加双花、大青叶、栀子、茵陈意在清热解毒、利湿退黄,使湿热毒从小便而去,给邪以出路;湿邪停留日久必致血瘀,故加桃仁配合原方姜黄活血化瘀,同时姜黄还有疏肝之功,以防脾虚肝旺;丹皮配合原方知母滋阴清热凉血,以清血分之热;未加甘润麦冬石斛以防滋腻敛湿,此方配伍严谨,切中病机。

(二)运用温胆汤、甘露消毒丹从"湿热"论治胆管炎

胆道炎症以胆管炎症为主者称胆管炎,多是在胆汁瘀积的基础上继发细菌感染。细菌可经淋巴道或血道到达胆道,也可从肠道经十二指肠乳头逆行进入胆道。可分为急性和慢性两种类型。临床常表现为中上腹不适、胀痛,或呈绞痛发作,进食油腻食物后可加重上腹疼痛,很少有发热和黄疸,腹部体征不明显,可仅有上腹轻压痛,胆囊不肿大。如发生急性发作,则出现腹痛、寒战高热和黄疸等三联征。除有急性胆管炎的Charcot三联征(腹痛、寒战高热、黄疸)外,还有休克、神经中枢系统受抑制表现,称为Reynolds五联征。胆管炎为现代医学消化系统疑难病,属祖国医学黄疸范畴。黄疸的辨证,主要分清阳黄和阴黄。阳黄,病程较短,黄色鲜明,属于热证、实证;阴黄,病程较长,黄色晦暗,属于虚证、寒证。阳黄和阴黄在一定条件下可互相转化。阳黄失于治疗,迁延日久,脾阳不振,湿从寒化,可转为阴黄。阴黄由于重感外邪,湿热内蒸,胆汁外泄,熏于肌肤,可变为阳黄。而后者的阳黄与前者不同,是虚中挟实,病情比较复杂。《金匮要略》说"黄家所得,从湿得之",因此,治疗本证

要从"湿"字着眼。

《金匮要略》又云:"脾色必黄,瘀热以行。"对于阳黄的治疗,若属湿热内蕴者,应清利湿热。张琪教授曾用温胆汤合甘露消毒丹治疗胆管炎出现湿热黄疸一例。温胆汤出自《三因极一病证方论·卷九》,方中半夏苦温燥湿、和胃降逆;陈皮、枳实行气化湿并助血运行;茯苓淡渗利湿;竹茹清热止恶。诸药合用,使湿邪从中下二焦分消而去,并能清热理气和胃。甘露消毒丹源自《温热经纬·卷五》:"此治湿温时疫之主方也……。"方中茵陈清热利湿退黄,使湿热之邪从小便而去;黄连代黄芩苦寒清热解毒燥湿;石菖蒲芳香去上焦之湿;白蔻行气化中焦之湿,且悦肝和中;四药合用,使湿热之邪从上中下三焦而去。二方合用,上中下三焦分消走泄而去其湿,并清暑热,并有健脾理气和胃止恶之功。

病案

韩某,男,23 岁,学生,齐齐哈尔人。

反复目黄、身黄、溲黄 8 年,加重 20 天。平素食少纳差,形体消瘦,于 8 年前自觉无明显原因而目黄、身黄、溲黄,在齐齐哈尔市医院行 CT、彩超检查,诊断为胆管炎,静脉滴注抗生素及服中药治疗 1 个月黄退,但此后经常反复发作,均予抗生素及服中药治疗,于 20 天前因感冒加重,出现目黄、身黄、溲黄、纳差、恶心、便溏,仍用上方治疗无效,且逐渐加重,故求诊于张琪教授。

初诊 2011 年 7 月 27 日。症见目黄、身黄、溲黄、纳差、恶心、便溏(2 次/日)、疲乏无力,察其巩膜黄染(+)、面黄、身黄、黄色鲜明,形体消瘦,诊其舌质淡红苔黄腻,脉滑数,实验室检查报告为:血总胆红素 85.4mmol/L,彩超示:胆管显示不清,胆囊增大。此乃素体脾虚,感受暑湿之邪,湿热蕴蒸,行气活血化瘀,佐益气健脾和胃,方拟温胆汤合甘露消毒丹加减治之。

处方 半夏20g 陈皮15g 云苓20g 甘草15g 竹茹15g 枳实15g 茵陈20g 川连10g 石菖蒲15g 白蔻15g 焦栀子10g 紫苏15g 生姜15g 郁金10g 赤芍20g 丹参20g 桃仁20g 葛根15g 太子参20g 白术15g

14 剂,水煎服,每日 1 剂,早晚温服。嘱其调节饮食,节情志,防劳累、感冒。

二诊 2011 年 8 月 10 日,服用上方 2 周后,病情明显好转,症见轻微目黄、身黄、溲黄,有时恶心、纳差,大便略稀(1 次/日),活动后乏力,察其巩膜黄染(±)颜面、皮肤微黄,诊其舌质淡红苔黄略腻,脉滑,检阅实验室报告为:血总胆红素 52.6mmol/L,胆红素 28.5mmol/L,彩超示:胆管壁增厚,胆囊壁毛刺,据舌脉症,辨证治法同前,效不改方,故继守前方。14 剂,水煎服,每日 1 剂,早晚温服。

三诊 2011 年 8 月 24 日,服用上方 2 周后,黄退,症状皆无,察其无黄染,形体略胖,诊其舌质淡红苔薄白,脉缓,实验室检查报告为:化验、彩超均正常,临床治愈,嘱其停止用药,注意调节饮食,防劳累、感冒,随诊。

按 本案辨证为湿热黄疸;平素食少纳差脾虚,时值盛夏雨季,感受暑湿之邪,湿热困脾,陷于血分,熏蒸于肝胆,胆汁随脾转输溢于肌肤,故见目黄、身热;湿热下注于膀胱,故尿黄;湿热中阻,气机不畅,脾胃升降失常,故纳差、恶心、便溏;脾虚脾失运化,气血化源不足,形骸失养,故疲乏无力、消瘦;苔黄腻、脉滑数为湿热之证。综上分析,本案病机为素体脾虚,感受暑湿之邪,湿热蕴脾,陷于血分,熏蒸肝胆,胆汁随脾转输外溢于肌肤,同时湿热下注、中阻,脾胃升降失常,运化失司,气血化源不足,为本虚标实之证,以标实为主。宗"急则治其标"及"祛邪方可安正"之训,结合仲景"然黄家所得从湿得之"、"脾色必黄,瘀热以行","诸病黄家,但当利其小便"病机及治法论述,治宜清热利湿退黄、行气活血化瘀治标为主,佐益气健脾和胃治本,其关键在祛湿,方用温胆汤合甘露消毒丹加减。在此二方基础上,加焦栀子清泻三焦而通利水道,使湿热从小便而去;紫苏降气和胃止恶;生姜通阳而散水湿,和胃降逆止恶;郁金、赤芍、丹参、桃仁活血化瘀,针对仲景之"瘀热以行"病机具体治法,说明湿热只有陷于血分才能发黄,故用活血化瘀法以治标;葛根清热解毒、升阳止泻;太子参、白术益气健脾除湿,为治标之法。全方合用,共奏清热利湿退黄、行气活血化瘀、益气健脾和胃之功,使湿热之邪从上中下三焦分消而去,并清除血中瘀热,同时脾健胃和受纳、运化、升降有权,则诸证自愈。经四周治疗,临床治愈。

(三) 运用茵陈蒿汤、逍遥散、益气活血汤从"湿热、肝郁、血瘀"论治胆汁淤积性肝病之黄疸

胆汁淤积性黄疸常见于自身免疫性肝炎(淤胆型)、原发性胆汁性肝硬化、原发性硬化性胆管炎、药物性肝炎和病毒性淤胆型肝炎。胆汁淤积性肝病系多种病因引起的胆汁流出障碍,可引起血清碱性磷酸酶和γ-谷氨酰转肽酶显著升高,胆红素、血清铜、血浆铜蓝蛋白不同程度的升高,伴有轻度或无转氨酶异常。胆汁淤积性肝病所致黄疸的主要特点是患者巩膜深黄色、皮肤瘙痒、小便如浓茶色、大便色浅甚至如白陶土色,急性者有肝大,慢性者兼有脾大。本病为现代医学疑难病,属祖国医学黄疸范畴。张琪教授曾运用清热利湿退黄、疏肝养肝、益气健脾、活血化瘀法治愈一例自身免疫性肝病引起之胆汁淤积性黄疸,方用茵陈蒿汤、逍遥散、益气活血汤合治。茵陈蒿汤出自《伤寒论·辨阳明病脉证并治》,主治湿热黄疸,恰合本案,方中茵陈清热利湿退黄;焦栀子清泻三焦、通利水道,助茵陈引湿热之邪从小便而去;大黄泻热通便、去瘀生新,导瘀热从大便而去。三药合用,湿热瘀俱去。逍遥散源自《太平惠民和剂局方》,其功效为疏肝解郁,养血健脾,主治肝郁血虚脾弱证,与本案相同,方中柴胡疏肝解郁,清肝胆之郁热;当归、白芍滋阴养血,养肝体而助肝用;白术、云苓健脾渗湿。益气活血汤为张琪教授根据气血学说自创方,主治气虚血瘀证,由黄芪、太子参、赤芍、丹参、桃仁、红花、丹皮、郁金组成,且方中郁金有清肝平肝之功。

病案

朱某,女,51 岁,干部,哈尔滨人。

目黄、身黄、溲黄 2 个半月。平素好生气,于今年 10 月 20 日无明显原因出现目黄、身黄、溲黄,伴右胁肋疼痛,身痒,纳差,乏力,遂到哈医大一院就诊,诊断为胆汁淤积性肝病(自身免疫性肝病),静脉滴注思美肽、百能(余用药不详),住院治疗至今,黄略退,但效果不甚显著,故求诊于张琪教授。

初诊 2011 年 1 月 5 日。症见目黄、身黄、溲黄,右胁肋胀痛,纳差,乏力,察其巩膜黄染(+),全身黄染,诊其舌质红苔黄腻,脉滑数,检阅实验室报告为:血总胆红素 180.7mmol/L,彩超示:胆囊炎、胆结石,胆汁淤积。此乃情志不畅,肝气郁结,肝郁乘脾,脾失运化,水湿内停,湿邪郁久化热,酿成湿热,湿热蕴结血络,熏蒸肝胆,泛溢肌肤所致,法当清热利湿退黄、疏肝养肝、益气健脾、活血化瘀,方拟茵陈蒿汤合逍遥散、益气活血汤三方加减治之。

处方 茵陈20g 焦栀子10g 大黄7g 柴胡15g 当归20g 白芍20g 云苓20g 白术20g 黄芪30g 太子参20g 赤芍15g 丹参20g 桃仁15g 红花15g 丹皮15g 郁金10g 枳壳15g 蒲公英30g 板蓝根20g 玉竹20g 何首乌20g 甘草15g

14 剂,水煎服,每日 1 剂,早晚温服。嘱其慎起居,节情志,调节饮食,防劳累。

二诊 2011 年 1 月 19 日,服用上方 2 周后,病情明显好转,症见目轻微黄,尿微黄,有时右肋下胀痛,饮食尚可,轻微乏力,察其巩膜黄染(±),全身无黄染,诊其舌质淡红苔薄黄而干,脉滑,实验室检查报告为:血总胆红素 50mmol/L,据舌脉证,辨证治法同前,因舌干,说明瘀血日久,瘀而化热,故前方加大青叶15g,虎杖20g 以助清热之功。21 剂,水煎服,每日 1 剂,早晚温服。

三诊 2011 年 2 月 9 日,服用上方 3 周后,症状皆无,察其巩膜无黄染,诊其舌质淡红苔薄白,脉缓,实验室检查报告为:血清总胆红素 15mmol/L,彩超示胆囊小结石,临床治愈。嘱其停止用药,节

情志,防劳累,随诊1个月身体状况良好。

按 本案辨证为湿热黄疸(阳黄)。因平素情志不畅,致肝气郁结,肝郁乘脾,脾失运化,水湿内停,湿邪郁久化热,酿成湿热,湿热蕴阻血络,熏蒸肝胆,泛溢肌肤,故见目黄、身黄;湿热下注膀胱,故尿黄;肝经布两胁,肝郁则胁肋胀痛;脾虚脾失运化,气血化源不足,故纳差、乏力;舌质红苔黄腻、脉滑数为湿热蕴阻血络之征。综上分析,本案病机为情志不畅,肝气郁结,肝郁乘脾,脾失运化,水湿内停,湿邪郁久化热,湿热蕴阻血络,熏蒸肝胆,泛溢肌肤,下注膀胱,正如《金匮要略·黄疸病脉证并治第十五》所言,"然黄家所得,从湿得之"及"脾色必黄,瘀热以行",为本虚标实之证,以标实为主,故治以祛邪为主,佐以扶正,立清热解毒利湿退黄、疏肝理气活血化瘀,佐以养血益气健脾之法,方用茵陈蒿汤合逍遥散、益气活血汤三方加减。在三方基础上加枳壳疏肝行气,使气行则血行;蒲公英、板蓝根清热解毒;玉竹、何首乌滋阴养血;全方合用,共奏清热解毒、利湿退黄、疏肝养肝、益气健脾、活血化瘀之功,使湿热瘀并除,肝气得疏,气调血畅,肝体得养,脾气得健,则诸症自愈。二诊在初诊方基础上加大青叶、虎杖以助清热解毒、清除瘀热之功。经五周治疗,临床治愈。

(四) 运用茵陈五苓散加减从"湿热"论治肝内梗阻性黄疸

黄疸是一种由于血清中胆红素升高致使皮肤、黏膜和巩膜发黄的症状和体征。发现黄疸首先应区别肝细胞性黄疸、胆汁淤积性黄疸、先天性黄疸、溶血性黄疸。胆汁淤积时还必须鉴别由肝内或肝外胆道阻塞引起的黄疸,这种黄疸称为阻塞性黄疸。张琪教授曾运用茵陈五苓散加行气活血药加减治疗一例肝癌所引起肝内梗阻性黄疸,效果较佳。该方源自《金匮要略》,主治湿热黄疸,其功效为清热利湿退黄。

病案

霍某,女,59岁。

该患者有乙肝(小三阳)病史25年,平素急躁易怒,于5个月前无明显原因出现目黄、身黄、尿黄,黄色鲜明,伴腹胀大、尿少,在上海长远医院诊断为肝内梗阻性黄疸(肝癌),未予系统治疗,症状逐渐加重,求诊于张琪教授。

初诊 2010年8月4日。目黄,身黄,尿黄,黄色鲜明,尿少(400~500ml/d),腹部胀大如鼓,大便不畅,舌质红少苔,脉弦细,查体:腹水征(3+),彩超、CT示肝门占位、肝内胆管阻塞、大量腹水、脾大。中医辨证为黄疸(阳黄,湿热黄疸)。西医诊断为肝癌、肝内梗阻性黄疸。治法当清热利湿退黄、行气除满、活血消癥。方用茵陈五苓散加减。

处方 茵陈20g 茯苓50g 猪苓20g 泽泻30g 白术15g 桂枝15g 车前子50g 黄连15g 黄芩15g 草果仁15g 川朴20g 枳实20g 槟榔20g 二丑各20g 香附15g 桃仁15g 丹参15g 三棱15g 莪术15g 姜黄15g 鸡内金15g 鳖甲20g 甘草15g

服上药14剂后,黄疸退,腹水大消,继以健脾疏肝、活血行气、清热利湿调治2个月,病情稳定。

按 本案肝内梗阻性黄疸(肝癌)为现代医学不治之症,属祖国医学黄疸、积聚、臌胀范畴,因平素急躁烦怒,致肝气郁结,肝郁乘脾,脾虚运化失司,水失内停,湿邪郁久化热,酿成湿热,湿热蕴脾,陷于血分,熏蒸肝胆,泛溢肌肤,故见身黄、目黄;湿热下注膀胱,膀胱气化不利,故尿少、色黄;湿热蕴阻中焦,阻碍气机,故腹部胀大如鼓、大便不畅;肝郁则血滞,加之湿热蕴阻血络,加重肝经气血瘀滞,瘀久成积块;舌质红少苔、脉弦细为肝气郁结,日久肝阴血虚之证,综上分析,本案病机为肝郁乘脾,脾虚脾失运化,水失内停,郁久化热,湿热蕴脾,陷于血分,熏蒸肝胆,泛溢肌肤,正如《金匮要略·黄疸病脉证并治第十五》所言:"然黄家所得,从湿得之。""脾色必黄,瘀热以行",为本虚标实之证,以标实为主，宗"急则治其标"及"祛邪方可安正"之则，治宜清热利湿退黄、行气除满、活血消癥，方用茵陈五苓散加减，在此方基础上，加车前子清热利湿，黄芩、黄连苦寒燥湿；草果仁辛温燥湿，防芩、连寒性太过伤正；川朴、枳实、香附、槟榔行气除满，气行则水行、血行；二丑通利二便，使湿热之邪从二便而去；丹参、桃仁、三棱、莪术、姜黄活血祛瘀消癥；鸡内金、鳖甲软坚散结，同时内金助运行，鳖甲滋养肝阴。诸药合用，共奏清热利湿退黄、行气除满、活血消癥之功，使湿热去，气行血畅。

（五）运用逍遥散、四君子汤从"肝郁、脾虚"论治自身免疫性肝硬化

肝硬化是临床常见的慢性进行性肝病，由一种或多种病因长期或反复作用形成的弥漫性肝损害。早期由于肝脏代偿功能较强可无明显症状，后期则以肝功能损害和门脉高压为主要表现，并有多系统受累，晚期常出现上消化道出血、肝性脑病、继发感染、脾功能亢进、腹水、癌变等并发症。按病因分类可分为病毒性肝炎肝硬化、酒精性肝硬化、代谢性肝硬化、自身免疫性肝硬化、胆汁淤积性肝硬化等。自身免疫性肝病是以肝脏为相对特异性免疫病理损伤器官的一类自身免疫性疾病，主要包括：自身免疫性肝炎、原发性胆汁性肝硬化和原发性硬化性胆管炎以及这三种疾病中任何二者之间的重叠综合征，常同时合并肝外免疫性疾病。其诊断主要依据特异性生化异常，自身抗体及干组织特征。自身免疫性肝病所引起的自身免疫性肝硬化为现代医学疑难病，临床表现乏力、胁痛、黄疸、纳差、腹胀等，为属祖国医学胁痛、腹胀、黄疸等范畴。本病病位在肝，肝性喜条达而恶抑郁，为藏血之脏，体阴而用阳，若平素急躁易怒，或情志不畅，肝木失于条达，则肝体失于柔和，致肝郁血虚；肝经布两胁，肝气郁滞，则诸症丛生。《金匮要略·脏腑经络先后病脉证》曰："见肝之病，知肝传脾，当先实脾。"又云："实脾则肝自愈，此治肝补脾之要妙也。"张琪教授曾运用逍遥散合四君子汤治疗本病一例。逍遥散源自《太平惠民和剂局方·卷三》"营卫气虚，脏腑怯弱，心腹胀满，全不思食，……大宜服之"，其功效为益气健脾，助气血生化之源；四君子汤是从《伤寒论》中的"理中丸"脱胎，把原方中秉性燥烈的干姜去掉，换成了性质平和的茯苓，由驱除大寒变成温补中气。方中只人参、白术、茯苓、甘草四味，不热不燥，适度施力，从"君子致中和"之意。该方为治疗脾胃气虚证的基础方，后世众多补脾益气方剂多从此方衍化而来。

病案

陈某，女，67岁。

该患者平素烦躁易怒，于2007年12月出现右胁肋胀痛，腹胀，纳差，遂到哈医大二院就诊，诊断为自身免疫性肝硬化，予降酶保肝治疗，后服优思弗（熊去氧胆酸胶囊）及中药治疗，但效果不明显，且逐渐加重，故求诊于张琪教授。

初诊 2010年9月8日。右胁肋胀痛，腹胀，纳差，乏力，舌质红无苔而干，脉沉弱，查体：面色萎黄无华，彩超示：肝硬化，脾大，少量腹水，化验血：ALT 79mmol/L，AST 124mmol/L，血浆白蛋白32.5g/L，血红蛋白90g/L。中医辨证为胁痛（肝郁血虚脾虚）。西医诊断为自身免疫性肝硬化。治当疏肝养血益气健脾，佐行气活血通络。方用逍遥散合四君子汤加减。

处方 柴胡15g 白芍20g 当归15g 茯苓15g 白术20g 太子参15g 黄芪20g 炙鳖甲15g 鸡内金10g 枳壳10g 川朴15g 砂仁10g 陈皮10g 丹参15g 仙灵脾10g 甘草15g

按 本案西医诊断为自身免疫性肝硬化，主症为胁痛，故属于祖国医学"胁痛"范畴。肝性喜条达而恶抑郁，为藏血之脏，体阴而用阳，平素急躁易怒，情志不畅，肝木失于条达，则肝体失于柔和，致肝郁血虚；肝经布两胁，肝气郁滞，故右胁肋胀痛；肝郁乘脾，致脾虚脾失运化，故腹胀、纳差；脾为营卫气血生化之源，脾虚气血化源不足，致气血亏虚，故见面色萎黄、乏力、脉沉弱；脾失运化，水湿内停，故见腹水、气滞则血瘀，故见肝硬化、脾大；舌质红无苔而干为肝阴血虚之证。综上分析，本案病

机为情志不畅,致肝气郁结,肝阴血虚,脾虚脾失运化,气滞血瘀,为本虚标实之证,治宜标本兼顾、疏肝解郁、滋阴养血、益气健脾、行气活血软坚散结,方用逍遥散合四君子汤加减。在此二方基础上加黄芪助益气健脾之功;炙鳖甲滋养肝阴、软坚散结;鸡内金消食导滞、软坚散结;枳壳、川朴、陈皮、砂仁行气健脾除胀;丹参活血化瘀;仙灵脾温补肾阳以防土虚克水;全方共奏疏肝解郁、滋阴养血、益气健脾、行气活血祛瘀、软坚散结之功,使肝气得疏,气血畅通,肝血旺,脾健,气血旺盛,则诸证自愈。

(六) 运用越鞠丸、枳术汤、二陈汤从"气郁、血瘀、痰湿"论治顽固性胆囊炎

胆囊炎是细菌性感染或化学性刺激(胆汁成分改变)引起的胆囊炎性病变。多见于 35~55 岁的中年人,女性发病较男性多,尤多见于肥胖且多次妊娠的妇女。本病可分为急性和慢性两种。急性胆囊炎常由于胆囊小结石阻塞胆囊管所致,也可以是慢性胆囊炎的急性发作。慢性胆囊炎指胆囊的慢性炎症,常由急性胆囊炎发展而来,或起病即是慢性过程,其最常见的病因是胆囊结石。慢性胆囊炎的临床表现多不典型,亦不明显。平素常见右上腹部隐痛、腹胀、嗳气、恶心和厌食油腻食物等消化不良症状,有些患者则感右肩胛下、右季肋或右腰等处隐痛,在站立、运动及冷水浴后更为明显。患者右上腹肋缘下有轻度压痛,或压之有不适感。B 超检查可见胆囊壁毛糙或增大,排空功能障碍。胆囊炎最常见症状为右胁部疼痛,故属祖国医学胁痛范畴。本病为反复发作性疾病,临床许多胆囊炎缠绵难愈者,病程较长,往往病机复杂,非一方一法所能治愈。张琪教授曾运用多方复治法治愈一例顽固性胆囊炎患者,方用越鞠丸合枳术汤、二陈汤三方加减。越鞠丸源自《丹溪心法·卷三》,"越鞠丸,解诸郁,又名芎术丸",方中香附辛香入肝、行气解郁;川芎活血理肝,为血中之气药;苍术燥湿运脾;焦栀子清热泻火;神曲消食导滞;五药合用行气解六郁。枳术汤出自《金匮要略·水气病脉证并治第十四》,"心下坚,大如盘,边如旋盘,枳术汤主之",主治脾虚气滞,水湿内停,为消法代表方。二陈汤源自《太平惠民和剂局方·卷四》,"治痰饮为患,……",其功效为燥湿化痰,理气和中。三方合用共奏疏肝清肝、行气活血、健脾和胃、燥湿化痰之功。

病案

周某,女,53 岁,干部,哈尔滨人。

胸胁胀痛伴腹胀 1 年,加重 1 个月。平素急躁易怒,于 1 年前出现胸胁胀痛,以右胁肋为主,伴背痛、腹胀、纳差、大便不畅,在哈医大一院诊断为胆囊炎,间断服中药汤剂及成药治疗,但效果不显,且于近 1 个月加重,又出现痰多、出汗,故求诊于张琪教授。

初诊 2010 年 10 月 13 日。症见胸胁胀痛,以右胁肋为主,伴背痛、腹胀、纳差、大便不畅、痰多、出汗,察其表情痛苦,诊其舌质淡红苔薄黄滑润,脉弦滑,实验室检查报告为:B 超示胆囊炎,中医诊断为胁痛(肝脾失调,气滞血瘀,痰热兼有食滞)。此乃情志不遂,致肝气郁结,气滞血瘀,郁久化火,同时肝郁乘脾犯胃,脾胃气滞,受纳腐熟运化失常,水湿内停,湿聚成痰,形成"气、血、痰、火、湿、食"六郁之证所致;法当疏肝健脾、行气活血、燥湿化痰,方拟越鞠丸合枳术汤、二陈汤三方加减治之。

处方 香附 20g 川芎 15g 苍术 15g 焦栀子 10g 神曲 15g 枳实 15g 白术 25g 云苓 20g 半夏 15g 陈皮 15g 柴胡 20g 青皮 15g 木香 15g 川朴 20g 槟榔 20g 姜黄 15g 砂仁 15g 甘草 15g

14 剂,水煎服,每日 1 剂,早晚温服。嘱其节情志,调节饮食。

二诊 2010 年 10 月 27 日,服用上方 2 周后,病情明显好转,症见有时轻微右胁肋胀痛,向背部放散,伴轻微腹胀,饮食尚可,大便正常,有时急躁易怒,察其表情正常,诊其舌质淡红苔薄黄,脉滑,据舌脉症,辨证治法同前,故继前方加当归 15g、白芍 15g 以滋阴养血,养肝体而助肝用。14 剂,水煎服,每日 1 剂,早晚温服。

三诊 2010年11月10日,服用上方2周后,症状皆无,诊其舌质淡红苔薄白,脉缓。彩超示:胆囊正常,临床治愈。嘱其节情志,调节饮食,防劳累,随诊。

按 本案属祖国医学"胁痛"范畴。辨证为肝脾失调,气滞血瘀痰湿火之六郁证。因肝性喜条达而恶抑郁,平素急躁易怒,致肝气郁结,气滞则血瘀,又肝经布两胁,循于胸中,与督脉会于巅,督脉行于背,肝经气滞血瘀,故见胸胁胀痛(以右胁肋为著)、背痛;肝郁乘脾犯胃,使脾胃受纳腐熟运化功能失常,致脾胃气滞,故腹胀、纳差、大便不畅;脾失运化,水湿内停,湿聚成痰,故痰多;气血郁久化火,火热之邪迫津外泄,故出汗;苔薄黄滑润、脉弦滑为肝气郁结,痰湿火之征。综上分析,本案病机为肝气郁结,气滞血瘀,郁久化火,同时肝郁乘脾犯胃,脾胃气滞,运化失司,水湿内停,湿聚成痰,形成"气、血、痰、火、湿、食"六郁之证,以气郁为主,为本虚标实之证,以标实为主,故治宜祛邪治标为主,佐以扶正,立疏肝健脾、行气活血、燥湿化痰之法,方用越鞠丸合枳术汤、二陈汤三方加减。在此三方基础上,加柴胡疏肝利胆,清肝胆之郁热;青皮疏肝行气;木香、川朴、槟榔行气除满、通调大便;姜黄活血理肝平肝;砂仁温中行气除湿。全方共奏疏肝健脾、行气活血化瘀、燥湿化痰、泻火之功,六郁皆治,以气郁为主,佐以健脾和胃治本。二诊在初诊方基础上加当归、白芍,以滋阴养血柔肝,养肝体而助肝用。经4周治疗,临床治愈。

(七) 运用六味地黄汤加减从"肾虚"论治高脂血症

高脂血症是当今社会常见病、多发疾病之一,是多因素综合作用下形成的慢性病,其最重要的也是最直接的损害,是加速全身动脉粥样硬化。痰湿既是代谢产物,又是致病因素,在高脂血症的发病全过程中起着重要的作用。中医认为该病属于中医学"痰证"、"湿证"范畴。湿邪的发生常与肺脾肾三脏相关,盖水为至阴,故其本在肾,肾主气化水液,若肾阴阳不足,肾失气化,以致湿浊、水气内停而致病,发为"水肿"、"痰证"、"湿证"。治疗当以补肾为主、化湿利水为辅。张琪教授曾用六味地黄丸加利湿活血药治疗高脂血症取得佳效。该方出自《小儿药证直诀》,方中熟地、山萸、山药滋补肾阴、填精益髓,为阴中求阳,治本之法;茯苓、泽泻淡渗利水,正如叶天士所言"通阳不在温,而在利小便";丹皮清热凉血活血,以防肾虚火旺。六药三补三泻,即补肾以助气化,又利水,标本兼顾。

病案

邓某,男,35岁,干部,哈尔滨人。

眼睑、双下肢水肿6个月。平素房事过多,于近6个月出现眼睑、双下肢水肿,伴身体沉胀、腰酸,血甘油三酯10.5mmol/L,在哈医大一院诊断为高脂血症,予降脂药及中药配合治疗,甘油三酯降至8.1mmol/L,但症状无改善,故求诊于张琪教授。

初诊 2010年12月1日。症见眼睑、双下肢轻度水肿,身体沉胀,腰酸,察其形体略胖,眼睑水肿(±),诊其舌质淡紫体胖大苔白腻,脉滑,实验室检查:血甘油三酯8.1mmol/L,此乃房劳伤肾,肾虚肾失气化,开合失司,致水液内停,泛溢肌肤,蕴阻血络所致,法当补肾化气行水、活血化瘀,方拟六味地黄汤加减治之。

处方 熟地20g 山萸20g 山药20g 云苓20g 丹皮15g 泽泻15g 枸杞20g 女贞子20g 菟丝子20g 赤芍20g 丹参20g 桃仁15g 红花15g 草决明30g 玉竹20g 何首乌20g 山楂15g 甘草15g

21剂,水煎服,每日1剂,早晚温服。嘱其慎起居,节房室,忌食肥甘厚味。

二诊 2010年12月22日,服用上方3周后,病情明显好转,症见身体轻微沉胀,活动后腰酸,察其无水肿,诊其舌质淡红有瘀斑苔白稍腻,脉缓,实验室检查:血甘油三酯4.9mmol/L,据舌脉症,辨证治法同前,效不改方,故继守前方。21剂,水煎服,每日1剂,早晚温服。

三诊　2010年1月12日,服用上方3周后,症状皆无,诊其舌质淡红苔薄白,脉缓,实验室检查报告为:血甘油三酯1.67mmol/L,临床治愈,嘱其继服上方1周以巩固疗效,同时注意调节饮食,适当运动锻炼,随诊。

按　本案辨证为肾虚气化开合失司,瘀血内停。因肾为水火之脏,主气化,司开合,房劳伤肾致肾虚,肾虚则膀胱气化失司,开门不利,水液内停,泛溢肌肤,故见眼睑、双下肢水肿;湿性黏滞重浊,故见身体沉胀,腰酸为肾虚之证;舌质淡紫体胖大苔白腻、脉滑为水液内停、蕴阻血络之征。综上分析,本案病机为肾虚气化、开合失司,水液内停,泛溢肌肤,蕴组络致血瘀,为本虚标实之证,治宜标本兼顾,补肾化气行水、活血祛瘀,方用六味地黄汤加减。在此方基础上加枸杞、女贞子滋养肾阴,菟丝子温补肾阳,三药阴阳俱补,但本方以滋养肾阴为主,正如张景岳所言"善补阴者,于阴中求阳,阳得阴助则化生无穷";《血证论》云:"血与水本不相离,病血者未尝不病水,病水者未尝不病血",本案虽仅有舌质淡紫瘀血表现,但仍在方中加赤芍、丹参、桃仁、红花大量活血祛瘀之品,一则祛瘀,二则以助水运行,现代医学研究证实,活血化瘀药具降低血液黏稠度、降脂功效,故加活血化瘀药是运用现代医学辨病与中医辨证相结合的具体体现;加草决明、玉竹、何首乌、山楂亦是运用辨病与辨证相结合理论,因该四药均有降脂之功效;又现代医学研究证实,滋补肾阴药均有改善血液黏稠度、降脂之功,故本案运用大量滋养肾阴药。全方共奏化气行水、活血化瘀之功。经六周治疗,临床治愈。

四、脾胃系疾病临证治验录

"脾为后天之本",主运化水谷,水谷精微化生气血,为气血生化之源,以滋养周身。

脾主运化水湿,脾失运化,水湿泛滥,聚湿、生饮、成痰,水谷精微不归正化,化为痰浊。故《素问·六元正纪大论》中说:"太阴(太阴为脾)所至为积饮痞隔。"《诸病源候论》中亦说:"劳伤之人,脾胃虚弱,不能克消水浆,故有痰饮也。"张景岳在《景岳全书·痰饮》中说:"夫人之多痰,皆由中虚使然。""中虚"即指脾胃虚弱也。由此可见,脾为生痰之源。

脾主统血,脾气不足,统率无权,血失所统,则妄行脉外,离经之血是为瘀血,即《读医随笔·承制生化论》中说:"气不足以推血,则血必有瘀。"血之生化之源不足,也使血运涩滞,久而久之,则凝涩成瘀;脾阴虚亏,津液匮乏,脉道艰涩,血行不畅而成瘀;脾阳不振,阴寒内盛,寒凝血络而成瘀;湿热蕴脾,热瘀脾经,肝脾不和,则瘀热为黄;思虑伤脾,气郁痰阻,痰滞则血瘀。

(一) 运用香砂六君子汤、桂枝加芍药汤从"虚寒"论治浅表萎缩性胃炎

慢性胃炎系指不同病因引起的各种慢性胃黏膜炎性病变,是一种常见病,其发病率在各种胃病中居首位。自纤维内镜广泛应用以来,对本病认识有明显提高,常见慢性浅表性胃炎、慢性糜烂性胃炎和慢性萎缩性胃炎。临床症状缺乏特异性,常以胃脘痛、胃胀、灼热、嗳气、泛酸、嘈杂、纳差等症状为主。按证候学属中医"胃脘痛"、"吐酸"、"嘈杂"、"呃逆"之范畴。《伤寒论》是中医著名经典著作之一,其中蕴涵丰富的脾胃学说内容。脾胃病常因寒热之邪、饮食不节、肝气犯胃、脾胃虚弱等为患。其致病原因虽有多种,但无论何种病因,均可导致"气机失畅,脾升胃降功能失调"。其中关于脾胃证治的论述占据很大篇幅,如《伤寒论·辨太阴病脉证并治》:"本太阴病,医反下之,因而腹满实痛者,桂枝加芍药汤主之。"张琪教授曾用香砂六君子汤合桂枝加芍药汤加减治疗本病。香砂六君子汤出自《古今名医方论》,主治脾胃气虚、湿阻气滞证,方中四君子汤益气健脾;半夏、陈皮燥湿化痰,且半夏和胃降逆,陈皮理气和胃;木香行气和胃,砂仁温中行气除湿,止恶止泻。诸药合用,共奏益气健脾、化湿行气和胃之功。桂枝加芍药汤主治太阴脾虚寒腹痛,其功效为温中补虚、缓急止痛,方中

桂枝温中散寒补虚,芍药缓急止痛,二者一散一敛,调和营卫气血阴阳;生姜温中散寒通阳、和胃降逆。

病案

孙某,男,45岁,干部,哈尔滨人。

胃脘胀痛,食少便溏,遇凉加重3个月。平素饮食无规律,于3个月前因过食生冷而出现胃脘胀痛,食少便溏,嗳气,遇凉进食加重,在多家医院诊断为浅表萎缩性胃炎,到处服中西药治疗均无效,且逐渐加重,故求诊于张琪教授。

初诊 2011年7月13日。症见胃脘胀痛,食少,便溏,2~3次/日,嗳气,倦怠乏力,察其表情痛苦,形体消瘦,诊其舌质淡红苔白腻,脉虚弱,实验室检查报告为:胃镜示浅表萎缩性胃炎。此乃过食生冷损伤脾胃,致脾胃虚寒,受纳与运化、升清降浊失常,寒凝湿阻气滞所致,法当温中补虚散寒、化湿理气和胃,方拟香砂六君子汤合桂枝加芍药汤加减治之。

处方 太子参20g 白术15g 云苓15g 甘草15g 半夏15g 陈皮15g 木香10g 砂仁10g 桂枝15g 白芍15g 生姜15g 吴茱萸10g 公丁香7g 枳壳15g 川朴15g 紫苏15g 川连10g 石斛15g

14剂,水煎服,每日1剂,早晚温服。嘱其调节饮食,忌生冷,节情志,防劳累。

二诊 2011年7月27日,服用上方2周后,病情明显好转,症见遇凉轻微胃脘胀痛,有时便溏,饮食尚少,轻微乏力,察其表情均正常,诊其舌质淡红苔白略腻,脉弱,据舌脉证,辨证治法同前,继守前方。14剂,水煎服,每日1剂,早晚温服。

三诊 2011年8月10日,服用上方2周后,症状皆无,察其形体较前略胖,诊其舌质淡红苔薄白,脉缓,胃镜示正常。临床治愈,嘱其停止用药,注意饮食有规律,忌生冷辛辣,随诊。

按 本案浅表萎缩性胃炎为现代医学消化系统反复发作疑难病,属祖国医学胃脘痛范畴,辨证为脾胃虚寒,湿阻气滞。因饮食无规律、过食生冷而损伤脾胃,致脾胃虚寒,寒凝气滞,故胃脘胀痛;脾胃虚弱,受纳与运化乏力,故食少纳差;脾失运化,水湿内停,湿阻气滞,加重胃脘胀痛;脾不升清,湿浊下注,故便溏;脾胃虚弱,升清降浊失常,胃气上逆,故嗳气;脾胃虚弱,气血化源不足,形骸失养,故倦怠乏力;舌质淡红苔白腻,脉虚弱为脾胃虚寒,水湿内停之证。综上分析,本案病机为脾胃虚寒,致受纳与运化乏力,升降功能失常,寒凝湿阻气滞,为本虚标实之证,以本虚为主,故治宜扶正治本为主,佐以祛邪治标,立温中补虚、散寒化湿、理气和胃之法,方用香砂六君子汤合桂枝加芍药汤加减。二方合用,温中补虚散寒、化湿行气和胃降逆;在此二方基础上加吴茱萸、公丁香助温中散寒之功;枳壳、川朴、紫苏行气降气和胃除胀;少佐黄连苦寒清热以防温燥太过,石斛养胃阴,一者以防温燥伤阴,二者助胃功能。全方合用,共奏温中补虚散寒、化湿行气和胃降逆除胀之功,使脾健胃和,受纳、运化、升清降浊功能正常,寒去、湿除、气机调畅,则诸证自愈,同时温而不燥。经4周治疗,临床治愈。

(二)运用小陷胸汤从"痰热"论治浅表性胃炎

浅表性胃炎是一种慢性胃黏膜浅表性炎症,它是慢性胃炎中最多见的一种类型,在胃镜检查中约占全部慢性胃炎的50%~85%。该病的发病高峰年龄为31~50岁,男性发病多于女性。胃镜检查可见胃黏膜充血、水肿及点状出血与糜烂或伴有黄白色黏液性渗出物。本病为现代医学常见病、多发病,易反复发作,不易根治,临床主要表现为上腹胀痛、恶心、呕吐、嗳气、泛酸等症状,属祖国医学胃脘痛、痞证等范畴。中医辨证多为肝胃不和、食滞胃脘、脾胃虚寒等。临床亦常见一些患者平素易怒,日久致肝气郁结,肝郁乘脾,脾虚脾失运化,水湿内停,湿聚成痰,同时肝郁化火,火热犯胃致胃热,最终痰热互结于胸膈脘腹导致浅表性胃炎发作。《伤寒论·辨太阳病脉证并治》谓:"小结胸病,正在心下,按之则痛,脉浮滑者,小陷胸汤主之。"此小结胸病之病机为痰热互结。张琪教授根据异病同治之原则,运用小陷胸汤治疗浅表性胃炎取得良效。该方出自《伤寒论·辨太阳病脉证并治》,"小结胸病,正在心下,按之则痛,脉浮滑者,小陷胸汤主之。"与本案病机相同,方中黄连清肝火、清胃热;半夏化痰开结、和胃降逆;瓜蒌仁清热化痰、宽胸开结降气。三药合用,共奏清热涤痰开结、宽胸降气和胃之功,为治标之法。

病案

朝某,女,57岁,退休,哈尔滨人。

胃脘胀痛、腹胀3年,加重1个月。近3年遇生气、饮食不节则反复发作,出现胃脘胀痛、腹胀、反酸、烧心、便秘,在多家医院诊断为浅表性胃炎,服中西药控制治疗,于1个月前因生气加重,出现胃脘胀痛、腹胀、胸闷、气短、背痛、反酸、烧心、便秘,在多家医院服中西药治疗,均无效,故求诊于张琪教授。

初诊 2010年11月7日。症见胃脘胀痛,腹胀、胸闷、气短、背痛、反酸、烧心、便秘,察其胃脘压痛(+),诊其舌质淡红苔薄黄而干,脉滑数,胃镜示浅表性胃炎。此乃郁怒伤肝,致肝气郁结,肝郁乘脾,脾虚脾失运化,水湿内停,湿聚成痰,同时肝郁化火,肝火犯胃,致胃热,最终痰热互结于胸膈脘腹,气机阻滞,升降失司所致,法当清热涤痰开结、疏肝理气养阴和胃,方拟小陷胸汤加减治之。

处方 黄连15g 半夏15g 瓜蒌仁20g 黄芩15g 柴胡15g 香附15g 枳壳15g 陈皮15g 川朴15g 砂仁15g 姜黄15g 石斛20g 麦冬15g 鸡内金15g 文军10g 甘草15g

14剂,水煎服,每日1剂,早晚温服。嘱其节情志,调节饮食,防劳累。

二诊 2010年12月1日,服用上方2周后,症状皆无,诊其舌质淡红苔薄白,脉缓,实验室检查报告:胃镜正常,临床治愈,嘱其停止用药,节情志,调节饮食,随诊。

按 本案因生气而怒伤肝,致肝气郁结,肝郁乘脾,脾虚脾失运化,水湿内停,湿聚成痰,同时肝郁化火,火热犯胃致胃热,最终痰热互结于胸膈脘腹所致。痰热互结于胸膈脘腹,气机阻滞,升降失常,故见胃脘胀痛、腹胀、胸闷、气短、背痛;胃热故烧心;胃热煎熬津液而上逆,故反酸;气机阻滞,腑气不通,加胃阴亏肠燥,故便秘;苔薄黄而干、脉滑数为痰热互结、胃阴亏之征。综上分析,本案病机为怒伤肝,肝气郁滞,木横乘土,脾虚脾失运化,水湿内停,湿聚成痰,同时肝郁化火,火热犯胃,致胃热,痰热互结于胸膈脘腹,气机阻滞,升降失常,胃热伤阴,胃阴亏,为本虚标实之证,以气、痰、热互结之标实为主,宗"急则治其标"及"祛邪方可安正"之训,治宜清热涤痰开结、疏肝理气为主,佐以养阴和胃,方用小陷胸汤加减。在此方基础上加黄芩助清热泻火之功;柴胡疏肝解郁清热;香附行气活血,为气中之血药,防气滞血瘀;姜黄清肝、平肝、调肝理血;砂仁、陈皮、枳壳、川朴理气和胃除满,且砂仁温中止呕,防苦寒药伤中;石斛、麦冬滋养胃阴,以助胃运化功能;鸡内金消食导滞和胃;大黄泄热和胃,通便。全方共奏清热涤痰开结、疏肝理气养阴和胃之功,使痰热得去,肝气得疏,气血调畅,气机升降有权,胃阴得养,则诸症自愈。经二周治疗,临床治愈。

(三)运用半夏泻心汤从"寒热错杂"论治浅表性胃炎

辛开苦降法是利用药物的性、味特性来调整病证的气机病变。实质是用辛开苦降之品疏通中焦气机、祛除湿热邪气,因辛味药物具有发散、行气的作用,苦味药物具有降泄、通下的功效。辛浮药多具辛、甘味以及温热之性,沉降药多具苦、酸、涩味以及寒凉之性。辛味属阳,苦味属阴。辛苦药味的组合,共同完成气机疏通、宣发及排泄、降浊的全过程,共同调整机体的阴阳平衡,保证气体在人体内的良性循环。辛开苦降药物的组成临床分为两种情况:其一是某些药物本身就具有辛苦两味,有调理气机的作用;其二是由辛、苦两种不同味的药物组成方剂来调理气机。临床上常用此法治疗辨证为寒热错杂之浅表性胃炎,且取得了良好的疗效。方用半夏泻心汤,该方源自《伤寒论》,主治"寒热错杂于中,气机升降失职之痞证",与本案病机相同,方中干姜温中散寒,半夏温燥化湿、和胃降逆,黄连苦寒泄胃热,又能清肝火,三药合用辛开苦降,调畅气机,寒热并除。

病案

韩某,男,29岁,干部,哈尔滨人。

胃脘疼痛2年。于2年前因经常饮食无规律而胃脘疼痛,遇生冷辛辣食物及生气加重,有时烧心、嘈杂,在省医院查胃镜诊断为浅表性胃炎,服中西药治疗均无效,且逐渐加重,故求诊于张琪教授。

初诊 2009年7月14日。症见胃脘疼痛,遇生冷辛辣食物及生气加重,烧心、嘈杂,察其表情略痛苦,诊其舌质淡红苔薄白滑润,脉弦滑,实验室检查报告为:胃镜示浅表性胃炎。此乃脾胃虚弱,寒热错杂于中(以寒为主),升清降浊失司,气机阻滞所致,法当平调寒热、辛开苦降、健脾和胃,方拟半夏泻心汤加减治之。

处方 半夏20g 干姜15g 川连10g 太子参15g 吴茱萸10g 公丁香10g 白术15g 云苓10g 神曲15g 麦芽25g 砂仁15g 陈皮15g 紫苏15g 甘草15g

14剂,水煎服,每日1剂,早晚温服。嘱其忌生冷辛辣食物,节情志。

二诊 7月28日,服用上方2周后病情减轻,症见胃脘轻微疼痛,能食少量生冷辛辣食物,仍有时烧心、嘈杂,察其表情正常,诊其舌质淡红苔薄略黄,脉弦,此乃脾胃虚弱,寒热错杂于中(寒热并重),升清降浊失司,气机阻滞所致,故前方减公丁香10g,加黄芩10g、生石膏15g、海蛸25g、乌药15g,以寒热并重,制酸行气止痛。14剂,水煎服,每日1剂,早晚温服。

三诊 8月11日,服上方2周后病情明显好转,症见食生冷辛辣食物及生气后胃脘轻微疼痛,烧心,诊其舌质淡红苔薄略黄,脉缓,据舌脉症,辨证治疗同前,守二诊方继服14剂。

四诊 9月1日,服用上方2周后症状皆无,饮食正常,诊其舌质淡红苔薄白,脉缓,实验室检查报告:胃镜示正常,临床治愈。嘱其停止用药,节情志,饮食规律,随诊。

按 本案慢性浅表性胃炎属祖国医学胃痛、嘈杂等范畴,因饮食失节伤脾胃,加之久病致脾胃虚弱;脾为阴,主升,脾虚日久寒从中生;胃为阳,主降,易生热。脾胃虚弱日久而致脾寒胃热,寒热错杂于中,升清降浊失司,气机阻滞,不通则痛,故胃脘疼痛,日久不愈;遇寒冷则脾胃虚寒加重,寒凝气滞,故疼痛加剧;生气则肝气郁滞,郁而化火,火气犯胃,则加重胃热,或食辛辣助胃热,均可使胃失和降,热壅气滞,故疼痛加剧;胃中有热,故烧心、嘈杂;舌质淡红苔薄白滑润、脉弦滑为中焦虚寒、寒湿之征。综上分析,本案病机为脾胃虚弱,寒热错杂于中,气机升降失司,脾胃虚弱为病之本,寒热错杂阻滞于中为病之标,据舌脉象,寒热中以寒为主。宗"急则治标"之法则,治宜去除平调寒热为主,采用辛开苦降法,佐以益气健脾和胃,调畅气机,方用半夏泻心汤加减。因初诊时寒邪偏重,故原方去黄芩,加吴茱萸、公丁香以助温中散寒之力;在原方太子参基础上加白术、伏苓益气健脾除湿,以助脾运化;神曲、麦芽升降脾胃之气机,消食导滞;砂仁、陈皮、紫苏行气化湿、调畅气机;甘草具有补和缓之功。诸药合用,以祛寒为主,共奏平调寒热、健脾和胃、升清降浊、调畅气机之功,故初诊疗效显著。二、三诊舌脉症表现为寒热并重,故初诊方减公丁香,加黄芩、生石膏,意在寒温并除;加海蛸收敛制酸;乌药行气止痛。经初、二、三诊治疗,临床治愈。嘱其停止用药,随诊。

(四) 运用中满分消汤从"寒湿"论治浅表性胃炎

中满分消汤出自李东垣《兰室秘藏》,主治"中满寒胀寒疝,大小便不同,阴燥,足不收,四肢厥逆,食入反出,下虚中满,腹中寒,心下痞,下焦躁寒沉厥,奔豚不收"。本方属辛热散寒法。方中太子参补中气健脾,取其补而兼运;炙川乌、吴茱萸、荜澄茄、干姜、草果仁辛热散寒开郁;益智仁既温肾阳又暖肝两擅其功;青皮、厚朴、木香行气泄满除胀和胃;升麻、柴胡升清阳;茯苓、泽泻淡渗利湿浊;麻黄宣发透达以通阳;半夏降逆化痰浊;当归养血和血;黄连、黄柏苦寒反佐予大剂辛热药中,乃温中有凉,防辛热过剂伤阴。全方以辛热散寒为主,辛热散之,复以淡渗利之,甘温补之,苦温泻之,多方分消其邪,又用太子参,甘草扶正,正邪兼顾,使寒湿去,脾胃运化,升清降浊功能正常,可见其配伍之妙,令人叹服。张琪教授活用本方治疗浅表性胃炎取得佳效。

病案

张某,女,53岁,鸡西市人。

该患者于8个月前因外出着凉而上腹胀、呃逆,全身皮肤感觉亦胀,遇寒凉加重,只能喝热粥。到哈医大二院就诊,经胃镜诊断为浅表性胃炎,经中西医治疗无效,且逐渐加重。故求诊于张琪教授。

初诊 2009年8月12日。上腹胀,呃逆,全身皮肤胀,遇冷加重,便秘(2天/次),下肢凉,畏寒,纳差,只能喝热粥,舌质淡红苔白腻,脉沉。中医辨证为脾胃寒湿。西医诊断为慢性浅表性胃炎。治当辛热散寒除湿,温脾胃助运化。中满分消汤加减。

处方 炙川乌10g 吴茱萸10g 荜澄茄10g 干姜10g 草果仁10g 益智仁10g 太子参10g 青皮15g 厚朴15g 木香7g 升麻10g 柴胡15g 茯苓15g 泽泻10g 麻黄7g 半夏10g 当归15g 黄连10g 黄柏10g 大黄10g 甘草15g

按 本案为感受寒邪直中中焦脾胃,寒邪困脾,脾失运化,湿浊内生,而致寒湿中阻。因脾胃寒湿之邪阻遏气机,气机阻滞,故腹胀,遇寒凉加重;寒湿重阻,脾胃升清降浊功能失常,故呃逆、大便不畅、纳差;寒邪伤阳,湿邪阻遏阳气,使阳气不能布达周身,故全身皮肤胀、畏寒、下肢凉;舌质淡红苔白腻、脉沉为脾胃寒湿之证。综上分析,本案病机为寒湿困脾,气机阻滞,脾胃升清降浊功能失常,故治以辛热散寒温脾胃除湿为主,佐以健脾理气和胃除胀,方用中满分消汤加减治疗。在此方基础上加上一味大黄,意在润肠通便,为温下法。

(五) 运用真人养脏汤从"虚寒"论治慢性结肠炎

慢性结肠炎是一种慢性、反复性、多发性疾病,以结肠、乙状结肠和直肠为发病部位,可因各种致病原因导致肠道的炎性水肿、溃疡、出血病变。其症状为左下腹疼、腹泻、里急后重、时便下黏液、便秘或泄泻交替性发生、时好时坏、缠绵不断、反复发作。本病为现代医学难治性疾病,属祖国医学泄泻范畴。通过中医辨证治疗有较好疗效,但反复发作、缠绵不愈者常难取得显效。张琪教授用真人养脏汤治疗辨证属脾肾虚寒之慢性结肠炎取得了较好效果。该方源自《太平惠民和剂局方·卷六》,"主治久痢不禁,诸药不效者",方中肉蔻、诃子涩肠固脱以治标,同时肉蔻兼温中行气之功;桂枝温肾暖脾,党参、白术补火健脾,三药合用温补脾肾以治本;白芍酸敛养阴,以防泻痢日久而伤阴;甘温固涩之品易壅滞气机,故加木香调畅气机醒脾,使补而不滞。

病案

王某,男,39岁,工人,哈尔滨人。

腹泻4年。于4年前因过食生冷而腹泻,虽经治而愈,但不久即作,每天腹泻2~3次,稀便,严重时4~5次/日,在哈医大一院诊断为慢性结肠炎,经多家医院中西医治疗均无效,故求诊于张琪教授。

初诊 2009年7月15日。症见腹泻2~3次/日,稀便,遇凉食物及刺激性食物加重,严重时泻痢

无度,需服止泻药,伴腹胀、纳差、消瘦、背凉,察其形体消瘦、面色淡黄,诊其舌质淡红苔白腻,脉沉弱,实验室检查报告均正常。此乃饮食不节而伤脾,加之久泄更伤脾阳,而致脾阳虚,虚寒内生,寒邪克水伤肾阳,最终脾肾阳虚虚寒,肠失固涩所致。法当涩肠固脱、温补脾肾,方拟真人养脏汤加减治之。

处方 白蔻15g 诃子25g 乌梅15g 五味子15g 赤石脂30g 桂枝15g 党参20g 白术30g 炮姜15g 补骨脂15g 白芍20g 木香10g 云苓20g 猪苓15g 泽泻15g 甘草15g

21剂,水煎服,每日1剂,早晚温服。

二诊 2009年8月5日,服用上方3周后病情明显好转,症见食凉食物及刺激性食物泄泻2~3次/日,平时1~2次/日,略稀,轻微腹胀,仍纳差,察其形体略胖、面色有光泽,诊其舌质淡红苔白稍腻,脉沉弱,此乃脾肾阳虚,肠失固涩,脾胃升降功能失常所致,故前方加陈皮15g、神曲15g、麦芽25g以理气健脾,升降脾胃之气机,消食导滞。21剂,水煎服,每日1剂,早晚温服。

三诊 2009年8月26日,服用上方3周后饮食大便均正常,能食凉及刺激性食物,无腹胀、纳差,察其形体明显增胖,诊其舌质淡红苔薄白,脉缓,临床治愈,嘱其停止用药,少食生冷刺激性食物,随诊。

按 本案慢性结肠炎因饮食不节伤脾,加之久泻更伤脾阳,而致脾阳虚,虚寒内生,寒邪克水伤肾阳,最终脾肾阳虚,阴寒内生,寒邪客于肠道,肠失固涩,故久泻不愈,严重时滑脱不禁,特别是遇寒凉加重脾肾虚寒;脾虚脾失运化,影响胃失和降,升清降浊失职,气机不宣,故腹胀、纳差;脾虚营卫气血化源不足,形体失养,故形体消瘦、面色淡黄;督脉行于背,与肾脉相通,肾阳虚失于温煦,故背凉;舌质淡红苔白腻、脉沉弱为脾肾虚寒、湿邪内停之征。综上分析,本案脾肾虚寒为病之本、病之因,泄泻不止、滑脱不禁为病之标,宗"急则治标"、"滑者涩之"之法则,治宜涩肠固脱治标为主,温补脾肾治本为辅,方用真人养脏汤加减。在此方基础上加乌梅、五味子、赤石脂以助涩肠固脱止泄之功,体现了"急则治标"之法则;加炮姜、补骨脂助温补脾肾之功,兼顾治本;茯苓、猪苓、泽泻淡渗祛湿、利小便以实大便,具双成之功。诸药合用,标本兼治,重在治标,脾肾兼顾,补脾为主。由于辨证遣方用药准确,故初诊疗效显著。二诊在一诊方基础上加陈皮、神曲、麦芽以理气醒脾,升降脾胃之气机,消食导滞,经治痊愈。

(六) 运用升阳益胃汤、薏苡竹叶散从"脾虚、湿热"论治慢性结肠炎

慢性结肠炎病程日久,病机虚实夹杂,常脾虚与湿热并见。张琪教授治疗此类患者常扶正与祛邪兼施,效果颇佳。张琪教授曾治疗一例脾虚夹有湿热的慢性结肠炎患者,经升阳益胃汤合薏苡竹叶散治疗而愈。升阳益胃汤源自《内外伤辨惑论》,主治脾胃气虚湿郁生热证,方中太子参、白术、茯苓、甘草所组四君子汤益气健脾除湿,脾健则得以运化;茯苓、泽泻、半夏、陈皮除湿理气和胃;羌活、防风祛风除湿,祛外湿以除内湿;柴胡升阳举陷,疏肝清热,阳气升,湿热除则泄泻自止,同时配合白芍疏肝养肝柔肝,以防脾虚肝旺。薏苡竹叶散出自吴鞠通《温病条辨》,主治湿泛肌表的白痦,症状为身热身痛,汗多自利,小便短少。方用薏苡、竹叶、滑石、白蔻仁、连翘、茯苓、通草,其功用为辛凉解热、淡渗里湿、双解表里。

病案

梁某,男,28岁。

初诊 2009年4月15日。该患者泄泻2年,稀便2~3次/日,晨起为甚,遇寒冷及饮食不节则加重,服中西药治疗均无效,且于近1个月加重,4~5次/日,伴阴囊潮湿,故求诊于张琪教授,诊其舌淡红苔黄腻,脉滑。中医辨证为泄泻(脾虚湿郁化热)。西医诊断为慢性结肠炎。治法当益气健脾升阳、清热祛湿。方用升阳益胃汤合薏苡竹叶散加减。

处方　太子参15g　黄芪30g　白术20g　茯苓20g　泽泻15g　半夏15g　陈皮15g　羌活10g　防风10g　柴胡15g　白芍15g　山药20g　扁豆15g　土茯苓30g　萆薢15g　薏苡仁20g　竹叶15g　炮姜15g　大枣5颗　甘草15g

按　该患饮食不节及寒凉损伤脾胃,以致脾胃气虚,脾虚脾失运化,水湿停留,日久湿郁化热,湿热下注于大肠,加之脾虚脾不升清,故泄泻;遇寒凉及饮食不节加重脾胃气虚,胃受纳腐熟及脾运化功能丧失,故泄泻加重;湿热下注于会阴,故阴囊潮湿;苔黄腻、脉滑为湿热之征。故治宜益气健脾升阳、清热祛湿,方用升阳益胃汤合薏苡竹叶散加减。去原方中黄连意在防苦寒伤脾胃;酌加黄芪、山药、扁豆以助益气健脾阳除湿之功;土茯苓、萆薢清热利湿,配合薏苡竹叶散,使湿热之邪从小便而去,给邪以出路;薏苡竹叶散善治阴囊潮湿;炮姜、大枣温中补益脾胃。诸药合用,共奏益气健脾升阳和胃、清热祛湿之功,使脾胃健则运化升清降浊功能正常,湿热除以助脾胃功能恢复,为扶正祛邪之法。本方妙在使湿热之邪从内外,小便而祛,利小便而实大便则泄泻自止。

(七) 运用甘露饮、黄芪建中汤分别从"胃热、脾气虚"论治食㑊

食㑊谓患者能食易饥而瘦,首见于《素问·气厥论》,"大肠移热于胃,善食而瘦,谓之食㑊。"《黄帝内经注评》曰:"胃移热于胆,亦作食㑊,作息惰然,虽善食反消瘦,而倦怠无力,叫做食㑊。"此症盖因胆胃热,故消谷易饥,与中消病机相同。谢利恒谓:"脾虚故食物入腹即移易而过不能充泽肌肤也"(《中国中医大辞典·食㑊条》)。张琪教授临床治疗此症除因胃热而清胃治疗取效外,认为亦有属于脾气虚者。

病案

娄某,女,55岁,机关干部。

初诊　2001年6月18日。体素健康,无任何疾病,于近半年饥饿感甚重,食后1小时即饥饿难忍,必须进食,全身倦怠乏力,四肢酸软,口干苦,胃脘嘈杂,身体消瘦,近半年体重下降10kg,舌苔白少津,舌质红,脉弦数。经某医院系统检查血糖及基础代谢均正常,未能确诊,来我院就诊。据上证诊断为食㑊。辨证为胃中邪热耗伤阴液,宜清胃热、滋阴液治疗。

处方　生熟地各20g　黄芩15g　麦冬20g　石斛20g　黄连10g　枳壳15g　沙参20g　天花粉15g　杷叶15g　茵陈15g　陈皮15g　甘草15g

水煎,日服2次。

二诊　6月25日。服上方7剂,饥饿感明显减轻,胃脘嘈杂亦好转,进食2小时后仍有饥饿感,守上方继服。

三诊　7月10日。服上方14剂,饥饿感进一步好转,现进食后隔3小时,仍稍有饥饿感,胃中已无嘈杂,全身较有力,面色转润,舌苔已化,舌质转淡红。大便日一行,但胃脘稍有痞满感,此乃甘寒药有碍脾之运化所致。

处方　生地15g　寸冬15g　石斛15g　陈皮15g　砂仁10g　鸡内金15g　川连10g　黄芩10g　茵陈10g　紫苏15g　神曲15g　甘草10g

水煎,日服2次。

四诊　7月17日。服上方7剂,胃脘痞满已除,饥饿感亦消失,全身有力,精神大好,嘱停药观察。

按　此案名食㑊,类似消渴病中消,从多食易饥,口苦咽干,胃中嘈杂,舌质红,苔白燥,脉弦数一系列证脉分析,辨证为胃热炽伤阴,消谷易饥,其病机与中消同,前贤张子和谓:"火能消物……人之

心肾为君火,三焦、胆为相火,得其平则烹炼饮食,糟粕去焉。不得其平,则燔灼脏腑而津液耗焉。"亢则为害,甚于中为肠胃之消,故多食易饥,治疗当以清胃热为主,然热炽伤阴,故又当滋养阴液并重。方中之黄连、黄芩、茵陈苦寒清胃热与肝胆之热,二地、麦冬、石斛、沙参皆滋补胃阴之品,枇杷叶降逆气,枳壳、陈皮和中理气以防寒凉壅滞。服药 21 剂后,消谷等症基本消除,唯胃脘痞满,故易方予滋阴清胃热减量,加入温中行气之砂仁、鸡内金、紫苏、神曲以醒脾和胃,药后诸症蠲除而愈。

病案

汪某,女,50 岁,干部。

初诊 2001 年 8 月 5 日。患者素体健康,近 2 个月来突患饥饿嗜食症,患者自述食后似未入胃,移易而过,于是胃中空虚饥饿,似腹中空馁,2 小时必须食物,否则难奈,烦躁心悸,全身乏力,面色不荣,经某医院系统检查血糖及基础代谢均正常,经治无效,来我院就诊。除上述症状外,伴有舌润、口和、脉象沉弱,二便正常。诊断为食㑊症,辨证为脾胃气虚,中宫虚馁,求食以资励,宜黄芪建中汤加味治之。

处方 黄芪 50g 桂枝 15g 白芍 30g 生姜 15g 红枣 5 颗 龙骨 20g 牡蛎 20g 甘草 25g 小麦 30g 石斛 15g

水煎,日服 2 次。

二诊 8 月 12 日。服药 7 剂,心中悸烦饥饿感较前减轻,继以上方不变治之。

三诊 8 月 19 日。服药 7 剂,诸症大减,心中悸烦虚馁感大为轻减,饥饿感明显减轻,食后 3～4 小时始有饥饿感,唯大便日 2～3 次,稍有不消化便,脉象滑而有力,舌苔白,面色转润泽。

处方 黄芪 50g 桂枝 15g 白芍 30g 甘草 25g 小麦 30g 红枣 5 颗 生姜 15g 白术 20g 茯苓 20g 山药 20g

水煎,日服 2 次。

服上方 7 剂后复诊,诸症皆除,饥饿感已恢复正常,大便日一行,全身有力,精神愉快,嘱停药观察。随访 2 月,病已痊愈。

按 本病例为脾胃气虚之食㑊,沈金鳌氏解释食㑊说:"㑊者易也。饮食移易而过,不生肌肉也,治与中消同。"此患者自述食物入腹中自觉未入胃中,从旁处而过,胃中空虚无物,于是饥饿难忍,与沈氏所谓饮食移易而过,极为相同。但前人论食㑊皆责之于胃热消谷易饥,与中消病机相同。治疗宜清热或泻热,如前娄某病例即属于胃热,经清热养胃阴治疗而愈。本病例无舌红苔干、口干苦、胃脘嘈杂、脉弦数等胃胃热证候,而出现中虚气馁、心中悸烦、舌润口和、脉象虚弱等一系列脾气虚证候,故用黄芪建中汤与甘麦大枣汤加入龙骨、牡蛎治疗,服药后心中悸烦怔忡及饥饿感均大减,继而消除。8 月 19 日复诊时诸症基本消除,唯大便溏,日行 2～3 次,伴不消化便,故去龙骨、牡蛎,加白术、茯苓、山药以健脾助消化而愈。

前贤张锡纯氏认为:"中消多食,犹饥者,多系脾胃蕴有实热,然间或有中气不足者,此系胸中大气下陷,中气亦随之下陷。所致脾胃蕴热,有实热者,当用调胃承气汤下之……如其人饮食甚勤,一时不食即心中怔忡,且脉象微弱者……,宜升补气分之药,而佐以收涩之品与健脾补脾胃之品。"张琪教授用黄芪建中汤即针对中宫虚馁而来,而中宫虚馁常兼脾胃阴阳失调,如心悸烦躁不安,亦为病例特征,故黄芪建中汤除重用黄芪益气外,小建中汤之白芍、甘草以滋阴和营,桂枝、生姜、大枣以助阳调卫,使阴阳营卫和谐,则悸烦及饥饿诸症俱除矣,佐以龙骨、牡蛎以收敛,小麦与甘草、大枣为甘麦大枣汤,以补益心气,与张锡纯用升陷汤益气升阳治法尚不相同。

（八）运用补中益气汤、四物汤从"气、血"论治营养性贫血

营养性贫血是指因机体生血所必需的营养物质,如铁、叶酸、维生素 D 等物质相对或绝对地减少,使血红蛋白的形成或红细胞的生成不足,以致造血功能低下的一种疾病。常见症状为本病起病比较缓慢,轻者表现为皮肤、黏膜苍白或苍黄,以口唇、牙床、眼睑、指甲等部位更为明显。严重贫血可见头晕、全身乏力、烦躁不安、食欲缺乏等,患者往往伴有营养不良。中医学把本病归属"虚劳"、"血虚"等范畴。血液来源于脾,根本在肾并涉及心、肝两脏。如果脾胃虚弱,不能运化水谷精微,气血生化之源不足,产生贫血,血虚五脏失养,便可出现心血不足、肝肾两亏等症。治疗应以益气养血为主。张琪教授常用补中益气汤、四物汤治疗。补中益气汤出自《内外伤辨惑论》卷中,主治脾虚气陷及气虚发热证,症见纳差、气短、乏力、体倦肢痿,面色萎黄,舌淡脉虚,方中黄芪、太子参、白术、甘草补益中气,健脾以助运化,且黄芪有升阳之功;当归养血和营,协参芪补气养血;陈皮理气和胃,使诸药补而不滞;升麻、柴胡升阳举陷,助气血上升,《本草纲目》谓:"升麻引阳明清气上升,柴胡引少阳清气上行,此乃禀赋虚弱,元气虚馁,及劳役饥饱,生冷内伤,脾胃引经最要药也。"配合陈皮有升有降,调畅气机,以升为主。诸药合用,补中益气、升阳举陷,兼养血和血、理气和胃之功。四物汤源自《仙授理伤续断秘方》,方中熟地、白芍阴柔补血之品(血中血药)与辛香之当归、川芎(血中气药)相配,动静相宜,补血而不滞血,行血而不伤血,温而不燥,滋而不腻,为补血调血之良方。

病案

姜某,女,48 岁,干部,大庆市人。

阵发性头痛、头晕 20 年,加重 6 个月。平素偏食,饮食无规律,于近 20 年经常出现头痛伴头晕,活动后为著,均口服去痛片治疗,近 6 个月加重,发作频繁,伴心悸、气短、少寐多梦、神疲乏力、纳差、腹胀,有时呃逆,到处服中药治疗无效,故求诊于张琪教授。

初诊 2010 年 1 月 27 日。症见头痛、头晕、心悸、气短、少寐多梦、神疲倦怠、乏力、纳差、腹胀、呃逆,午后低热,察其面色萎黄无华,形体消瘦,诊其舌质淡无苔,脉细弱,实验室检查:血红蛋白 74g/L。此乃饮食不节,损伤脾胃,气血化源不足,气血亏虚,清窍失养所致,法当补中益气升阳、滋阴养血安神,方拟补中益气汤合四物汤加减治之。

处方 黄芪30g 太子参20g 白术15g 柴胡15g 升麻10g 陈皮15g 当归20g 熟地15g 川芎15g 白芍20g 麦冬15g 枣仁20g 柏子仁15g 石菖蒲15g 远志15g 五味子15g 甘草15g

14 剂,水煎服,每日 1 剂,早晚温服。嘱其慎起居,防劳累,饮食有规律。

二诊 2010 年 2 月 10 日,服上方 2 周后病情明显好转,症见活动后轻微头痛、头晕、神疲乏力,有时纳呆,进食后腹胀,多梦易醒,察其面色淡黄有光泽,形体略胖,诊其舌质淡红少苔,脉细弱,实验室检查报告为:血红蛋白95g/L,据舌脉症,辨证治疗同前,因纳运腐熟功能改善不明显,故前方加神曲 15g、麦芽 25g、莱菔子 25g 以开胃消食导滞、升降脾胃之气。21 剂,水煎服,每日 1 剂,早晚温服。

三诊 2010 年 3 月 3 日,服上方 3 周后症状皆无,已 1 周无头痛,察其面色红润,形体明显增胖,诊其舌质淡红苔薄白,脉缓,实验室检查:血红蛋白120g/L,临床治愈。嘱其继服药 2 周以巩固疗效,随诊。

按 本案营养性贫血以头痛为主要表现。因平素饮食不节,损伤脾胃,气血化源不足所致,正如《素问·痹论》所云:"饮食自倍,肠胃乃伤。"脾胃为后天之本,营卫气血生化之源,脾胃虚弱,纳运失司,日久必致气血亏虚。脾为阴脏,其气主升,脾气虚则清阳不升,加之血虚,血不上荣,脑失所养,故见头痛、头晕;活动后耗伤气血,故活动后加重;心主血藏神,肝藏血,主疏泄,二者均调节血液运行,

故血虚主要责之于心肝二脏,心血不足,心神失养,故心悸、少寐多梦;气虚则气短;脾胃虚弱,纳运失职,升降失常,气机阻滞,故纳差、腹胀、呃逆;气血亏虚,形骸失养,故神疲倦怠、形体消瘦、乏力;血虚血不能上荣于面,故面色萎黄无华;午后低热为清阳不升,陷于下焦,郁遏不宣所致;舌质淡无苔、脉细弱为气血亏虚之征。综上分析,本案病机为脾胃虚弱,纳运失司,气血化源不足,脾虚脾失升清,气血不能上荣于清窍及四肢百骸。心血虚,心神失养,为本虚之证,主要责之于脾心肝三脏及脑、胃腑,宗"治病必求于本"之法则,治宜补中益气、升阳举陷、滋阴养血安神、扶正以固本,方用补中益气汤和四物汤加减。在此二方基础上,加麦门冬益胃阴以助胃之功能;枣仁、柏子仁、石菖蒲、远志、五味子养心宁心安神;全方共奏补中益气健脾、升阳举陷、滋阴养血和血、宁心安神之功,使脾胃健,气血化源充足,升降有权,以濡养清窍,气血旺则运行通畅,以濡养五脏六腑、四肢百骸,则诸症自除,故初诊疗效显著。二诊在初诊方基础上加神曲、麦芽、莱菔子以开胃消食导滞,升降脾胃之气,助后天之本。经初诊、二诊治疗,临床治愈。

五、肾系疾病临证治验录

肾藏精、主水,为人体脏腑气血阴阳之精华所在,内藏元阴元阳,故肾为先天之本。肾主骨、生髓,肝主筋、藏血,筋骨连续,故与肝肾相关,后人有称为肝肾同源。肾主水液的输布与代谢,肾中阳气气化,促进水液的升清降浊,调节水液的代谢和平衡,使清者——津液输布全身,以达到滋养全身的作用,使浊者下输膀胱或从肌肤排泄,成为尿与汗排出体外。这样使水液代谢得到平衡和协调。

若肾阳虚衰,气化失司,水液代谢就会紊乱,出现水液潴留,使津液不归正化,积水成饮,饮聚为痰,故有"肾虚水泛为痰"之说。张景岳说:"肾主水,水泛亦为痰……痰之本无不在肾。"此处一般指肾阳虚、气化失常而致的痰饮之证。若肾阴虚,肾火旺,也能灼津熬液为痰,即临床所谓痰火证。所以,痰饮的形成与肾脏密切相关。

肾主精,精化为血,精血同源。精气足则血气旺,若肾精不足,则气血生化之源匮乏,气虚血弱,血运无力而不畅,则渐成血虚血热之证,诚如《黄帝内经》所言的血枯证。肾阳不足,命门火衰,不能温煦气血,无力鼓动气血,血液因此运行不畅,复因阳虚阴寒内生,寒则血凝,导致瘀血的形成。现代实验研究表明,肾阳虚和肾阴虚的血液流变学、甲皱微循环等出现异常,中医辨证多为瘀血证。

(一) 运用决水汤从"虚、水、瘀"论治抗磷脂综合征之顽固性水肿

抗磷脂综合征为一种以反复动脉或者静脉血栓、流产为特点,同时伴有抗心磷脂或者狼疮抗凝物实验持续阳性的疾患。该疾患可继发于系统性红斑狼疮或者其他自身免疫病,也可单独出现。女性发病率明显大于男性。该病可继发肾脏损害,出现水肿、血尿、蛋白尿,严重者出现肾功能减退。本病为现代医学疑难病,出现水肿、腹水症状时可归属祖国医学水肿、臌胀范畴,使用利尿剂往往效果不佳。张琪教授曾运用决水汤治疗一例抗磷脂综合征引起的顽固性水肿,取得佳效。决水汤出自清陈士铎《辨证录·卷五》,由茯苓、车前子、肉桂、王不留行、赤小豆组成。《辨证录·臌胀门》曰:"人有水肿既久,遍身手足俱胀,面目亦浮,口不渴而皮毛出水,手按其肤如泥,此真水鼓也。……宜用决水汤……"原方重用茯苓、车前子。其功散瘀利水,健脾温肾,以补脾渗湿为主,纯属脾虚者有效。本方治疗各种疾病引起的顽固性水肿,颇有效验。张琪教授常用此方治疗慢性肾脏病之水肿。此外,此方亦适用于肝硬化腹水、营养不良性水肿等出现腹水者。慢性肾脏病高度水肿多虚实夹杂,必须攻补兼施,方能奏效。张琪教授在原方基础上加入海藻、牡蛎、二丑、槟榔、郁李仁、泽泻、猪苓、木香、枳实、川朴。方中海藻为治腹水之要药。《千金方》治大腹水肿,气息不通,危在旦夕之大腹千金散即以此药为君。海藻、牡蛎、二丑以软坚散结、攻逐水饮,以之治大腹水肿,其效甚佳;槟榔、郁李

仁破坚攻积,使水从大便排出;泽泻、猪苓、茯苓、车前子清热利水使水从小便而出。水与气同出一源,气滞则水停,气顺则水行,故用木香、枳实、川朴行气导滞利水;王不留行善于通利血脉,行而不住,走而不守,且有利尿作用,故有活血利尿消肿之功;茯苓、泽泻益气健脾利湿,脾气健则运化功能复常,水湿得以正常分布自无停蓄为患之虑;肉桂温肾阳,肾阳充则恢复其开阖功能,小便自利。诸药共奏寒温并用、消补兼施、上下分消之功,则水湿自无停蓄为患。

病案

张某,女,29 岁,教师,哈尔滨人。

腹部膨胀、腹水 2 个月。2 个月前无明显原因突然出现腹部膨胀,全身水肿,尿少,在北京协和医院经检查诊断为结缔组织病(抗磷脂综合征),实验查检查血红、白细胞减少,血浆白蛋白低,腹水征(++),予静脉滴注甲泼尼龙(后改口服泼尼松)、环磷酰胺,口服硫唑嘌呤,配合球蛋白、利尿剂等治疗(具体用量不详),治疗 1 个月水肿明显消退,激素等药物开始减量,但腹部仍膨大、腹水,故求诊于张琪教授。

初诊 2009 年 4 月 15 日。症见腹部膨胀,双下肢水肿,面色淡黄、乏力、口干、胃痛,大便完谷不化,察其贫血外观,腹水征(+)、双下肢水肿(+),诊其舌质淡暗苔薄黄,脉滑,实验室检查报告为:血白细胞 $2.9×10^9$/L,血红蛋白 76g/L,现口服泼尼松 5 片/日,顿服,硫唑嘌呤 2 片/次,呋塞米 2 片/次,螺内酯 2 片/次,均日 3 次,此为脾肾虚损,脾虚则运化功能受阻以致水湿不得运行而停蓄,肾司开阖,肾阳虚则肾失开阖,水液不得温化则小便不利,水湿郁久化热生瘀,湿热、瘀血壅结三焦,水液代谢功能失调所致,法当益气健脾温肾、清热除湿、散瘀行气利水,方拟决水汤加减治之。

处方 茯苓 50g 车前子 50g 肉桂 10g 王不留行 20g 海藻 30g 太子参 20g 白术 30g 猪苓 20g 泽泻 20g 生姜 15g 半夏 15g 陈皮 15g 川朴 20g 二丑各 20g 甘草 15g

14 剂,水煎服,每日 1 剂,早晚温服。嘱其卧床休息,感冒、防劳累,高蛋白饮食。

二诊 2009 年 4 月 29 日。服用上方 2 周后病情好转,腹部膨胀减轻,尿量增加,轻微乏力、口干、胃痛,大便不畅,察其轻微贫血外观,腹水征(±),双下肢水肿(±),B 超示腹水减少,此乃脾肾虚损,湿热、瘀血壅结三焦,腑气不通所致,故前方加火麻仁 20g、郁李仁 15g 以润肠通便,使水从大便而出。14 剂,水煎服,每日 1 剂,早晚温服。嘱其激素减至 3 片半/日,硫唑嘌呤、螺内酯均早晚各 2 片,停呋塞米。

三诊 2009 年 5 月 13 日。服用上方 2 周后,病情明显好转,症见腹部略膨隆,上腹胀,排尿正常,近日入睡困难,察其腹水征(±)、双下肢无水肿,诊其舌质淡苔薄黄,脉沉涩,检阅实验室报告均正常,此乃脾肾两虚,湿热、瘀血蕴结三焦未尽,加之脾虚日久气血化源不足,心失所养所致,故初诊方加枣仁 20g、柏子仁 20g、五味子 15g、石菖蒲 15g、远志 15g 以养心宁心安神,加柴胡 15g 以疏肝清热解郁,以防脾虚日久肝旺克脾。14 剂,水煎服,每日 1 剂,早晚温服。嘱其激素减至 2 片/日,硫唑嘌呤早晚各一片,停螺内酯。

四诊 2009 年 5 月 27 日,服用上方 2 周后腹水无,近 1 周因生气现症见胸闷,胃脘胀,大便不畅,察其腹水征(-),诊其舌质淡红苔薄白,脉弦,B 超示盆腔少量积液,此乃情志不畅,肝气郁滞、乘脾犯胃,脾胃气机升降失常,阻滞不通所致,宗观其脉症,知犯何逆,随证治之之训,法当疏肝健脾、理气和胃除胀,佐以润肠通便、清热利水,方用柴胡疏肝散加减治之。

处方 柴胡 20g 白芍 20g 当归 20g 云苓 30g 白术 20g 生姜 15g 丹皮 15g 香附 20g 枳壳 15g 川楝子 20g 木香 15g 莱菔子 15g 槟榔 20g 乌药 15g 火麻仁 20g 郁李仁 20g 二丑各 20g 车前子 30g 海藻 30g 甘草 15g

14 剂,水煎服,每日 1 剂,早晚温服。嘱其停激素硫唑嘌呤,节情志,防感冒、劳累。

五诊 2009 年 6 月 10 日,服用上方 2 周后症状皆无,诊其舌质淡红苔薄白,脉缓,B 超示盆腔无积液,临床治愈,1个月后随诊,病情无反复,已正常工作生活。

按　本案辨证为脾肾虚损,湿热、瘀血壅结三焦。水肿形成与肺脾肾三脏功能失调、三焦水道通调失司密切相关,本案主要责之于脾、肾、三焦,以脾为主,脾主运化水湿,为水液代谢之枢纽,若脾虚则运化功能受阻以致水湿不得运行而停蓄。肾司开阖,若肾阳虚则开合失司,水液不得温化则小便不利,浊不得泄,故见腹水、水肿、尿少。水湿内蕴体内,或从阳化热,或从阴化寒,但临床上以从阳化热为主要病机,正如徐灵胎所云:"有湿必有热,虽未必尽然,但湿邪每易化热,确为常见。"湿热内蕴,三焦气机受阻,水湿与热邪郁滞不得输布,故水肿进一步加重。此外,湿热壅塞,气机不畅,血行受阻,致瘀血产生,《血证论》云:"血与水本不相离","瘀血者,未尝不病水;病水者,未尝不病血",水瘀互阻、壅结三焦,水道通调失司,故日久不愈。《素问·灵兰秘典论》曰:"三焦者,决渎之关,水道出焉";水湿阻滞中焦,脾胃升降功能失调,气机不畅,故腹胀、胃痛、大便完谷不化;面色淡黄、乏力为脾虚气血化源不足之症;阳虚气不化津、津不上承,故口干;舌质淡暗或淡紫苔薄黄、脉滑或沉涩为湿热、瘀血之征。故本案脾肾两虚(脾气虚、肾阳虚)为病之本、病之因,湿热、瘀血壅结三焦为病之标,治宜标本兼顾、消补兼施、寒温并用,法当益气健脾温肾、清热除湿、散瘀行气利水,初、二、三诊方用决水汤化裁加减治疗。经初、二、三诊治疗腹水、水肿尽消,小便通,诸症除,且西药均停无反复,可见疗效显著。四诊因生气症见胸闷,胃脘痛,大便不畅,脉弦,临证思辨,辨证为肝郁乘脾犯胃、脾胃气机升降失常,故治宜疏肝健脾、理气和胃除胀,佐以润肠通便、清热利水,方用柴胡疏肝散加减治疗,在此方基础上加入大量理气和胃除胀之品,以助脾胃之后天之本,同时配合海藻、二丑、车前子行气利水,以治盆腔积液;加丹皮清热凉血,以防肝郁火旺,经治痊愈。

(二) 运用白虎加参汤、缩泉丸、桑螵蛸散从"上热下寒"论治尿崩症

尿崩症是因下丘脑-神经垂体功能减退,血管升压素分泌过少所引起,以大渴引饮、多尿、尿比重为低渗尿为特征。现代医学对本病主要采用激素替代疗法,患者常需终身服药,停药则反复,目前尚无较好的治疗方法。尿崩证属中医学消渴病范畴,消渴病分为上、中、下消。从中医理论分析,脏腑辨证上消则属于肺胃热炽伤津,下消则为阳气式微,关门不固,为上热下寒之症。临床上根据其大渴引饮,喜冷饮,舌苔干厚无津舌质红,脉象滑数,多为上热下寒之证,上则肺胃燥热灼伤津液,下则肾阳衰微,关门有开无阖,肺脾肾不能敷布津液,上下寒热虽殊,然其促使津液匮乏则一也,津液耗伤不能濡润脏腑四肢百骸,狂渴引饮,甚者食管干涩不能进固体食物,足见津液有枯竭之势。治疗上,纯寒纯热之剂皆非所宜,应该上清肺胃之热生津止渴,予以白虎加人参汤(白虎加参汤),本方出自《伤寒论·辨阳明病脉证并治》及《金匮要略·消渴小便不利淋病脉证并治第十三》:"若渴欲饮水,口干舌燥者,白虎加参汤主之。"主治肺胃热盛、津气两伤证,张琪教授治本病时重用生石膏50g以清泻肺热;知母清热滋阴润燥;太子参益气生津;三药合用,标本兼治,以治标为主。下温肾助阳固摄缩尿,常用缩泉丸、桑螵蛸散,尤须温助肾阳,如附子、益智仁、补骨脂等所谓"益火之源以消阴翳"。张介宾谓:"阳不化气,则水精不布,水不得火,则有降无升,所以直入膀胱而饮一溲二,以致泉源不滋,天壤枯涸者,是皆真阳不足,水亏于下之消证也。"张琪教授在临证中治疗下消,常从肾论治。审其阴阳之虚损,肾阴虚者,当以大补肾阴为主;肾阳衰者,则应温补肾阳以固摄。

病案

王某,女,8岁,学生,黑龙江省汤源县人。

尿频多尿,烦渴多饮33个月。素体消瘦,于2008年9月无明显原因出现烦渴多饮,每日8~9L,尿频多尿,饮多少尿多少,12~15次/日,在北京协和医院与上海瑞金医院诊断为中枢性尿崩症,予口服加压素(弥宁)治疗(具体量不详),症状缓解,但停药即加重,故求诊于张琪教授。

初诊 2011年5月4日。症见尿频多尿(约15次/日),烦渴多饮,每日8~9L,饮多少尿多少,乏力,察其形体消瘦,诊其舌质红苔薄黄,脉细数,实验室检查报告为均正常。此乃先天禀赋不足,下元亏虚,肾虚既不能化气以摄水,又不能化气以行水,津不上承,上焦反生燥热,热邪耗气伤津所致,法当清泻肺热、益气生津润燥止渴、补肾缩尿止遗,方拟白虎加参汤合缩泉丸加减治疗。

处方 生石膏50g 知母15g 太子参20g 益智仁20g 乌药15g 沙参15g 麦冬15g 天花粉20g 玄参20g 石斛15g 生熟地各20g 山茱萸20g 山药20g 桑蛸25g 补骨脂15g 乌梅15g 五味子15g 甘草15g

14剂,水煎服,每日1剂,早晚温服,嘱其防劳累,调节饮食。

二诊 2011年5月18日,服用上方2周后,病情明显好转,症见尿次数减至10次/日,烦渴多饮明显减轻,饮水约5升/日,乏力减轻,察其形体略胖,诊其舌质红苔薄黄,脉细数,据舌脉症辨证治法同前,效不改方,继守前方。

三诊 2011年6月1日,服用上方2周后,饮水排尿均正常,无乏力,察其形体明显增胖,诊其舌质淡红苔薄白,脉略弱,临床治愈,嘱其停止用药,注意休息,调节饮食,随诊。

按 本案中小儿为幼稚之体,肾功能尚未健全,加之先天禀赋不足,致下元亏虚;肾虚不能化气行水以上润,上焦反生燥热,肺热阴亏,故烦渴多饮;肾主封藏,司开合,有肾虚不能化气以摄水,膀胱失约,故尿频多尿;热邪易耗气伤津,故渴甚、乏力;舌质红苔薄黄、脉细数为肺热阴亏之征。综上分析,本案病机为先天禀赋不足,下元亏虚,肾虚既不能化气以摄水,膀胱失约,又不能化气行水以上润,上焦反生燥热,热邪耗气伤津,为本虚标实之证,治宜标本兼顾,立清泻肺热、益气生津润燥止渴、补肾缩尿止遗之法,方用白虎加参汤合缩泉丸加减。缩泉丸源自《魏氏家藏方》,其功效为温肾祛寒、缩尿止遗,主治肾阳虚,肾失封藏之小便频数或遗尿,方中益智仁温补肾阳、缩尿止遗;乌药温肾祛寒。在此二方基础上加沙参、麦冬、石斛、天花粉、玄参、生地滋阴清热生津润燥;熟地、山茱萸、山药滋养肾阴;桑蛸、补骨脂配合益智仁、乌药温补肾阳,使肾阴阳俱补,以助化气行水、摄水,且桑蛸、补骨脂均具收敛固涩之功;乌梅、五味子酸敛养阴、固涩止遗,且五味子肺肾俱补。全方合用,共奏清泻肺热、益气生津润燥止渴、补肾缩尿止遗之功,使肺热得清,津气得复,肾气充足,气化开合有权,则诸症自愈。经4周治疗,临床治愈。

病案

吴某,男,25岁,河北人。

患者于8岁开始口渴,喜冷饮,日饮水约5kg,伴尿频,未予检查治疗,但逐年加重,特别是近3年日饮水量约15kg,尿频量大,曾到西安西京医院就诊,诊断为尿崩症,到处服中药治疗,均无效,故求诊于张琪教授。

初诊 2009年7月22日。症见口渴甚,喜凉饮,日饮水约15kg,其中夜间3.5~4kg,尿频,量大,便秘,舌质红,体胖大,苔黄腻而干,脉滑数。中医辨证为:肺胃热盛、气阴两伤、肾虚失摄。西医诊断为尿崩症。法当清热泻火益气养阴补肾固摄。方用白虎加参汤合桑螵蛸散加减。

处方 生石膏70g 知母20g 太子参25g 天花粉20g 生地20g 玄参20g 麦冬20g 桑螵蛸20g 龙骨20g 熟地20g 山萸肉20g 巴戟天15g 寸云15g 仙灵脾15g 肉桂10g 补骨脂20g 益智仁15g 覆盆子20g 五味子15g 甘草15g

二诊 8月5日,服上方14剂,患者尿频大减,日饮水减少,继续调治,前后共用药约110剂,症状大减,后改丸药继续巩固治疗而愈。

按 本案辨证为肺胃热盛、气阴两伤、肾虚失摄。肺胃邪热亢盛,热炽津伤,故口渴甚喜凉饮、饮水量大;肾主摄纳,肾虚肾气失摄,膀胱失约,故尿频排尿无度;舌质红苔黄腻、脉滑数为肺胃热盛、气阴两伤之证。综上分析,本案肺胃热盛、肾虚为病之因,病之本,气阴两伤、膀胱失约排尿无度为病之标,治宜标本兼顾、清热泻火、益气养阴、补肾固摄,方用白虎加参汤合桑螵蛸散加减治疗。方中生石膏、知母辛寒清泄肺胃之热,特别重用石膏,且石膏有退热达表之功,太子参益气养阴,天花粉清热泻火养阴,生地、玄参、麦冬甘寒滋阴清热;取桑螵蛸散中桑螵蛸补肾缩尿止遗,配合收敛固涩之龙骨,加重收涩之功,在此基础上,加熟地、山茱萸肉、巴戟天、寸云、仙灵脾、肉桂,肾之阴阳俱补,以补阳为主,使肾气充足,则摄纳有权,为治本之法,益智仁、补骨脂、覆盆子、五味子补肾收敛固摄,重在缩尿止遗,为治本之法。诸药合用,共奏清热泻火、益气养阴补肾固摄之功,为标本兼治之法。本案石膏量尤大,急在热除则渴止。

(三) 运用五苓散、瓜蒌瞿麦丸从"阳虚、水蓄"论治神经源性膀胱

控制排尿功能的中枢神经系统或周围神经受到损害而引起的膀胱尿道功能障碍称为神经源性膀胱。临床症见尿频、尿急、遗尿、膀胱残余尿、尿潴留等。现代医学无有效的治疗方法,严重影响患者的生活质量,严重者可引起肾功能损害。根据其临床表现属祖国医学蓄水证。张琪教授运用温肾阳、清热利湿、滋阴润燥治疗本病一例,取得佳效。五苓散源自《伤寒论·辨太阳病脉证并治》,"若脉浮,小便不利,微热,消渴者,五苓散主之",主治膀胱气化不利之蓄水证。瓜蒌瞿麦丸出自《金匮要略·消渴小便不利淋病脉证并治第十三》,"小便不利者,有水气,其人若渴,瓜蒌瞿麦丸主之"。

病案

梁某,男,24岁,学生,佳木斯市人。

小便不畅,夜间遗尿1个月。出生后一直形体消瘦、畏寒,于1个月前因着凉而小便不畅,夜间遗尿(1~2次),遂到佳木斯大学附属第一医院就诊,彩超检查示双肾积水、膀胱尿潴留,诊断为神经源性膀胱,置导尿管配合静脉滴注抗生素治疗,半个月后双肾无积水,撤导尿管,但两天后复出现上述症状,彩超示膀胱尿潴留、双肾积水,复置导尿管至今,故求诊于张琪教授。

初诊 2010年4月7日。症见腰痛、怕冷、口干渴、尿黄,察其形体消瘦,诊其舌质淡红苔黄腻,脉沉迟,实验室检查:尿蛋白(++),潜血(+++),白细胞(+++),>50个/HP,细菌(+),彩超示双肾无积水。此乃素体先天禀赋不足,肾阳虚,既不能化气以行水,致水湿停蓄于膀胱,郁久化热,又不能蒸化津液以上润,致上焦反生燥热,同时肾阳虚肾失开合所致,法当温补肾阳化气行水、清热解毒利湿,佐以滋阴润燥,方拟五苓散合瓜蒌瞿麦丸加减治之。

处方 桂枝15g 茯苓30g 猪苓15g 泽泻15g 白术20g 附子10g 山药15g 瓜蒌根20g 瞿麦25g 蒲公英30g 败酱草30g 马齿苋30g 仙灵脾15g 山茱萸肉15g 五味子15g 甘草15g

14剂,水煎服,每日1剂,早晚温服。嘱其防感冒,注意休息、保暖,定时关闭导尿管排尿。

二诊 2010年4月21日,服用上方2周后病情有所好转,症见腰痛、怕冷、口干渴均减轻,仍黄尿,诊其舌质淡红苔黄腻,脉沉,实验室检查报告:尿蛋白(+),潜血(-),白细胞(++),20~30个/HP,细菌(+),定时关闭导尿管排尿,彩超示双肾无积水,膀胱无尿液潴留,据舌脉症,辨证治法同前,故继前方加土茯苓30g、舌草30g、车前子30g以助清热解毒利湿之功,加巴戟20g、寸云20g助温补肾阳化气行水之功。14剂,水煎服,每日1剂,早晚温服。嘱其撤导尿管。

三诊 2010年5月5日,服用上方2周后,病情明显好转,症见排尿略不畅,轻微腰痛、畏寒,口略干,尿淡黄、乏力,诊其舌质淡红苔薄黄,脉弱,实验室检查:尿蛋白(-),潜血(-),白细胞(+),8~10个/HP,细菌(-),彩超示双肾无积水,膀胱尿潴留约30ml,此乃肾阳虚不能化气以行水,膀胱湿

热,加之久病气虚所致,宗"膀胱者,州都之官,津液藏焉气化则能出矣"之则,法当温补肾阳、化气行水、清热解毒利湿,佐以益气滋阴润燥,方用五苓散合瓜蒌瞿麦丸加减。

处方　桂枝15g　茯苓30g　猪苓15g　泽泻15g　白术15g　附子10g　山药15g　瓜蒌根20g　瞿麦25g　蒲公英30g　败酱草30g　土茯苓30g　舌草30g　巴戟天15g　寸云15g　仙灵脾15g　山茱萸肉20g　枸杞20g　黄芪30g　太子参20g　甘草15g

14剂,水煎服,每日1剂,早晚温服。

四诊　2010年5月19日,服用上方2周后,排尿正常,余症皆无,诊其舌质淡红苔薄白,脉缓,实验室检查报告:均正常,临床治愈。嘱其继服前方1周以巩固疗效,随诊。

按　本案因素体先天禀赋不足,加之感受寒邪,更伤肾阳,肾阳虚所致。肾阳虚不能化气以行水,致水气不行,停蓄于膀胱,形成下焦蓄水证。肾阳虚肾失开合,故小便不畅或遗尿;肾阳虚失于温煦,故腰痛、怕冷;肾阳虚不能蒸化津液以上润,上焦反生燥热,故口干渴;水湿之邪停蓄于膀胱,日久郁而化热,酿成湿热,故见苔黄腻、尿黄;脉沉迟为肾阳虚之证。综上分析,本案病机为肾阳虚,肾失开合,不能化气以行水,水湿之邪停蓄于膀胱,湿邪郁久化热,酿成湿热,同时肾阳虚不能蒸化津液以上润,上焦反生燥热,肾阳虚为病之因、病之本,水湿热毒蕴结膀胱、上焦燥热为病之标,为本虚标实之证,治宜标本兼顾,扶正与祛邪并举,立温补肾阳化气行水、清热解毒利湿,佐滋阴润燥之法,方用五苓散合瓜蒌瞿麦丸加减。二方合用共奏温阳化气行水、培土制水、清热利湿、滋阴润燥之功。初、二诊在此二方基础上加蒲公英、败酱草、马齿苋、土茯苓、舌草清热解毒,同时土茯苓、舌草、车前子具有清热利湿通淋之功;巴戟、寸云、仙灵脾温补肾阳以助肾气化功能;山萸肉、枸杞滋养肾阴,为阴中求阳,五味子补肺脾肾,收敛固涩以治遗尿。三诊因久病气虚,故加黄芪、太子参益气健脾,助脾胃气血生化之源,同时甘温扶阳。经初、二、三诊治疗,临床治愈。

(四) 运用金锁固精丸、桑螵蛸散从"肾失摄纳"论治前列腺炎

临床上慢性前列腺炎多见于三四十岁的男性,主要症状为会阴、睾丸部不适,腰痛,轻度尿频,尿道分泌物,若合并尿道感染时可有尿痛、尿道不适等。部分患者可有神经衰弱症状,临床观察本病以下两种情况多见:一为肾中阴阳亏耗,湿热蕴结之证,以小便不畅、腰酸乏力、尿道痛为主症,治疗宜滋阴助阳清热利湿法,常用滋肾丸合八味地黄丸加清热利湿之品;二为肾阳虚衰,膀胱湿热,寒热互结之证,以会阴及睾丸胀痛发凉、腰酸痛、脉象沉为主症,治疗宜用温阳利湿、清热解毒之剂。张琪教授常用薏苡附子败酱散加蒲公英、双花、瞿麦、竹叶清热解毒利湿,如腰酸痛可加熟地、山茱萸用之颇效。张琪教授认为本病亦常见于肾失摄纳者,运用补肾固摄治疗可取的良效。张琪教授根据此法曾运用金锁固精丸治疗前列腺炎所致遗精、桑螵蛸散加减治疗前列腺炎引起的尿频,均取得满意效果。

病案

王某,男,32岁,工人,哈尔滨人。

遗精伴早泄、阳痿3年,加重2个月。于3年前因房事过度后出现遗精,每周1~2次,伴早泄、阳痿,到处服中药治疗无效,近2个月加重,每周2~3次,故求诊于张琪教授。

初诊　2009年11月25日。遗精滑泄(每周2~3次),阳痿、早泄、腰酸痛、耳鸣、神疲乏力,察其面色无华,形体消瘦,诊其舌淡苔白,脉细弱,实验室检查报告均正常。此乃房事过度而耗伤肾精,致下元亏虚,肾虚封藏失职,精关不固,加阳虚鼓动无力,络脉瘀阻所致,法当补肾涩精止遗,佐以通阳活血通络,方拟金锁固精丸加减治之。

处方　金樱子20g　芡实20g　莲须20g　龙骨30g　牡蛎20g　莲子20g　熟地25g　山茱萸20g　山药20g　泽泻15g　枸杞20g　巴戟天15g　仙灵脾15g　鹿角胶20g　五味子15g　桂枝15g

王不留行 20g　蜈蚣 2 条　甘草 15g

21 剂,水煎服,每日 1 剂,早晚温服。嘱其慎起居,节房事,防劳累。

二诊　2009 年 12 月 16 日,服上方 3 周后病情明显好转,症见近 3 周有 2 次遗精滑泄、早泄、阳痿明显减轻,轻微腰酸痛、耳鸣、乏力,察其面色有光泽,诊其舌质淡红苔薄白,脉细略弱,据舌脉症,辨证治法同前,效不改方,在前方基础上加锁阳 15g、地龙 15g 以助补肾涩精、活血通络之功。21 剂,水煎服,每日 1 剂,早晚温服。

三诊　2010 年 1 月 6 日,服上方 3 周后无遗精、早泄、阳痿、耳鸣,只轻微腰酸、乏力,察其面色正常,诊其舌质淡红苔薄白,脉缓,临床治愈,嘱其继服前方 2 周以巩固疗效,慎起居,节房事,随诊。

按　本案遗精滑泄为现代医学难治性疾病,因房事过度,耗伤肾精,致下元亏虚所致。肾藏精,主封藏,肾虚则封藏失职,精关不固,故见遗精滑泄、早泄;肾阳虚,鼓动无力,阴茎络脉瘀阻,故阳痿;腰为肾之府,耳为肾之窍,肾精亏虚,故腰酸痛、耳鸣;精亏则气虚,故神疲乏力;精血同源,精亏则血少,不能上荣于面,滋养形体,故面色无华、形体消瘦;舌质淡苔白、脉细弱为下元亏虚之征。综上分析,本案病机为肾虚封藏失职,精关不固,肾阳虚,鼓动无力,下元络脉瘀阻。肾虚为病之因、病之本,遗精滑泄、络脉瘀阻为病之标,治宜标本兼顾,补肾涩精止遗、通阳活血通络,方用金锁固精丸加减。该方源自《医方集解·收涩之剂》,"治精滑不禁",恰合本案,方中金樱子、芡实补肾固精;龙骨、牡蛎、莲须收敛涩精止遗;莲子既能补肾固精,又能养心清心,交通心肾,以防肾阴虚、心火亢盛。综观全方,既能补肾,又能固精,实为标本兼顾,而以治标为主的良方。因本方以治标为主,故在此方基础上加大量补肾之品以治本,达到标本兼顾之目的,熟地、山萸、山药、枸杞滋养肾阴;巴戟天、仙灵脾、鹿角胶温补肾阳,阴阳双补以使其平衡;同时加泽泻清热淡渗利水,以防滋腻太过;桂枝通阳化气、温通血脉,配合王不留、蜈蚣活血通络之品,使阳气旺,络脉通畅,则阳痿自止;五味子补肺脾肾、收敛固涩、养心安神。全方共奏补肾涩精止遗、通阳活血通络、兼交通心肾之功,标本兼顾,故初诊疗效显著。二诊在初诊方基础上,加锁阳、地龙以助补肾涩精、活血通络之功,经初、二诊治疗,临床治愈。

病案

杨某,男,31 岁。

初诊　2009 年 5 月 6 日。该患前列腺炎病史 8 年,加重 2 个月,出现尿频、淋漓不尽、量少色黄、腰痛、乏力、入睡困难、阴囊潮湿、便稀(2~3 次/日),经多家医院服中药治疗无效,故于近日来我院就诊。症见舌尖红苔薄黄,脉细弱。化验前列腺液 WBC 8~10 个。中医辨证:淋证(肾虚,膀胱湿热),西医诊断:前列腺炎。治法:调补心肾,温阳化气,清热利湿。桑螵蛸散加减。

处方　桑螵蛸 15g　龙骨 20g　龟板 20g　太子参 20g　当归 15g　茯神 15g　石菖蒲 15g　远志 15g　桂枝 15g　茴香 15g　巴戟天 15g　车前子 20g　萹蓄 20g　瞿麦 20g　石韦 15g　茯苓 15g　枣仁 20g　甘草 15g

按　该患者久患前列腺炎,而致肾虚,以肾阳虚为主,肾与膀胱相表里,肾虚肾气不摄则膀胱失约,故尿频、淋漓不尽;"膀胱者,州都之官,津液藏焉,气化则能出矣"。肾阳虚,膀胱气化不利,故尿少;肾精气不足,不能上通于心,心气不足,神失所养,神不内收,故入睡困难;膀胱气化不利,水湿内停,湿郁化热,湿热下注,故尿黄、阴囊潮湿;肾阳虚,命门火衰,火不暖土,而致脾阳虚,脾阳不升,水谷下注,故便稀 2~3 次/日;腰痛、乏力为脾肾两虚之症;舌尖红苔薄黄、脉细弱为肾阴阳两虚之征。综上分析,该患肾阴阳两虚(以肾阳虚为主)为病之本,心气不足,心肾不交,脾阳虚,膀胱湿热为病之标。故治宜调补心肾,缩尿止遗、温阳化气行水、清热利湿,方用桑螵蛸散加减。此方源自《本草衍义》卷十七,"治健忘,小便数。"恰和本案之证,方中桑螵蛸补肾固精止遗;龙骨收敛固涩、镇心安神;龟板滋阴养肾,补心安神,以防火亢盛;桑螵蛸配龙骨固涩止遗之力强,得龟板补肾益精之力著。配合太子参、当归、茯神益心气,补心血,宁心神;石菖蒲、远志安神定志,交通心肾;诸药相合,共奏调补心肾、交通上下、补养气血、固涩止遗之功。由于该患肾开合功能均失职,故在涩尿止遗同时,还应温补肾阳化气以行水,故在此方基础加桂枝、茴香、巴戟天、茯苓;膀胱湿热非本方之所宜,故加车前子、萹蓄、瞿麦、石韦清热利湿通淋。本案关键在于交通心肾,使水火既济及气化则能出焉,同时清热利湿,收敛固涩,则诸症自除。

(五) 运用地黄饮子从"肾虚"论治原发性醛固酮增多症

原发性醛固酮增多症(简称原醛)是指由于肾上腺皮质分泌过多的醛固酮,而引起潴钠排钾,血容量增多而抑制了肾素活性的一种病症,临床表现为高血压和低血钾综合征群。本病为现代医学疑难病。根据临床肌肉软弱无力、多尿等症状,可属祖国医学痿证、消渴(下消)范畴。其病位在肾,常见肾阴阳两虚证,张琪教授运用地黄饮子治疗取得良效,该方出自《圣济总录》卷五十一,"肾气虚衰,语声不出,足废不用",与本案病机相同,方中熟地、山茱萸滋补肾阴;巴戟天、寸云温壮肾阳;附子、桂枝温阳通阳化气以摄水,行水,引火归元;石斛、麦冬、五味子滋养肺肾之阴,金水相生,壮水以济火;石菖蒲、远志交通心肾、宁心安神,且远志配五味子养心安神。全方共奏滋肾阴、补肾阳、养肺阴、交通心肾、养心宁心安神之功。

病案

范某,女,71 岁,哈尔滨人。

夜间尿频、量多、口干渴 20 年,加重半年。于 20 年前无明显原因而夜间尿频、量多(5～6 次/夜,约 1500ml),伴口干渴喜饮,在哈医大二院诊断为原发性醛固酮增多症,予螺内酯及钙拮抗剂,并间断服中药治疗,但效果不显,且与近半年加重,夜尿 8～10 次,尿量约 3000ml,口渴饮水多,伴腿软无力、心悸、不寐,故求诊于张琪教授。

初诊 2010 年 3 月 3 日。症见夜尿频(8～10 次/夜),量多(约 3000ml),口干渴喜饮,身震颤,腿软无力,心悸,不寐,察其痛苦面容,诊其舌质红少苔,脉沉细,实验室检查报告:血清 K^+ 3.1mmol/L。此乃肾阴阳两亏,下元虚衰,不能化气以摄水,行水,开合失司所致,法当滋肾阴、补肾阳,佐以养肺阴、交通心肾,方拟地黄饮子加减治疗。

处方 熟地 20g 山茱萸 20g 巴戟天 15g 寸云 15g 石斛 20g 麦冬 15g 五味子 15g 附子 10g 桂枝 15g 石菖蒲 15g 远志 20g 天花粉 20g 枸杞 20g 龟板 20g 仙灵脾 15g 牛膝 15g 川断 20g 狗脊 30g 甘草 15g

14 剂,水煎服,每日 1 剂,早晚温服。嘱其慎起居,防劳累,注意休息。

二诊 2010 年 3 月 17 日,服用上方 2 周后病情有所好转,症见夜尿次数减少(5～6 次),量约 2000ml,口干渴喜饮症状减轻,有时身震颤,腿觉有力,仍心悸、心烦、不寐,察其表情略痛苦,诊其舌质红少苔,脉细,此乃肾阴阳两亏,下元虚衰,不能化气以摄水,行水,加之心肾不交,心气阴两虚,心失所养所致,故前方加太子参 20g、枣仁 20g、柏子仁 20g、当归 20g 以益气养心安神。

三诊 2010 年 3 月 30 日,服用上方 2 周后病情明显好转,症见夜尿 2～3 次,量约 1000ml,轻微口干渴喜饮,手轻微震颤,睡眠尚可,仍心烦,余证无,察其表情正常,诊其舌质淡红苔薄黄,脉细,据舌脉症,辨证同前,但由于肾阴虚,水不制火,心火亢盛之心烦症状不减,故前方减附子,加焦栀子、知母以养阴清热泻火除烦。

14 剂,水煎服,每日 1 剂,早晚温服。

四诊 2010 年 4 月 13 日,服用上方 2 周后夜尿正常(1 次,300～500ml),无口渴喜饮症状,余症

皆无,诊其舌质淡红苔薄白,脉缓,临床治愈,继服上方2周以巩固疗效,随诊。

按 本案为原发性醛固酮增多症,辨证为肾阴阳两亏、下元虚衰,《素问·上古天真论》云:"女子七七,任脉虚,太冲脉衰少,天癸竭,地道不通,故形坏而无子也。"说明女子七七之后下元虚衰,肾阴阳两亏。肾主封藏,司开合,肾阳虚不能化气以摄水而失合,故尿频量多而无度;又肾阳虚不能蒸化津液以上承,上焦反生燥热,加之"金水相生",肾阴虚致肺阴虚,阴虚生内热,加重上焦燥热,故口干渴喜饮;肾主骨生髓,肾虚骨髓不充,骨失所养,故腿软无力;肾阴虚,水不涵木,致肝阴虚,筋脉失养,阴虚风劲,故身震颤;肾阴虚,肾水不能上济于心,致心阴不足,心失所养,故心悸、不寐;舌质红少苔、脉沉细为肾阴阳两虚之征。综上分析,本案病机为肾阴阳两亏、下元虚衰,不能化气以摄水、行水,开合失司,致心肺亏虚,心肾不交,上焦反生燥热。肾阴阳两虚为病之因、病之本,由此所致心肺阴虚,上焦燥热为病之标,为本虚之证,宗"治病必求于本"之法则,治宜滋补肾阴、补肾阳为主,佐以养肺阴、交通心肾、强筋壮骨,方用地黄饮子加减。在此方基础上加天花粉生津润燥以清热,枸杞、龟板助君药滋养肾阴,仙灵脾助君药温壮肾阳。牛膝、川断、狗脊补肝肾、强筋骨,且牛膝引火下行。诸药合用,使肾阴阳俱补,金水相生,心肾相交,肾气化功能有权,则诸症自愈,故初诊疗效显著。二诊辨证同初诊,但由于心气阴两虚,心失所养心悸、不寐之证无改善,故在初诊方基础上加太子参、当归、枣仁、柏子仁以益气养心安神。三诊病情明显好转,只肾阴虚,水不制木,心火亢盛之心烦症状不减,故二诊方减附子之温燥,加焦栀子、知母以滋阴清热泻火除烦。经初、二、三诊治疗临床治愈。

六、神经精神系统疾病治验录

(一) 运用升陷汤从"气陷"论治自主神经功能紊乱

自主神经功能紊乱为现代医学功能性疑难病。多因长期的精神紧张,心理压力过大,以及生气和精神受到刺激后所引起。患者常以自觉症状为主,情绪不稳,烦躁焦虑,心慌,易怒,易紧张,恐惧害怕,敏感多疑,委屈易哭,悲观失望压抑苦恼,入睡困难,睡眠表浅,早醒梦多,身疲乏力,记忆力减退,注意力不集中,反应迟钝。自主神经紊乱还可以导致胃肠功能紊乱,如没有食欲、进食无味、腹胀、恶心、打嗝、烧心、胸闷气短、喜长叹气、喉部梗噎、咽喉不利,有的患者表现头痛、头昏、头胀、头部有紧缩感重压感、头晕麻木、两目干涩、视物模糊、项背发紧发沉、周身发紧僵硬不适、四肢麻木、手足心发热、周身皮肤发热(但体温正常)、全身阵热阵汗,或全身有游走性疼痛、游走性异常感觉等症状。各种理化检查却无器质性病变,上述种种症状在临床上常被认为是精神病、脑供血不足、心脏病、胃肠病而进行治疗,常使用谷维素、地西泮甚至一些抗精神病药物治疗,往往疗效不好,疗效不高或无效,而且容易产生耐药性和依赖性。在增加药量的同时对身体也产生了不良影响。中医通过辨证施治采用调整阴阳、疏肝理气、清热养心安神等治法常取得良效,但亦有病机复杂,按常法施治无效者,需详审病机,不可一概而论。张琪教授门诊曾治一例自主神经功能紊乱者,遍用疏肝理气等中药无效,经张琪教授给予升陷汤治疗而愈,该方出自《医学衷中参西录·卷四》,"治胸中大气下陷,气短不足以息,或努力呼吸,有似乎喘;或气息将停,危在顷刻"。方中重用黄芪,既善补气,又善升气,加党参助其补气健脾之功;柴胡、升麻升阳举陷,助君药升提下陷之气。张锡纯谓:"柴胡为少阳之药,能补大气下陷者自左上升;升麻为阳明之药,能引大气之陷者自右上升",且柴胡还具有疏肝解郁、清肝胆之郁热之功;桔梗为药中之舟楫,能载诸药之力上达胸中,故用之为向导也;知母滋阴清热除烦,同时制黄芪之温燥。

病案

李某,女,41岁,干部,哈尔滨人。

脐上有气堵感、气短半年，加重半个月。于半年前生气后出现脐上有气堵感，气短不足以息，善叹息，乏力，曾到多家医院就诊，均诊断为自主神经功能紊乱，到处服用疏肝理气降逆除满中药汤剂治疗，但无效，且与近半月症状加重，伴心烦、不寐，故求诊于张琪教授。

初诊 2010年3月10日。症见脐上有气堵感，气短不足以息，善叹息，乏力，心烦，不寐，察其表情略痛苦，诊其舌质淡红苔薄黄而干，脉沉弱无力，实验室检查报告：均正常。此乃肝气郁结，胸中气机阻滞，加之肝郁乘脾，脾虚气血水谷精微化源不足，脾不升清，致胸中大气虚而下陷，同时肝郁日久化火，火热扰心，心失所养所致，法当益气升阳举陷，佐以疏肝理气、滋阴清热除烦、养心安神，方拟升陷汤加减治之。

处方 黄芪50g 党参20g 柴胡15g 升麻15g 桔梗15g 知母15g 陈皮15g 天花粉15g 麦冬15g 枣仁20g 茯神15g 石菖蒲15g 远志15g 五味子15g 生姜15g 大枣5颗 甘草15g

14剂，水煎服，每日1剂，早晚温服。嘱其调情志，防劳累，注意休息。

二诊 2010年3月24日，服用上方2周后，症状皆无，察其表情快乐，诊其舌质淡红苔薄白，脉缓，临床治愈，嘱其停止用药，调节情志，注意休息。

按 本案辨证为肝郁气滞，胸中大气虚陷；因"胸中为气之所宗，肝经循行之分野"，情志不畅，肝气郁结，必致胸中气机阻滞；张锡纯谓："胸中之气，独名为大气者，诚以其能撑控全身，为诸气之纲领，包举肺外，司呼吸之枢机，故郑而重之曰大气。"又谓："是大气者，原以元气为根本，以水谷之气为养料，以胸中之气为宅窟者也。于肺气呼吸之外，别有气贮于胸中，以司肺脏之呼吸。"由此可见，胸中大气阻滞，必影响肺司呼吸之功能，而致肺气虚，亦即胸中大气虚，又肝郁则乘脾，脾虚则营卫化源不足，清阳不升而下陷，加重胸中大气虚，并下陷于脐上，郁而不宣，故见脐上有气堵感、短气不足以息、善叹息；而以往医者不知病因，犹误认为气机不舒，气逆作喘，而升通气，降下气，则陷者益陷，故病情加重；因大气有撑持全身之功能，故此气一虚，即觉倦息乏力；心在膈上，悬于大气之中，大气即陷，而心无所附丽，心失所养，故不寐；肝郁化火，火热扰心伤阴，故心烦、苔薄黄而干；脉沉弱无力为大气虚，脉推动鼓动不力之征。综上分析，本案病机为肝气郁结，胸中气机阻滞（大气阻滞），加之肝郁乘脾，脾虚水谷精微化源不足，脾不升清，致胸中大气虚而下陷于脐上，郁而不宣，同时肝郁日久化火，火热扰心伤阴所致。本案为本虚标实之证，以本虚为主，故治宜益气升阳举陷治本为主，佐以疏肝调气、滋阴清热除烦、养心安神，方用升陷汤加减。在此方基础上加陈皮行气健脾和胃，在大量升阳药中加之，意在使升中微降，使生不至于太过，且补而不滞；天花粉、麦冬滋阴清热以润燥；枣仁、茯神、石菖蒲、远志、五味子养心安神；生姜、大枣益气温阳，助脾胃生化之源。全方共奏益气升阳举陷、疏肝调气、滋阴清热除烦、养心安神之功，使胸中大气得补、得升，脾气得健，化源充足，肝气得舒，气机调畅，升中微降，肝火得清，心有所养，则诸症自愈。由于辨证选方用药准确，故疗效显著，2周即愈。

（二）运用天王补心丹从"阴虚阳亢"论治自主神经功能紊乱

天王补心丹出自《校注妇人良方》，主治阴虚血少，神志不安证，适用于治疗临床以虚烦心悸、睡眠不安、精神衰疲、健忘、不耐思虑为主要表现的自主神经功能紊乱。方中生地入心能养血，入肾能滋阴，配合玄参、天冬滋阴清热降火，"壮水之主，以制阳火"；麦冬滋阴清热；当归补血润燥，助生地滋阴补血；酸枣仁、柏子仁、茯神、远志养心安神；太子参补气以生血，并能安神益智，健脾助气血生化之源；丹参清心活血，合补血药使补而不滞，则心血易生；桔梗为舟楫，载药上行以使药力缓留于上部心经。诸药合用，共奏滋阴清热降火、益气养血安神之功。张琪教授验案如下。

病案

于某,男,49岁,干部,尚志市人。

不寐、心悸、健忘2年,加重1个月。平素因工作思虑劳累过度,于近2年出现不寐、心悸、健忘,在多家医院诊断为自主神经功能紊乱,长期服地西泮(3~4片/日)控制治疗,于近1个月因工作琐事病情加重,服地西泮无效,且出现头晕、手足心热、盗汗、乏力,到处服中药治疗仍无效,故求诊于张琪教授。

初诊 2010年12月19日。症见不寐、心悸、健忘、头晕、手足心热、盗汗、乏力,察其表情痛苦,神疲倦怠,眼睑震颤(+),诊其舌质红苔薄黄而干,脉细数,实验室检查均正常。此乃思虑劳倦太过,暗耗阴血,使心肾两亏,心失所养,阴虚生内热,虚火内扰所致,法当滋阴清热降火、益气养血重镇安神,方拟天王补心丹加减治之。

处方 生地15g 当归20g 二冬各15g 玄参15g 枣仁30g 柏子仁20g 茯神15g 远志15g 太子参20g 五味子15g 丹参15g 桔梗15g 龙骨20g 牡蛎20g 夜交藤30g 甘草15g 石菖蒲20g

21剂,水煎服,每日1剂,早晚温服。嘱其注意休息,防劳累,节情志,调节饮食。

二诊 2011年1月9日,服用上方3周后,症状皆无,察其精神愉悦,眼睑震颤(-),诊其舌质淡红苔薄白,脉缓,临床治愈。嘱其继服上方1周以巩固疗效,注意休息,防劳累,随诊。

按 本案自主神经功能紊乱辨证为阴血不足,虚火内扰。因思虑劳倦太过,暗耗阴血所致,心主血、藏神,阴血不足,心失所养,故见失眠、心悸、健忘;血虚血不能上荣清窍,故头晕;血虚血不能载气,日久必致气虚,气血亏虚,形骸失养,故倦怠乏力;肾为水火之脏,真阴真阳所寄之处,阴虚主要责之于肾,肾阴虚虚火内扰,故手足心热、盗汗;舌质红苔薄黄而干,脉细数为阴血不足、虚火内扰之征。综上分析,本案病机为思虑劳倦过度,暗耗阴血,使心肾两亏,心失所养,同时阴虚生内热,相火妄动,虚火内扰。本案为本虚标实之证,以本虚为主,心肾两亏、阴津气血不足为病之本,相火妄动、虚火内扰为病之标,治宜标本兼顾,以治本为主,立滋阴清热降火、益气养血重镇安神之法,方用天王补心丹加减。在此方基础上,加龙骨、牡蛎重镇潜阳安神。夜交藤清心养心安神;全方合用,滋阴补血、养心安神以治本,清热降火以治标,标本兼治,心肾两顾,但以补心治本为主,使阴血得补,虚火得清,心神得养,则诸症自愈。经3周治疗,临床治愈。

(三) 运用温胆汤、柴胡疏肝散从"肝郁、痰热"论治自主神经功能紊乱

自主神经功能紊乱患者以心悸不安、胆怯易惊为主症者属祖国医学惊悸范畴。若辨证为肝郁乘脾、痰火扰心者,张琪教授予以温胆汤合柴胡疏肝散治疗,效果甚佳。温胆汤出自《三因极一病证方论》卷九,"治人病后虚烦不得眠,此胆寒故也,此药主之。又治惊悸。"方中二陈汤燥湿化痰,理气健脾和胃;竹茹清热化痰,枳实下气化痰,泄脾除胀;诸药合用清热化痰、燥湿健脾、理气和胃除胀,治标为主,佐以扶正;柴胡疏肝散源自《证治准绳》,其功效为疏肝理气、活血止痛,重在行气以助血行,同时行气以化痰。

病案

邓某,男性,34岁,干部,哈尔滨人。

心悸易惊、少寐多梦、胸烦热2个月。于2个月前因生气而出现心悸不安、胆怯易惊、少寐多梦、胸烦热,在多家医院诊断为自主神经功能紊乱,遍服中药治疗无效,且逐渐加重,故求诊于张琪教授。

初诊 2011年6月8日。症见心悸不安,胆怯易惊,少寐多梦,胸烦热,腹胀,便稀(2~3次/

日），四肢酸沉、麻木，察其神倦，表情痛苦，诊其舌质淡红体胖大苔白腻略黄，脉滑数，实验室检查均正常。此乃情志不畅，肝气郁结，肝郁乘脾，脾失运化，水湿内停，湿聚成痰，痰郁化热，形成痰热，又肝郁化火，加重痰热，痰热扰心阻络，使心神不宁，血行不畅所致。法当清热化痰、疏肝理气活血化瘀，佐益气健脾和胃、养心安神，方拟温胆汤合柴胡疏肝散加减治之。

处方　半夏20g　陈皮15g　云苓20g　竹茹15g　枳实15g　黄连15g　黄芩15g　胆南星10g　柴胡15g　香附15g　枳壳20g　白芍15g　川芎15g　赤芍15g　丹参20g　桃仁15g　太子参25g　白术20g　石菖蒲25g　远志15g　五味子15g　甘草15g

14剂，水煎服，每日1剂，早晚温服。嘱其节情志，调节饮食，防劳累。

二诊　2011年6月22日，服用上方2周后病情明显好转，症见有时轻微心悸不安，胆怯易惊，多梦易醒，便稀（日一次），四肢轻微麻木，察其精神较好，表情愉悦，诊其舌质淡红苔薄黄略腻，脉滑数，据舌脉证，辨证治法同前，考虑热邪渐去而脾虚，故去苦寒之黄芩、黄连，以防伤脾，加枣仁25g以助养心安神之功。14剂，水煎服，每日1剂，早晚温服。

三诊　2011年7月5日，服用上方2周后，症状皆无，诊其舌质淡红苔薄白，脉缓，临床治愈，嘱其停止用药，节情志，防劳累，调节饮食，随诊。

按　本案自主神经功能紊乱因情志不遂，致肝气郁结，肝郁乘脾脾失运化，水湿内停，湿聚成痰，痰郁化热，形成痰热，又肝郁化火，加重痰热。心藏神，居于胸中，痰热扰心，心神不宁，故心悸不安、胆怯易惊、少寐多梦、胸烦热；心主血，推动血液运行，痰热阻滞心络，致血行不畅，四肢失于濡养，故麻木；脾虚脾失运化，清阳不升而下陷，故腹胀、便稀；脾主肌肉四肢，脾病四肢不用，故见四肢酸沉；舌质淡红体胖大苔白腻略黄，脉滑数为痰湿热之征。综上分析，本案病机为情志不畅，致肝郁脾虚，痰热扰心，心神不宁，同时痰热阻滞心络，血行不畅，四肢失养。本案为本虚标实之证，以标实为主，宗"急则治其标"及"祛邪方可安正"之训，治宜清热燥湿化痰、疏肝理气、活血化瘀治标为主，佐以健脾和胃、养心安神，方用温胆汤合柴胡疏肝散加减。因本方清大热之力弱，故在此方基础上加黄连、黄芩清热泻火除烦，且有燥湿之功；胆星清热化痰；加赤芍、丹参、桃仁活血化瘀，助血行达四末；加太子参、白术益气健脾助脾运化以除湿；石菖蒲、远志、五味子养心安神，且石菖蒲有化痰之功。全方合用，共奏清热泻火除烦、燥湿化痰、疏肝行气、活血化瘀、益气健脾和胃、养心安神之功，使大热痰瘀得去，肝气得疏，气调血畅，脾健胃和，运化有权，升降有度，则心有所养，神有所归，诸证自愈，故初诊疗效显著。二诊因热邪渐去而脾虚，故减苦寒之黄芩、黄连，以防苦寒伤脾，同时加枣仁助养心安神。经四周治疗，临床治愈。

（四）用自拟清热利湿活血方从"湿、热、瘀"论治神经性水肿

神经性水肿又叫急性神经血管性水肿，以发作性局限性皮肤或黏膜水肿无疼痛亦无瘙痒及皮色改变为主要临床特征。普遍认为本病的发病基础是自主神经功能不稳定所致，常因食物或药物过敏引起急性局限性水肿，也可有家族遗传倾向。本病为现代医学疑难病，无特效疗法，根据其症状属祖国医学水肿、水气病之范畴。张琪教授辨证施治本病常取桴鼓之效。

病案

孟某，女，44岁。

该患者于5年前无明显原因而眼睑、颜面、双下肢水肿，曾到多家医院就诊，诊断为神经性水肿，中西医治疗均无效，且于近1年加重，伴月经不正常，每月2次，每次3～5天，量少，色暗不畅，故于近日来我院就诊。

初诊　2010年7月21日。眼睑、颜面、双下肢水肿，月经每月2次，量少色暗，舌质淡红苔白腻

稍黄,脉沉。中医辨证为水肿(湿热阻络)。西医诊断为神经性水肿。法当清热利湿、活血通络,佐以辛温通阳。方用自拟清热利湿活血方。

处方 土茯苓30g 薏苡仁30g 萆薢20g 川木通15g 川柏15g 苍术15g 当归20g 赤芍15g 丹参20g 王不留行30g 牛膝15g 地龙15g 麻黄10g 细辛5g 甘草15g

按 本案据舌脉症辨证为湿热,蕴阻血络,因久患水肿,水湿之邪在体内潴留,日久湿郁化热,湿热蕴阻血络,致"血瘀",《金匮要略·水气病脉证并治第十四》云:"血不利则为水",说明瘀血可使水肿进一步加重,正如《血证论》所论述:"水与血本不相离,病水者未尝不病血,病血者未尝不病水。"阐述了水与血密切相关的互为因果关系,正如本案先水肿,后月经不调,月经不调使水肿进一步加重,《金匮要略》记载:"先病水,后经水断,谓之水分。"故水肿与月经不调症状并见;苔白腻稍黄为湿热之证,脉沉水湿之邪阻络之证,正如《内经》所言"脉沉水蓄阴经病"。综上分析,本案病机为湿热蕴阻血络,张琪教授抓住这一病机关键,利用水与血之关系,拟清热利湿(水)、活血通络,佐辛温通阳治法,以治标为法则,宗"祛邪方可安正"之训,自拟方剂治疗。方中土茯苓、薏苡仁、川木通、萆薢清热除湿利水,使湿热之邪从小便而去;黄柏、苍术二妙散清热燥湿;当归、赤芍、王不留行、丹参、牛膝养血活血调经,王不留行既利水,又通经,牛膝引血下行;地龙通血络;佐以细辛、麻黄辛温发散通阳,一方面发汗以利水,另一方面通阳以化气行水,正如《金匮要略》云:"腰以下肿,当利小便,腰以上肿,当发汗乃愈","病痰饮者当以温药合之"。全方配伍严谨,谨守病机,遵古法不拘泥于古方,可见其奥秘。

(五) 运用半夏白术天麻汤、血府逐瘀汤从"痰、瘀"论治抑郁症

抑郁症又称抑郁障碍,以显著而持久的心境低落为主要临床特征。临床可见心境低落与其处境不相称,情绪的消沉可以从闷闷不乐到悲痛欲绝、自卑抑郁,甚至悲观厌世,可有自杀企图或行为;甚至发生木僵;部分病例有明显的焦虑和运动性激越;严重者可出现幻觉、妄想等精神病性症状。每次发作持续至少2周以上,长者甚或数年,多数病例有反复发作的倾向,部分患者需要终身服药,长期服用抗抑郁药不仅给患者带来心理负担,且其不良反应明显,影响患者的生活质量。本病为现代医学疑难病,属祖国医学郁证、不寐等范畴。中医辨证治疗有较好疗效。张琪教授曾用半夏白术天麻汤、血府逐瘀汤治愈抑郁症一例。半夏白术天麻汤出自《医学心悟·卷四》:"头眩眼花,非天麻、半夏不除是也,半夏白术天麻汤主之。"方中半夏配天麻化痰息风,为治风痰眩晕、头痛之要药,与本案病机相同;白术、云苓健脾祛湿,杜绝生痰之源;陈皮理气化痰,气顺则痰消。该方标本兼顾,以化痰息风治标为主、理气健脾祛湿治本为辅。血府逐瘀汤源自《医林改错》卷上,主治"头痛、胸痛、瞀闷、夜睡梦多、不眠、心跳心忙、夜不安"。王清任谓"胸中为气府、血府",胸中痰阻气滞血瘀,故用本方行气活血通络,以祛除胸中气血瘀滞,并引血下行,且方中柴胡疏肝、清肝、平肝。

病案

徐某,男,31岁,干部,大庆市人。

郁闷寡言、不寐近4年。于2007年1月生气后出现不寐、闷闷不乐、寡言少语,严重时有自杀倾向,伴头晕目眩、头胀痛、胸闷、痰多,在哈医大二院诊断为抑郁症,予抗抑郁药物治疗(具体不详),同时配合中药治疗至今,均无效,且病情逐渐加重,故求诊于张琪教授。

初诊 2010年11月10日。症见闷闷不乐,寡言少语,有时自言自语,不寐,恐惧易惊,头晕目眩,头胀痛,胸憋闷,咳吐白痰涎,察其神清,表情淡漠,形体肥胖,诊其舌质紫苔白腻,脉沉实有力,实验室检查均正常。此乃素体肥胖,多痰多湿,痰湿内蕴,加之情志不畅,肝气郁结,肝风内动,肝风挟痰蒙蔽心窍、清窍,阻滞心络,神失所养所致,法当化痰息风开窍,疏肝行气活血通络,佐以健脾除湿,

方拟半夏白术天麻汤和血府逐瘀汤加减治之。

　　处方　半夏20g　白术15g　天麻15g　茯苓15g　陈皮15g　当归15g　赤芍20g　川芎15g　桃仁20g　红花15g　柴胡15g　桔梗15g　枳壳15g　怀牛膝15g　菊花20g　全虫10g　石菖蒲15g　甘草15g

　　21剂,水煎服,每日1剂,早晚温服。嘱其节情志,多与人交谈,防劳累,调节饮食。

　　二诊　2010年12月1日,服用上方3周后,病情明显好转,症见有时闷闷不乐,少言,能入睡,但多梦易醒,头晕目眩,头胀痛,胸憋闷均明显减轻,咳少量白稀痰,察其表情愉悦,形体肥胖,诊其舌质淡紫苔白稍腻,脉滑,据舌脉症辨证治法同前,因睡眠不好,故前方加枣仁25g、柏子仁25g、远志15g、五味子15g以养心安神。21剂,水煎服,每日1剂,早晚温服。

　　三诊　2010年12月22日,服用上方3周后症状皆无,察其神清,表情正常,能与人正常接触交谈,诊其舌质淡红苔薄白,脉缓,临床治愈。嘱其停止用药,节情志,随诊。

　　1个月后随访,病情无反复,正常生活工作。

　　按　本案抑郁症为因素体肥胖,多痰多湿,痰湿内蕴,加之情志不畅,肝气郁结,肝风内动,肝风挟痰蒙闭心窍、清窍,阻滞心络所致。风痰蒙蔽心窍,阻滞心络,神气逆乱,故见闷闷不乐、寡言少语、不寐,有时自言自语,严重时有自杀倾向,恐惧易惊等神志异常症状;风痰上扰,蒙闭清窍,阻滞血络,使脑与心神不相顺接,故加重神志异常症状,同时见头晕目眩、头胀痛;痰瘀阻于胸中,故胸憋闷;咳吐白痰涎、苔白腻为痰湿壅盛之征;舌质紫为痰阻血络之瘀血之征;脉沉实有力为气滞血瘀、痰湿壅盛之实脉。综上分析,本案病机为素体痰湿壅盛,加之郁怒伤肝,肝气郁结,肝风内动,肝风挟痰蒙蔽心窍、清窍,阻滞血络,扰乱心神,神气逆乱,神失所养,脑与心气不相顺接。本案为标实之证,表现为风痰瘀,宗"祛邪方可安正"之训,治宜化痰息风开窍、疏肝行气活血通络,佐以健脾除湿,方用半夏白术天麻汤和血府逐瘀汤加减。在此二方基础上加石菖蒲化痰开窍、宁心安神;菊花疏风清利头目;全虫息风通络。全方共奏化痰息风开窍、疏肝行气活血通络、佐健脾除湿之功,使肝风得熄,痰瘀得去,气调血畅,脾气得健,杜绝生痰之源,则诸症自愈,故初诊疗效显著。二诊在一诊方基础上,加枣仁、柏子仁、远志、五味子以养心安神,使心有所主,神有所归。经六周治疗,临床治愈。

(六)运用越鞠丸、血府逐瘀汤从"郁、瘀"论治抑郁症

　　张琪教授治疗抑郁症时,若因气郁致病者,喜用越鞠丸加减。越鞠丸源自《丹溪心法·卷三》,"越鞠丸,解诸郁,又名芎术丸"。治"气、血、痰、火、湿、食"六郁之证,以气郁为主者。费伯雄《医方论·卷二》,"凡郁病必先气病,气得流通,郁于何有? ……,气郁者香附为君,湿郁者苍术为君,血郁者川芎为君,食郁者神曲为君,火郁者栀子为君。相其病在何处,酌量加减。"在张琪教授门诊就诊的抑郁症者患者多久病求医、用药无数、病机复杂,根据久病入络、久病必瘀理论,治疗多辅以活血化瘀之药,如血府逐瘀汤。

病案

　　陈某,男,28岁,干部,哈尔滨人。

　　不寐、沉默寡欢6个月,加重1周。该患者于近半年因工作琐事心情不畅而入睡困难、沉默寡欢、心烦、胸闷、气短,夜间尤重,伴食少纳差、腹胀,每天服地西泮方能入睡,但也多梦易醒,且逐渐加重,近1周服安定也难以入睡,曾在多家医院服中药治疗均无效,故求诊于张琪教授。

　　初诊　2009年4月15日。症见不寐、沉默寡欢、心烦、胸闷、气短,夜间尤甚,食少纳差、腹胀,察其表情淡漠,眼睑震颤(+),口唇紫,诊其舌质紫暗苔黄腻,脉弦滑数,实验室检查均正常,此为"气、血、痰、火、湿、食"六郁之证,乃情志不遂,肝气郁结,气机不畅所致,法当疏肝行气活血解郁、清热泻

火、燥湿化痰、消食导滞,方拟越鞠丸合血府逐瘀汤加减治之。

处方 香附20g 川芎15g 苍术15g 栀子15g 神曲15g 生地20g 赤芍15g 桃仁15g 红花15g 柴胡15g 桔梗15g 枳壳15g 郁金15g 黄芩10g 黄连10g 石菖蒲15g 半夏15g 甘草15g

28剂,水煎服,每日1剂,早晚温服。嘱其调节情志,防劳累。

二诊 2009年5月13日,服前方4周后病情明显好转。症见能入睡,但多梦,轻微胸闷、气短,左侧后背沉酸痛,乏力,呃逆,饮食尚可,察其眼睑震颤(±),口唇略紫,舌质紫苔黄稍腻而干,脉沉细涩,此乃久病气阴两虚,兼"气、血、痰、火、湿、食"六郁之证。本案为本虚标实,六郁之中以气郁、血郁为主,宗标本兼治原则之训,治以扶正祛邪兼顾,法当益气养阴、疏肝行气活血、清热泻火、燥湿化痰、和胃降逆,方拟生脉饮合越鞠丸、血府逐瘀汤加减治之。

处方 太子参30g 麦冬15g 五味子15g 香附20g 川芎15g 苍术15g 焦栀子15g 神曲15g 桃仁15g 红花15g 丹参20g 生地15g 柴胡15g 桔梗15g 枳壳15g 黄连10g 黄芩10g 半夏15g 砂仁15g 甘草15g

28剂,水煎服,每日1剂,早晚温服。

三诊 2009年6月10日,服上方4周后症状皆无,诊其舌质淡红苔薄白,脉缓,临床治愈,嘱其停止用药,调节情志,随诊。

按 本案自主神经功能紊乱抑郁症属祖国医学郁证、不寐范畴,多因情志不畅,忧郁恼怒伤肝所致,肝性喜条达而恶抑郁,情志不遂而致肝气郁结,气机阻滞,"气为血之帅",气行血行,气止血止,又心主血,肝藏血,"胸中为气之所宗,血之所聚,肝经循行之分野",故气滞血瘀部位主要体现在心肝二经及胸中。肝气郁结,故沉默寡欢、表情淡漠;气郁化火,血瘀化热,火热扰心,神无所归,故心烦、不寐;"卫气昼行于阳,夜行于阴",入夜卫气入里,两阳相加,加重火热,故夜间尤重;胸中气血瘀滞,阻碍气机,故胸闷、气短;肝郁乘脾犯胃,脾胃气滞,受纳腐熟运化失司,故食少纳差、腹胀;脾失运化,水湿内停,湿聚生痰,日久形成痰湿热,故苔黄腻、脉滑;舌质紫暗、口唇紫、脉弦为气血瘀滞之征。综上分析,本案为"气、血、痰、火、湿、食"六郁之证,而以气郁为主,其次为血瘀,故初诊治以疏肝行气活血解郁为主,佐以清热泻火、燥湿化痰、和胃消食导滞,方用越鞠丸和血府逐瘀汤加减治疗。此案以气郁为主,故香附量重。单纯本方难解本案六郁之证,因"胸中为气之所宗,血之所聚,肝经循行之分野",故合血府逐瘀汤,意在疏肝行气活血解郁,使气机升降正常,气血畅通;酌加少量黄芩、黄连助焦栀子清热泻火燥湿除烦,量轻以避免苦寒伤正;加郁金活血清肝平肝;石菖蒲、半夏燥湿化痰,且石菖蒲开郁宁心安神,半夏和胃降逆。诸药合用,共奏疗效,故初诊效果显著。二诊舌脉症表现为久病气阴两虚,兼"气、血、痰、火、湿、食"六郁之证,为本虚标实,故立扶正祛邪、标本兼治之法则,在前法、前二方基础上加生脉饮益气养阴、扶正固本,同时加砂仁温中行气化湿和胃,配合半夏、甘草温燥之品以防苦寒伤中、伤正。由于辨证、立法、遣方用药准确,经治痊愈。

(七) 运用柴胡加龙骨牡蛎汤、癫狂梦醒汤从"肝郁、热、痰"论治恐惧症

恐惧症是一种精神官能症,特征为发病者对某些事物或情境会产生莫名的恐惧。纵使当事者明知不会受到伤害,也无法控制恐惧的情绪。各类恐惧症都有慢性发展的趋势。行为疗法对各种恐惧症都有良好的效果,可使大部分患者的病情获得或多或少的舒缓,药物则可在疗程初期减少焦虑的症状。病程越长,治疗效果越差。

张琪教授认为,恐惧症多因素体胆气不足,胆为邪扰所致,胆为清净之府,性喜宁谧而恶烦扰,因惊恐,胆为邪扰,肝气郁,肝失疏泄,致肝胆气滞,郁而化火,火热扰心则胆怯易惊。方用柴胡加龙骨牡蛎汤加减,该方源自《伤寒论》,"伤寒八九日下之,胸满烦惊,小便不利,一身尽重不能转侧者,柴

胡加龙骨牡蛎汤主之"。方中柴胡为君药,疏肝利胆解郁,清肝胆之郁热;黄芩清热泻火除烦;龙骨、牡蛎重镇安神;西洋参益气养心;半夏和胃降逆;大黄泄热和胃;桂枝宣通阳气以畅气机。

病案

金某,男,33岁,干部,黑龙江省五常县人。

胆怯易惊、心悸半年。于半年前因惊吓出现胆怯易惊、心悸、心烦不寐、急躁易怒,到多家医院口服中药治疗均无效,且逐渐加重,不能接触外界事物,故于今日来我院就诊。

初诊 2009年4月15日。症见胆怯易惊,心悸,心烦不寐,急躁易怒,胸满闷,头晕,手颤,察其表情淡漠,诊其舌质红紫苔黄腻,脉数,实验室检查均正常,此为素体胆气不足,胆为邪扰,肝失疏泄,致肝胆气滞,郁而化火,火热扰心,耗伤心之气阴,心失所养所致,法当疏肝利胆、清热泻火、益气养心、重镇安神,方拟柴胡加龙骨牡蛎汤加减治之。

处方 柴胡20g 黄芩15g 半夏15g 龙骨30g 牡蛎20g 桂枝15g 文军7g 云苓20g 太子参20g 生地15g 丹皮15g 五味子15g 远志15g 石菖蒲15g 代赭石40g 珍珠母30g 桃仁15g 甘草15g

35剂,水煎服,每日1剂,早晚温服。嘱其调节情志,多接触人、外界事物。

二诊 2009年5月20日,服上方5周后病情无明显好转,症见笑不休,喜歌唱自语,不避亲疏,心悸不寐,心烦易怒,略有恐惧感,手颤,察其表情呆滞,诊其舌质红紫苔薄黄,脉滑数,此乃心肝二经气血郁滞,气郁生痰化火,困扰心神,神无所归所致,宗"审证求因、谨守病机、各司其属"之训,法当疏肝行气活血、清热化痰开窍、重镇安神,方用癫狂梦醒汤加减治之。

处方 桃仁30g 柴胡15g 香附20g 青皮15g 半夏20g 陈皮15g 云苓20g 苏子20g 枳壳15g 石菖蒲15g 郁金15g 赤芍20g 丹参20g 生地15g 代赭石30g 珍珠母30g 甘草25g

28剂,水煎服,每日1剂,早晚温服。

三诊 2009年6月17日,服上方4周后病情明显好转,症见有时自言自语,心烦易怒,烦躁,手心热,轻微心悸,胆怯易惊,多梦,察其神志如常,诊其舌质红紫苔薄黄而干,脉滑数,此乃心肝二经气血郁滞,郁而化火生痰,火热扰心,痰蒙心窍,心失所养所致,故在二诊治疗基础上,注重清心泻火、养心安神,上方调整治之。

处方 桃仁40g 柴胡15g 香附20g 青皮15g 半夏20g 陈皮15g 云苓20g 苏子20g 石菖蒲20g 郁金15g 赤芍20g 茯神15g 远志15g 代赭石30g 珍珠母30g 桑皮15g 川连10g 黄芩15g 文军7g 甘草15g

28剂,水煎服,每日1剂,早晚温服。嘱其调节情志,注意休息。

四诊 2009年7月15日,服用上方4周后病情渐愈,症见有时心悸易惊,多梦,乏力,口干,轻微手心热,察其表情正常,诊其舌质红苔薄白略干,脉细,此乃久病加之过用行气活血开郁之品耗伤气阴,心失所养所致,宗"观其脉症,知犯何逆,随证治之"之古训,法当益气滋阴、养心安神,方用生脉饮加减治之。

处方 太子参40g 麦冬25g 五味子25g 生地15g 当归20g 枣仁25g 柏子仁20g 茯神20g 远志15g 珍珠母30g 夜交藤30g 甘草15g

14剂,水煎服,每日1剂,早晚温服。

五诊 2009年7月29日,服用上方2周后,症状皆无,工作生活已正常,临床治愈。嘱其调情志,防劳累,加强锻炼,随诊。

按 本案为现代医学精神神志病(恐惧症、精神分裂症),属祖国医学惊悸、癫狂范畴,多因惊恐恼怒抑郁等情志因素所致,病位在肝胆心三脏。初诊辨证为肝胆郁滞,火热扰心,胆为清净之府,性喜宁谧而恶烦扰;肝主疏泄,性喜条达而恶抑郁,在五志为怒。因素体胆气不足,受外界惊吓,胆为邪扰,失其宁谧,故胆怯易惊;肝与胆相表里,胆为邪扰,枢机不利,影响肝之疏泄,致肝胆气机郁滞,气郁化火,火热扰心,逼乱心神,故心烦不寐、急躁易怒;足厥阴之肝经循于巅顶,肝气郁滞,清阳不升,故头晕;胸中为气之所宗,血之所聚,肝经循行之分野,肝胆气滞以致胸中气血瘀滞,故胸满闷;火气通于心,火热之邪耗伤心之气阴,心失所养,故心悸;肝郁化火,火热动风,故手颤;舌质红紫苔黄腻、脉滑数为肝胆气滞、气郁生痰化火之征。综上分析,本案病机为肝胆郁滞,郁而化火,火热扰心,肝胆之气郁滞为病之本,由此产生的火、痰、瘀、心气阴两虚为病之标,标中以火热为主,故治宜疏肝利胆、清热泻火、重镇益气养心安神,佐化痰逐瘀,方用柴胡加龙骨牡蛎汤加减,该方主治"胸满烦惊"。方中柴胡疏肝利胆解郁,清肝胆之郁热;黄芩清心泻火除烦;龙骨、牡蛎重镇安神;半夏化痰降逆;桂枝通阳宣畅气机;云苓宁心安神;太子参益气养心;文军泻热逐瘀。在此方基础上加生地、丹皮滋阴清热凉血;五味子、远志养心安神;石菖蒲化痰开窍宁神;代赭石、珍珠母平肝镇惊安神;桃仁活血化瘀。诸药合用,共奏疗效。二诊恐惧感减轻,但表现为笑不休,喜歌唱自语,不避亲疏,神志异常症状,心有余则笑不休,临证思辨,应辨证为心肝二经气血郁滞,郁久生痰化火,困扰心神之癫狂,因心主血,藏神,为神明之官;肝藏血,血舍魂;肝气郁滞日久,必致心肝二经气滞血瘀,郁久生痰化火,痰蒙心窍,火热扰心,神无所归,故见神志异常之癫狂证,治以疏肝行气活血为主,佐以清热化痰开窍、重镇安神,方用王清任癫狂梦醒汤加减,本方重用桃仁以破血消瘀,同时配合大量行气药,意在气行血行,为治本之法,为防开郁太过而伤正气,方中倍用甘草和其中,同时配伍清热化痰开窍、重镇安神之品,由于辨证遣方用药准确,故二诊疗效显著。三诊辨证加川连、黄芩以清心泻火除烦,加文军、桑皮泄热,加茯神、远志养心安神。经初、二、三诊治疗,气血郁滞、痰、火尽除,病渐向愈,四诊表现为久病加之过用行血活血开郁之品耗伤气阴,气阴两虚、心失所养之虚象,故立益气滋阴、养心安神扶正之法则,方用生脉饮加养心安神之品,经2周调理,虚象渐复,临床治愈。

(八) 运用礞石滚痰丸合癫狂梦醒汤从"痰、瘀"论治精神分裂症

精神分裂症是一组病因未明的重性精神病,多在青壮年缓慢或亚急性起病,临床上往往表现为症状各异的综合征,涉及感知觉、思维、情感和行为等多方面的障碍以及精神活动的不协调。患者一般意识清楚,智力基本正常,但部分患者在疾病过程中会出现认知功能的损害。病程一般迁延,呈反复发作、加重或恶化,部分患者最终出现衰退和精神残疾,但有的患者经过治疗后可保持痊愈或基本痊愈状态。

张琪教授认为,本病病机为肝气郁结,气滞血瘀,郁而化火,火邪灼津成痰,痰火蒙闭清窍、心窍,扰乱心神,为气、血、痰、火交织,顽痰交痼之证。治宜泻火豁痰开窍、疏肝行气活血化瘀、重镇安神。常用礞石滚痰丸和癫狂梦醒汤治疗。

礞石滚痰丸出自《玉机微义·卷四》,"通治实热老痰,怪证百病"。癫狂梦醒汤出自清代名医王清任之方,用以治疗癫证、狂证。《医林改错》曰:"癫狂一症,哭笑不休,詈骂歌唱,不避亲疏,许多恶态,乃气血凝滞脑气,与脏腑气不接,如同做梦一样。"癫狂梦醒汤宗从痰、从瘀治疗癫狂的学术思想,丰富了中医学治疗精神系统疾病的内容。实际上癫狂梦醒汤不但能治疗神经症、围绝经期综合征、癔症、老年痴呆等精神系统疾病,而且也能治疗心脑血管系统及呼吸系统疾患。

病案

田某,女,28岁,学生,山西太原人。

妄想,哭笑无常,有时骂人、打人毁物11年。于11年前与同学生气后出现整日不寐、妄想、哭笑

无常,有时骂人、打人毁物,在太原市精神病院诊断为精神分裂症,予抗精神病药治疗3个月,病情有所缓解,后改服氯丙嗪、安定(地西泮)控制治疗至今,但病情时有发作,且逐年加重,全国到处访名医治疗均无效,故于今日来我院求治。

初诊 2010年9月15日。症见自言自语,妄想,哭笑无常,有时骂人、打人毁物,少寐,整日吐痰涎、恶心、纳差,月经量少、色暗,察其神情,语无伦次,诊其舌质红紫苔白腻略黄,脉滑数,实验室检查均正常。此乃情志不畅,肝气郁结,肝郁乘脾,脾失运化,水湿内停,又肝郁化火,火热之邪灼津成痰,而形成痰火,痰火扰心,蒙闭清窍、心窍,同时气滞血瘀,气血不相顺接,心、脑失于濡养所致,法当泻火豁痰开窍、疏肝行气活血、重镇安神,方拟礞石滚痰丸合癫狂梦醒汤加减治之。

处方 礞石20g 黄芩15g 文军10g 木香10g 柴胡15g 香附20g 青皮15g 半夏15g 陈皮15g 胆南星15g 石菖蒲15g 郁金15g 桃仁25g 赤芍20g 生龙牡各25g 甘草15g

21剂,水煎服,每日1剂,早晚温服。嘱其避免刺激、情绪波动,调节饮食。继服氯丙嗪24片/日,地西泮3～4片/日。

二诊 2010年10月13日,服用上方2周后,病情有所好转,症见上述症均有所减轻,察其神情能正常回答问话,诊其舌质红紫苔黄腻,脉滑数。据舌脉症辨证治法同前,效不改方,故继守前方。21剂,水煎服,每日1剂,早晚温服。

三诊 2010年11月3日,服用上方3周后,病情有所反复,症见妄想,自言自语,哭笑无常,有时骂人、打人毁物,烦躁,睡眠较好,仍经常吐痰涎,纳差,月经量少、色暗,服药至今大便不泻,诊其舌质红紫苔薄黄,脉沉涩,此乃顽痰挟火蒙闭清窍、心窍,扰乱心烦,气滞血瘀所致,宗张锡纯之"顽痰非重坠下行之药不能去也"之训,法当泻火豁痰下痰、疏肝行气活血化瘀,方拟礞石滚痰丸合癫狂梦醒汤、荡痰加甘遂汤三方加减治之。

处方 礞石20g 黄芩15g 大黄10g 沉香15g 桃仁40g 赤芍20g 柴胡15g 香附20g 青皮15g 半夏20g 陈皮15g 石菖蒲15g 郁金15g 胆南星15g 腹皮15g 焦栀子10g 代赭石30g 珍珠母30g 炙甘遂(单包)5g

14剂,水煎服,每日1剂,早晚温服。嘱其服药后必泻下数次,若见黏液即停用甘遂,可再重复一次使用。

四诊 2010年11月17日,服用上方2周后(二剂加炙甘遂),病情明显好转,症见服药后泄下稀便加黏液,每日7～8次,伴恶心、呕吐(吐白涎沫),狂躁、妄想等症均明显减轻,且头脑清醒,察其表情正常,诊其舌质淡红有瘀斑苔薄黄,脉滑数。辨证治法同前,因已泄下痰涎,故前方减炙甘遂为2.5g,加竹茹15g以清热化痰止呕,加太子参30g扶正以防祛邪伤正。14剂,水煎服,每日1剂,早晚温服。嘱其大便若超3次即停甘遂,可重复使用。

五诊 2010年12月1日,服用上方2周后病情稳定,癫狂没再发作,症见有时妄想、自言自语,无骂人、打人毁物、哭笑无常、烦躁等症,睡眠较好,余无不适感,察其表情正常,能正确回答问题,诊其舌质淡红苔薄略黄,脉缓,嘱其暂停止用药,仍服西药控制病情,注意避免刺激,随诊。

1个月后随访,病情稳定,癫狂无发作。

按 本案精神分裂症为现代医学疑难病,属祖国医学"癫狂"范畴。因生气后情志不畅,致肝气郁结,肝郁乘脾,脾失运化,水湿内停,又肝郁化火,火热之邪灼津成痰,而形成痰火。痰火蒙蔽清窍、心窍,使心脑不相通,神明皆乱,故见妄想、自言自语、不寐,严重时骂人、打人毁物,哭笑无常;气为血之帅,气滞则血瘀,使气血不相顺接,心、脑失于濡养,故加重上述症状;痰浊壅肺,肺气上逆,故咳吐痰涎;痰火犯胃,胃气上逆,故恶心、纳差;气血瘀滞,经行不畅,故月经量少、色暗;舌质红紫为瘀热之征;苔白腻略黄、脉滑数为痰火之征。初、二诊用礞石滚痰丸合癫狂梦醒汤加减。礞石滚痰丸中青礞石咸能软坚,质重沉坠,功专下气坠痰,兼可平肝镇惊,为治顽痰之要药;大黄荡涤实热,开痰火下行之路;黄芩苦寒泻火,清除痰火之源;木香代沉香行气化痰,取治痰先治气之意;四药合用,共奏泻火逐瘀之功,使痰火从大便而出。癫狂梦醒汤源自《医林改错》,主治气滞血瘀,痰浊蒙窍,气血不能顺接之癫狂。方中柴胡疏肝清肝;香附、青皮疏肝行气;半夏化痰开结,和胃降逆;陈皮理气健脾和胃,杜绝生痰之源;胆南星清化热痰;石菖蒲豁痰开窍醒神;郁金、桃仁、红花活血化瘀,且郁金有清肝平肝之功。二方合用,共奏泻火豁痰下痰开窍、疏肝行气活血化瘀之功。在此二方基础上加生龙牡重镇安神以治其狂躁。经初、二诊治疗,效果不显,究其原因,虽用重坠下痰之礞石及开痰火之路之大黄,但大便不泻,顽痰无以出路,故三、四诊加用荡痰加甘遂汤,即在前方基础上加代赭石30g、炙甘遂5g,同时改木香为沉香,加焦栀子。荡痰加甘遂汤出自《医学衷中参西录》卷上,治癫狂失心。张锡纯谓:"甘遂为下水之圣药,痰亦水也,故其行痰之力,亦百倍于他药",服后,大便连泻七八次,降下痰涎若干,癫狂顿愈,见者以为奇异,岂不知甘遂之功,远胜于大黄;代赭石籍其重坠之力,摄引痰火下行,且又能镇甘遂使之专于下行,不致作呕吐也;加沉香助痰下行,且焦栀子清泻三焦而除痰;经四诊近3个月治疗,患者病情稳定,癫狂无再发作。

(九) 运用癫狂梦醒汤从"痰、瘀"论治儿童多动症

儿童多动症是一种常见的儿童行为异常问题,又称脑功能轻微失调或轻微脑功能障碍综合征或注意缺陷障碍,指明显注意集中困难、注意持续时间短暂、活动过度或冲动为主要特征的一组综合征,多见于儿童,患病率为3%~5%,男女比例为(4~9):1。目前对于多动症的病因尚不十分明确,多认为与多基因遗传、中枢神经系统成熟延迟或大脑皮质的觉醒不足、神经解剖异常、孕期或围生期轻微脑损伤等因素有关,另外与锌、铁缺乏及血铅增高有关。

病案

郭某,男,9岁,学生,哈尔滨人。

不自主多动,烦躁,注意力不集中2年。平素少言好生气,于近2年出现不自主多动,伴烦躁、注意力不集中、冲动任性、夜间睡不实,在多家医院诊断为儿童多动综合征,到处服中药治疗,但效果不显,故于今日来我院就诊。

初诊 2011年2月16日。症见不自主多动,注意力不集中,烦躁,冲动任性,夜间睡不实多动,察其神情,能正确回答问题,躁动不安,注意力不集中,诊其舌质红紫苔黄腻,脉滑数,实验室检查均正常。此乃情志不畅,肝气郁结,气滞则血瘀,使气血凝滞,气血不相顺接,心失所养,神无所归,又肝郁乘脾,脾失运化,水失内停,湿聚成痰,加之肝郁化火,形成痰火,痰火扰心,心神逆乱所致,法当疏肝行气活血化瘀、清热豁痰开窍,佐重镇安神,方拟癫狂梦醒汤加减治之。

处方 桃仁30g 赤芍20g 柴胡15g 香附15g 青皮15g 半夏15g 陈皮15g 紫苏15g 桑皮15g 腹皮15g 川木通10g 黄连10g 天竺黄10g 胆南星10g 石菖蒲15g 郁金10g 生龙牡各15g 代赭石30g 珍珠母30g 甘草15g

14剂,水煎服,每日1剂,早晚温服。嘱其多与同学接触,多进行娱乐活动。

二诊 2011年3月2日,服用上方2周后病情明显好转,症见不自主多动明显减少,有时烦躁,注意力不集中,余证无,察其无躁动不安,诊其舌质淡紫苔薄黄,脉滑数,据舌脉症,辨证治法同前,因其有时胃痛,考虑服药所致,故前方加砂仁15g、白芍15g以温中和胃、缓急止痛。14剂,水煎服,每日1剂,早晚温服。

三诊 2011年3月16日,服用上方2周后,症状皆无,诊其舌质淡红苔薄白,脉缓,临床治愈,嘱其停止用药,保持心情舒畅,防劳累,随诊。

按 本案儿童多动综合征为现代医学疑难病,属祖国医学躁动、脏躁范畴,辨证为气滞血瘀,痰

热蒙蔽心窍。肝性喜条达而恶抑郁,平素情志不畅,肝木不能条达,致肝气郁结,气滞则血瘀,使气血凝滞;又肝郁乘脾,脾失运化,水湿内停,湿聚成痰,加之肝郁化火,形成痰火,最终形成气郁,痰郁热交阻。因心主血藏神,气血凝滞,使气血不相顺接,心失所养,神无所归,加之痰热扰心,心神逆乱,故出现不自主多动、注意力不集中、烦躁、冲动任性、夜间睡不实、多动等神志异常表现;舌质红紫苔黄腻、脉滑数为痰热血瘀之征。宗"祛邪方可安正"之训,治宜疏肝行气活血化瘀、清热豁痰开窍,佐重镇安神,方用癫狂梦醒汤加减。该方出自《医林改错》,主治癫狂之证,其病机为气血凝滞,痰郁热交阻,心神逆乱,与本案病机相同。方中桃仁、赤芍活血化瘀;柴胡、香附、青皮疏肝理气,气行则血行;半夏、陈皮燥湿化痰助脾运;紫苏、桑皮、腹皮降气化痰宽中;川木通降心火,通利九窍关节。诸药合用,疏肝行气活血化瘀、清心豁痰开窍。在此方基础上加川连清心除烦;天竺黄、胆南星清热化痰;石菖蒲、郁金豁痰开窍,且郁金清肝疏肝活血;生龙牡、代赭石、珍珠母重镇安神。全方合用,共奏疏肝行气活血化瘀、清热豁痰开窍、重镇安神之功,使气行瘀化,气血调畅,热清痰消,则诸症自愈。二诊在一诊方基础上加砂仁、白芍意在温中和胃、养阴柔肝、缓急止痛,经四周治疗,临床治愈。

七、五官科疾病临证治验录

(一) 运用甘草泻心汤、甘露饮从"湿热"论治白塞病之口腔溃疡

白塞病是一种全身性免疫系统疾病,可侵害人体多个器官,基本病理改变为血管炎。临床以复发性口腔溃疡、生殖器溃疡、皮肤和眼部病变最为常见。中青年多见,男女均可发病。本病所致口腔溃疡的特点为反复口腔溃疡、疼痛,溃疡面较深,底部多为白色或黄色,可以同时在多个部位出现多个溃疡(俗称"口疮"),包括舌、口唇、上腭、咽部等。多数溃疡可自行好转,但常反复发作,严重者疼痛剧烈,非常影响进食。西医治疗主要是较长期应用免疫调节药或免疫抑制药。本病为现代医学疑难病,属祖国医学"狐惑病"范畴。张琪教授曾予甘露饮治愈一例以口腔溃疡为主要表现白塞病患者。甘草泻心汤为《金贵要略》治疗狐惑病代表方,"狐惑之为病,状如伤寒,默默欲眠,目不得闭,卧起不安,蚀于喉为惑,蚀于阴为狐,不欲饮食,恶闻食臭,其面目乍赤、乍黑、乍白。蚀于喉则声嗄,甘草泻心汤主之"。方中生甘草为主药,配以苦寒黄芩、黄连清热解毒燥湿;干姜、半夏辛燥化湿;太子参、大枣益气健脾和胃。全方共奏清热解毒、温脾化湿和胃之功,寒温并用,使苦寒不伤脾胃,温而不燥。甘露饮源于《太平惠民和剂局方·卷六》,由二地、二冬、黄芩、茵陈、枳壳、杷叶、甘草共十味药组成,具有养肺胃之阴、清利湿热作用,主治"齿龈肿烂,时出脓血,……,及目赤肿痛,不任凉药,口舌生疮,咽喉肿痛,……"及"脾胃受湿,瘀热在里。"

病案

刘某,男,46岁,工人,哈尔滨人。

咽喉及口腔溃疡、声音嘶哑、目赤2年。2年前感冒后出现咽喉溃疡、疼痛,2天后口腔内多处溃疡、声音嘶哑、目赤,在哈医大一院诊断为白塞病,予激素、抗生素治疗,病情时有轻重,始终没有治愈,近2周因着急上火复加重,故求诊于张琪教授。

初诊 2009年4月16日。咽喉及口腔溃疡疼痛,声音嘶哑,目赤,乏力,泄泻3~4次/日,稀便,纳差,察其形体消瘦、咽喉溃疡、口腔内多处溃疡、颌下淋巴结大、眼角膜红,诊其舌质红苔黄腻、脉滑数,实验室检查正常,此为湿热毒邪蕴结,伤及血络、血瘀肉腐所致,加上脾胃湿热伤及胃阴,受纳腐熟运化功能失常、气血化源不足,肌肉失于濡养,故经久不愈,法当清热解毒、温脾化湿、养阴和胃,方拟甘草泻心汤和甘露饮加减治之。

处方 黄芩15g 黄连10g 生甘草15g 半夏15g 干姜15g 太子参30g 大枣5颗 茵陈15g 生地15g 麦冬15g 石斛15g 枳壳15g 枇杷叶15g 金银花30g 蒲公英20g 败酱草20g 砂仁15g 白蔻15g

14剂,水煎服,每日1剂,早晚温服。

二诊 2009年4月30日,服用前方2周后病情好转,咽喉及口腔溃疡疼痛、目赤均减轻,声音略嘶哑,大便正常、饮食尚可,仍乏力,察其咽喉、口腔溃疡面均减小,已有愈合,眼角膜略红,诊其古质红紫、苔薄黄、脉滑数。此乃湿热毒邪蕴结,脾胃湿热,夹血瘀之证,乃湿热毒邪蕴结日久,血络瘀阻所致,故前方加赤芍20g、桃仁15g、红花15g。14剂、水煎服、每日1剂,早晚温服。

三诊 2009年5月14日,服用前方2周后病情明显好转,症见咽喉轻度溃疡、活动后乏力,察其咽后壁有一小溃疡,余正常,诊其舌质淡紫苔薄黄、脉滑,辨证治法同前,故前方加黄芪30g以益气健脾扶正、托疮生肌。7剂,水煎服,每日1剂,早晚温服。

四诊 2009年5月21日,服用前方1周后病情痊愈,症状皆无,察其咽喉部无溃疡,诊其舌质淡红苔薄白、脉缓,嘱其停止用药,防感冒,节情志,随诊。

按 本案白塞病由湿热虫毒蕴结所致。追其病史,患者感受湿热毒邪蕴结于上部,伤及咽喉及口腔内血络,致血瘀肉腐成脓,故见咽喉及口腔溃疡伴疼痛、声音嘶哑;伤及目之血络,故见目赤;温邪从口鼻而入,口通于胃,湿热毒邪从口犯脾胃,致脾胃湿热,脾主肌肉,开窍于口,脾为湿困,运化失司,水谷精微不能承于口,口之肌肉失于濡养,故溃疡日久不愈;脾胃湿热,影响其受纳腐熟运化功能,升清降浊失常,故见泄泻、纳差;气血化源不足,故见乏力、形体消瘦;热邪伤及胃阴,故舌质红;苔黄腻、脉滑数为湿热之征。故本案感受湿热毒邪为病之因、病之本,脾胃湿热、胃阴虚为病之标,治宜清热解毒、温脾化湿、养阴和胃,标本兼治,方拟甘草泻心汤和甘露饮加减治之。因本案阴虚不重,故只选用生地、麦冬、石斛滋养胃阴;黄芩、茵陈清热除湿;枳壳、枇杷叶降气和胃。由于本案湿热毒邪为病之因、病之本,故加双花、蒲公英、败酱草清热解毒;加白蔻、砂仁化湿温中行气,配合干姜、半夏以防苦寒药伤脾胃。本案处方配伍特点是标本兼顾、寒湿并用,祛邪为主兼以扶正,故初诊疗效显著。二诊舌质红紫为湿热毒邪蕴结日久,伤及血络、血络瘀阻之征,故在前方基础上加赤芍、桃仁、红花活血化瘀、消肿疗疮。三诊加黄芪,配合太子参、大枣益气健脾扶正,使脾健运化功能正常,同时黄芪还具有托疮生肌之功。甘草泻心汤配合甘露饮加减治疗效果更佳,一方面清热解毒燥湿、利湿为治因治本之法;另一方面温脾健脾化湿、养阴和胃,注重脾胃为后天之本,使脾胃健,受纳运化升清降浊功能正常,气血化源充足,气血畅通,有利于溃疡愈合。二方合用标本兼治、寒温并用,审因论治,遵古法而不泥于古方,故疗效显著。

(二) 运用甘露饮从"湿热"论治复发性口腔溃疡

复发性口腔溃疡是口腔黏膜疾病中发病率最高的一种疾病,普通感冒、消化不良、精神紧张、郁闷不乐等情况均能偶然引起该病的发生,好发于唇、颊、舌缘等黏膜处。发病年龄一般为10~30岁,女性较多,一年四季均能发生。口腔溃疡属于中医"口疮"、"口糜"范畴。口疮虽生于口,但与内脏有密切关系。中医学认为,脾开窍于口,心开窍于舌,肾脉连咽系舌本,两颊与齿龈属胃与大肠,任脉、督脉均上络口腔唇舌,表明口疮的发生与五脏关系密切。口疮多为火热之证,乃脏腑之火上炎,熏蒸口腔黏膜而致病。辨证当分虚实,若青年发病,口疮剧痛,犹如火灼,口苦口臭,便干尿黄,为实热实火。若平素过食肥甘厚腻,多因脾胃郁热而作。因此口腔溃疡的发作常与某些消化系统疾病相关,如胃溃疡、十二指肠溃疡、慢性或迁延性肝炎、结肠炎等。甘露饮具有养肺胃之阴、清利湿热作用,主治"齿龈肿烂,时出脓血,……,及目赤肿痛,不任凉药,口舌生疮,咽喉肿痛,……",对此类口腔溃疡效果颇佳。

病案

侯某,女,38岁。

该患口腔溃疡病史8个月,以唇内及齿龈为重,经多家医院治疗无效。故今日来我院求治。

初诊　2008年11月19日。现患者口腔内多处溃疡,以唇内、齿龈为重,伴泄泻3~4次/日,稀便,纳差,症见舌质红苔薄黄,颌下淋巴结肿大。中医辨证为脾胃湿热。西医诊断为口腔溃疡。法当清热解毒,湿热化湿,养胃阴。方用甘露饮加减治疗。

处方　茵陈15g　黄芩15g　黄连15g　生地15g　麦冬15g　石斛15g　枳壳15g　枇杷叶15g　金银花30g　蒲公英20g　败酱草20g　砂仁15g　白蔻15g　桂枝15g　益智仁40g　甘草15g

二诊　2009年1月14日,该患服药6周后口腔溃疡明显减轻。原每月发作2次,现每月1次,且溃疡面明显减少,大便正常,饮食尚可,舌质红紫苔薄白,口唇紫,手足冷。效不更方,前方加补骨脂15g、赤芍20g、桃仁15g、红花15g。

按　该患辨证为脾湿胃热。脾虚脾失运化,湿浊内停,郁久化热,形成脾胃湿热,脾主肌肉,唇为脾之余,脾失运化,气血化源不足,肌肉失于濡养,又胃为多气多血之府,胃热每致血分亦热,热伤血络,肉腐成脓,故见口腔内及齿龈溃疡,且以唇内为主,日久不愈;泄泻、纳差为脾失运化,胃失受纳之症;舌质红为胃热伤胃阴之征。故治宜清胃热,温脾化湿,养胃阴,方用甘露饮加减治疗。

该患者阴虚不重,故只选用麦冬、生地、石斛,滋养脾胃之阴;加黄连、双花、蒲公英、败酱草加重清热解毒之功,且黄连清热燥湿;由于该患者脾湿,且苦寒药易伤脾胃,故加砂仁、白蔻、桂枝、益智仁温中行气化湿,寒热并用。二诊该患舌质紫、口唇紫,说明湿热蕴结日久,血络瘀阻,故加赤芍、桃仁、红花活血化瘀,加补骨脂温肾阳,以防脾虚及肾,可收到较好的疗效。

(三) 运用清胃散从"胃热"论治舌炎

舌炎是指舌头发生的各种疾病,包括舌痛症、舌头溃疡等。本病属于难治之症,中医辨证属"舌痛"。"舌为心之苗",然舌又分属五脏,舌尖属心,舌根属肾,舌两边属肝胆,舌表面属脾胃。与胃相关者,多因胃火上炎所致,方用清胃散有效。该方出自《脾胃论》卷下,原方主治胃火牙痛,方中黄连苦寒,既清肝经之火,又清胃腑之热;升麻辛微寒,清热解毒,轻清升散透发,可宣达郁遏之伏火,有"火郁发之"之意;黄连得升麻,降中寓升,则泻火而无凉遏之弊,升麻得黄连,则散火而无升陷之虞;生地滋阴清热凉血;丹皮凉血清热;当归养血活血,以助消肿止痛;生石膏辛寒清胃热。诸药合用,清热泻火凉血,使上炎之火得降,血分之热得除。

病案

许某,女,56岁,教师,哈尔滨人。

舌尖疼痛2个月。于2个月前因生气出现舌尖疼痛,伴胃烧灼感、心悸、少寐,在哈医大一院诊断为舌炎,到处服中药治疗无效,且逐渐加重,故求诊于张琪教授。

初诊　2011年4月27日。症见舌尖疼痛,胃烧灼感,心悸,不寐,察其表情痛苦,舌尖红、散在红刺,诊其舌边尖红苔薄黄,脉细数,实验室检查均正常。此乃情志不遂,肝气郁结,郁而化火,肝火犯胃,致胃有积热,肝火胃热上炎,灼伤舌之血络,同时扰心,耗伤阴血,心失所养所致,法当清热泻火,佐养心安神、温脾,方拟清胃散加减治之。

处方　黄连10g　升麻15g　当归15g　生地15g　丹皮15g　生石膏30g　金银花25g　蒲公英20g　枣仁20g　五味子15g　石菖蒲15g　远志15g　白蔻15g　砂仁15g　炮姜10g　甘草15g

14剂,水煎服,每日1剂,早晚温服。嘱其节情志,防感冒。

二诊 2011年5月11日,服用上方2周后,症状皆无,察其表情愉悦,诊其舌质淡红苔薄白,脉缓,临床治愈,嘱其停止用药,注意休息,节情志,随诊。

按 本案舌炎为现代医学疑难病,属祖国医学舌痛范畴,辨证为肝火胃热上炎。因情志不遂,肝气郁滞,郁而化火,肝火犯胃,致胃中有热,肝火胃热上炎,灼伤舌之血络,故见舌尖疼痛;胃中有热,故胃有灼烧感;肝火胃热扰心,耗伤阴血,心失所养,故心悸、不寐;舌边尖红起刺苔薄黄、脉细数为火热之邪伤阴之征。综上分析,本案病机为肝火胃热上炎,灼伤舌之血络,同时扰心,耗伤阴血,心失所养,为本虚标实之证,以标实为主,宗"急则治其标"及"祛邪方可安正"之训,治宜清热泻火祛邪为主,佐以滋阴养心安神、温脾,方用清胃散加减。在此方基础上,加金银花、蒲公英助清热解毒之功;枣仁、五味子、石菖蒲、远志养心安神;加白蔻、砂仁、炮姜温中醒脾,以防苦寒之药伤脾。全方合用,共奏清热泻火凉血、滋阴养血、宁心安神、温中醒脾之功,使上炎之火得降,肝火得清,胃及血分之热得除,心有所养,同时温中醒脾,以防伤脾,则诸症自愈。经2周治疗,临床治愈。

(四) 运用当归龙荟丸从"肝胆实火"论治神经性耳鸣

神经性耳鸣是指人们在没有任何外界刺激条件下所产生的异常声音感觉,如感觉耳内有蝉鸣声、嗡嗡声、嘶嘶声等单调或混杂的响声,实际上周围环境中并无相应的声音,也就是说耳鸣只是一种主观感觉,是因听觉系统的感音神经部分发生障碍所致。耳鸣可以短暂或持续性存在。严重的耳鸣可以扰得人一刻不得安宁,令人十分紧张。如果是短暂性忽来忽去的耳鸣,一般是生理现象,不必过分紧张。如果是持续性耳鸣,尤其是伴有耳聋、眩晕、头痛等其他症状,则会影响患者的听力、睡眠及情绪,日久会影响到工作及生活质量。神经性耳鸣目前是世界医学界的难题之一,属祖国医学耳鸣范畴。足少阴胆经一分支从耳后进入耳中,出走于耳前,肝经与胆经相互络属,肝胆实火循经上扰耳窍,可作耳鸣,应清肝胆实火,张琪教授治疗此类耳鸣常用当归龙荟丸。该方出自《黄帝素问宣明论方》,主治肝胆实火证,方中胆草清泻肝胆实火;焦栀子清泻三焦而通利水道,使火邪从小便而去;黄芩清上焦之火,黄连肝胆中焦之火,芦荟泻火通便,使火热之邪从大便而去;青黛凉肝泻火;当归养血柔肝,补肝体而助肝用;木香疏肝理气。该方备集大苦大寒之药,着重于泻实火,使从二便分消,乃攻滞降泻之剂,非实火上盛不可轻用。

病案

李某,男,59岁,干部,哈尔滨人。

耳鸣、头胀痛、眼胀3个月。平素好生气,于3个月前因大怒而耳鸣,有时头胀痛(两侧为主)、眼胀、口苦,在多家医院诊断为神经性耳鸣,到处服中药治疗均无效,故求诊于张琪教授。

初诊 2011年7月13日。症见耳鸣,头胀痛(两侧为主),眼胀,口苦,尿黄便秘,察其表情痛苦,面红,诊其舌质淡红苔黄腻,脉弦数,实验室检查均正常。此乃大怒致肝胆火旺,肝胆实火循经上扰耳窍,清窍,阻滞血络所致,法当清泻肝胆实火、凉血活血通络、平肝潜阳,方拟当归龙荟丸加减治之。

处方 当归20g 胆草10g 芦荟10g 黄芩10g 黄连10g 焦栀子10g 青黛10g 木香10g 生地15g 菊花15g 赤芍20g 丹参20g 桃仁15g 路路通15g 王不留行30g 代赭石30g 龙骨20g 牡蛎20g 珍珠母30g 甘草15g

14剂,水煎服,每日1剂,早晚温服。嘱其调节情志,忌食辛辣之品。

二诊 2011年7月27日,服用上方2周后,症状皆无,察其表情愉悦,面色如常,诊其舌质淡红苔薄白,脉缓,临床治愈,嘱其停止用药,以免大量苦寒药伤正,注意调节情志,随诊。

按 本案神经性耳鸣辨证为肝胆实火上扰。肝经布胁肋,连目系,入巅顶;胆经起于目内眦,布耳前后入耳中。怒伤肝,大怒致肝胆火旺,肝胆实火循经上炎,阻滞血络,故见耳鸣、头胀痛(两侧为主)、眼胀、面红、口苦;肝胆失火下注,故尿黄、便秘;苔黄稍腻、脉弦数为肝胆实火壅盛之征。综上分析,本案病机为大怒致肝胆火盛,肝胆实火循经上炎耳窍、眼窍、清窍,阻滞血络,为标实之证,宗"急则治其标"及"祛邪方可安正"之训,治宜清泻肝胆实火、凉血活血通络、平肝潜阳,方用当归龙荟丸加减。在此方基础上加生地滋阴清热凉血,既消血中之热,又与当归相伍滋阴养血,以防苦寒药伤阴血;菊花疏散火热之邪,且清利头目;赤芍、丹参、桃仁、王不留行、路路通活血通络;代赭石、龙骨、牡蛎、珍珠母平肝潜阳,使上升之肝火、肝阳下降;甘草益气和中,调和诸药,防苦寒药伤脾胃。全方合用,共奏清泻肝胆实火、凉血活血通络、平肝潜阳、滋阴养血柔肝之功,使肝胆实火得消、得降,肝气得疏,肝体得养,气调血畅,则诸证自愈。经 2 周治疗,临床治愈。

八、外科疾病临证治验录

(一) 运用仙方活命饮从"热毒"论治糖尿病坏疽

糖尿病坏疽为糖尿病并发症之一,部位多见于下肢,临床表现为间歇性跛行、休息痛,皮肤局限性小水泡,逐渐出现皮下组织变成暗红色或黑色,严重四肢手足发生溃烂坏死,干枯变黑,化脓感染。糖尿病肢端坏疽临床类型有干性坏疽、湿性坏疽、混合型坏疽三种。干性坏疽主要表现为受累肢端末梢缺血坏死,干枯变黑,病变界线清楚,发展至一定阶段不经处理会自行脱落。糖尿病患者病久热毒壅聚,营气郁滞,气滞血瘀,肌无所养,加之热盛则肉腐,肉腐则为脓,而成坏疽。张琪教授给予仙方活命饮治疗有效。本方源自《校注妇人大全良方·卷二十四》,"治一切疮疡未成者即散,已成者即溃,又止痛消毒之良剂也。"前人称本方"疮疡之圣药,外科之首方"。唐宗海《血证论·卷八》,"此方纯用行血之药……血因火结,故以银花、花粉清解其火,为疮证散肿之第一方。诚能窥及疮由血结之所以然,其真方也。第其方乃平剂,再视疮之阴阳,加寒热之品,无不应手取效。"

病案

陈某,男,81 岁。

双足趾溃疡,颜色变黑 2 个月。该患糖尿病史 20 年,近 2 个月双足开始肿胀、溃疡,足趾颜色逐渐变黑,伴发热 1 个月,用抗生素、退热药无效,故求诊于张琪教授。

初诊 2008 年 11 月 19 日。现患者双足趾溃疡,颜色变黑,双下肢发凉,发热,体温 38℃,舌质淡红苔白腻略黄而干,脉沉弱数。中医辨证为脱疽(热毒壅滞,血络瘀阻)。西医诊断为糖尿病伴双足干性坏疽。法当清热解毒,益气活血,消肿溃坚。方用仙方活命饮加减。

处方 金银花 40g 连翘 30g 蒲公英 40g 地丁 30g 黄芪 40g 当归 20g 赤芍 15g 丹参 20g 桃仁 15g 红花 15g 乳香 10g 没药 10g 牛膝 20g 大贝 15g 天花粉 15g 柴胡 15g 生地 20g 寸冬 20g 玄参 20g 石斛 20g

按 该患者为久病热毒壅聚,营气郁滞,气滞血瘀,肌无所养,加之热盛则肉腐,肉腐则为脓,而成坏疽。故清热解毒,益气活血,消肿溃坚排脓,方用仙方活命饮加减。方中金银花、连翘、蒲公英、地丁清热解毒疗疮;黄芪、当归、赤芍、丹参、桃仁、红花、乳香、没药、牛膝益气养血、活血通络、消肿止痛;贝母、天花粉清热化痰、消肿散结;柴胡发散风热、逐邪外出;生地、寸冬、玄参、石斛养阴生津防热邪伤阴,玄参还能泻火解毒、消肿散结。全方共奏其效。

（二）运用当归四逆汤从"虚、寒"论治下肢动脉硬化闭塞症

下肢动脉硬化闭塞症是由于下肢动脉粥样硬化斑块形成，引起下肢动脉狭窄、闭塞，进而导致肢体慢性缺血的疾病。早期可无明显症状，或仅有轻微不适，如畏寒、发凉等。之后逐渐出现间歇性跛行症状，为下肢动脉硬化闭塞症的特征性症状。病变进一步发展，则出现静息痛，最终肢体可出现溃疡、坏疽。本病属祖国医学痹证之"脉痹"范畴。证属血虚寒凝者，用当归四逆汤有效。该方源自《伤寒论·辨厥阴病脉证并治》，"手足厥寒，脉细欲绝者，当归四逆汤主之。"方中当归配白芍养血和营，且白芍缓急止痛；桂枝配细辛温经散寒、温通血脉；通草通经脉以畅血行；太子参、甘草配当归益气养血活血。诸药配伍，温阳与散寒并用，养血与通脉兼施，温而不燥，补而不滞。全方共奏温经散寒、益气养血活血通脉之功。当归四逆汤源自《伤寒论·辨厥阴病脉证并治》，"手足厥寒，脉细欲绝者，当归四逆汤主之。"恰和本案，方中当归配白芍滋阴养血和营，桂枝配细辛温经散寒，温通血脉。

病案

姜某，男，46岁，工人，哈尔滨人。

双足疼痛、凉、麻木2年半，加重1个月。于2007年年初受冻后出现双足疼痛、凉、麻木，在哈医大二院确诊为双下肢动脉硬化（不完全闭塞），间断服中药及泡脚治疗，有所好转，于1个月前因涉水加重，服胰激肽原酶肠溶片及中药治疗无效，且逐渐加重，故求诊于张琪教授。

初诊 2009年7月8日。症见双足疼痛、凉、麻木，小腿肚抽搐，腿软无力，察其表情痛苦，诊其舌质淡红苔薄白，脉沉细弱，双下肢彩色多普勒示双下肢动脉内壁增厚不均、表面粗糙，右侧腘动脉硬化斑块形成，左侧足背动脉舒张期反向血流消失。此乃感受寒邪，侵袭下肢经脉，使气血凝滞运行不畅，日久营卫气血亏虚，筋脉失于濡养所致，法当温经散寒、益气养血、活血通脉，方拟当归四逆汤加减治之。

处方 当归20g 白芍20g 桂枝15g 细辛5g 黄芪30g 太子参20g 生姜15g 川芎15g 桃仁15g 王不留行30g 牛膝20g 鸡血藤30g 地龙15g 穿山龙30g 木瓜15g 杜仲15g 川断15g 石斛20g 甘草15g

14剂，水煎服，每日1剂，早晚温服。嘱其注意休息，保暖。

二诊 2009年7月22日，服用上方2周后病情好转，双足疼痛、凉、麻木、腿软无力均减轻，小腿肚抽搐改善不显，察其表情如常，诊其舌质淡暗苔薄白，脉细弱，此仍为寒凝经脉，气滞血瘀，营卫气血亏虚，筋脉失养所致，但小腿肚仍抽搐，且舌质淡暗，考虑气血瘀滞较重，阴血虚筋脉失养，故前方加香附15g，水蛭10g，白芍改30g，意在行气活血破血、养阴柔筋、缓急止痛。14剂，水煎服，每日1剂，早晚温服。

三诊 2009年8月5日，服用上方2周后明显好转，症见活动后双足轻微疼痛、麻木，腿软无力，小腿肚遇凉有时抽搐，诊其舌质淡红苔薄白，脉弱，据舌脉症，辨证治法同前，效不改方，故守二诊方继服14剂。

四诊 2009年8月19日，服用上方2周后症状皆无，诊其舌质淡红苔薄白，脉缓，彩超示双下肢动脉内壁略粗糙，余正常，临床治愈。嘱其停止用药，避免寒凉，忌肥甘厚味，随诊。

按 本案因感受寒邪，侵袭下肢经脉所致。寒性凝滞，使经脉中气血凝滞运行不畅，不通则痛，故双足疼痛，正如《素问·举痛论》所言："经脉流行不止，环周不休，寒气入经而稽迟，泣而不行，客于脉外则血少，客于脉中则气不通，故卒然而痛。"又寒为阴邪，易伤人体阳气，阳虚不能达于下末，故足凉；气血运行不畅，日久致营卫气血亏虚，筋脉肌肉失于濡养，故双足麻木、小腿肚抽搐、腿软无力；苔薄白脉沉细弱为寒凝经脉、气滞血瘀、营卫气血亏虚之征。综上分析，本案寒凝经脉为病之因、

病之本,由此而致的气血凝滞、营卫气血亏虚为病之标,故治宜标本兼顾,立温经散寒、益气养血行气活血通脉之法,方用当归四逆汤加减。在此方基础上加生姜以助通阳散寒;气为血之帅,气行则血行,加黄芪益气以助血行;加赤芍、川芎、桃仁、王不留行、牛膝活血通脉,同时牛膝兼具有引血下行、益肝肾、强筋骨之功;鸡血藤、地龙、穿山龙、木瓜祛风通经活络;杜仲、川断温补肾阳、强筋壮骨;石斛养肝肾之阴,濡养筋脉,并防温热药伤阴。诸药合用,温经散寒、益气养血活血通脉,使寒邪得去,气血畅通,气血旺盛,则诸症自愈。二、三诊在一诊基础上加香附、水蛭,意在加大行气活血之功,现代医学认为水蛭有溶解血栓斑块之功;加大白芍用量意在养阴柔筋、缓急止痛、缓解筋脉拘挛。经初、二、三诊治疗,临床治愈。

(三) 运用补阳还五汤、当归四逆汤从"虚、寒、瘀"论治糖尿病足

糖尿病足是指因糖尿病血管病变和(或)神经病变和感染等因素,导致糖尿病患者足或下肢组织破坏的一种病变。表现类型为足溃疡、足坏疽、足缺血。本病为现代医学疑难病,根据其下肢凉、麻、痛等症状,属于祖国医学血痹、脉痹范畴。本病属气血虚、寒凝、血瘀者可用补阳还五汤合当归四逆汤加减治疗。补阳还五汤出自《医林改错》卷下,主治中风之气虚血瘀证,与本案病机相同,方中黄芪补益元气,意在气旺则血行;当归养血活血;赤芍、川芎、桃仁、红花活血祛瘀;地龙通经活络。诸药合用补气活血通络,标本兼治。

病案

王某,男,47岁,干部,哈尔滨人。

双足疼痛、凉、麻木2年,加重1个月。既往糖尿病史13年,胰岛素控制治疗,于近2年出现双足疼痛、凉、麻木,在多家医院诊断为糖尿病足,予间断静脉滴注凯时(前列地尔注射液)配合中药治疗,但效果不明显,且于近1个月加重,双足痛连及小腿,伴双手麻木、凉,故求诊于张琪教授。

初诊 2011年1月26日。症见双足疼痛、凉、麻木,小腿痛,双手麻木、凉,观其双足凉,感觉减弱,足背动脉搏动减弱,舌质淡红苔薄白而干,脉沉弱,实验室检查示空腹血糖6.5mmoL,彩超示双下肢腘动脉,足背动脉管腔变窄。此乃久病气血亏虚,失于温煦濡养,加之气虚气不能帅血,血行不畅,脉络痹阻所致,法当益气温阳通阳、养血和营、活血通络,方拟补阳还五汤合当归四逆汤加减治之。

处方 黄芪30g 太子参20g 当归20g 赤芍20g 川芎15g 地龙20g 桃仁15g 红花15g 白芍15g 桂枝15g 细辛5g 通草15g 丹参20g 王不留行30g 鸡血藤30g 全虫10g 土虫10g 玉竹20g 石斛20g 生地20g 甘草15g

14剂,水煎服,每日1剂,早晚温服。嘱其慎起居,防劳累,调节饮食。

二诊 2011年2月9日,服用上方2周后,血瘀明显好转,症见双足轻微疼痛、凉、麻木,双手有时麻木,察其双足略凉,感觉正常,足背动脉搏动略弱,诊其舌质淡红苔薄白,脉弱,据舌脉症,辨证治疗同前,效不改方,继守上方。21剂,水煎服,每日1剂,早晚口服。

三诊 2011年3月2日,服用上方3周后,症状皆无,察其足背动脉搏动正常,诊其舌质淡红苔薄白,脉缓,彩超示双下肢动静脉血管正常,临床治愈,嘱其继服上方1周以巩固疗效,随诊。

按 本案辨证为气虚血瘀,脉络闭阻。久病多虚,致气血两虚,气虚不能帅血,血行不畅,脉络闭阻,不通则痛,故见双足、小腿疼痛;气主煦之,血主濡之,气虚失于温煦故双手、双足凉;血虚加血瘀失于濡养,故双手、双足麻木;舌质淡红苔薄白而干、脉沉弱为气血亏虚、血瘀之证。综上分析,本案病机为久病气血亏虚,失于温煦濡养,加之气虚气不能帅血,血行不畅,脉络闭阻,为本虚标实之证,治宜标本兼顾,立益气温阳通阳、养血和营、活血通络之法,方用补阳还五汤合当归四逆汤加减。在此二方的基础上加太子参助黄芪补益元气;丹参活血祛瘀;王不留、鸡血藤活血通络;全虫、土虫通经

活络;玉竹、石斛、生地滋阴润燥以养血,同时生地具有清热之功,以防瘀久化热。全方合用,共奏益气温阳散寒、养血和营、活血通络之功,使气血旺盛,瘀化、脉络畅通,则诸证自愈,经3周治疗,临床治愈。

(四) 运用活络效灵丹从"瘀"论治腰椎间盘突出症

腰椎间盘突出症是腰椎间盘各部分,尤其是髓核,有不同程度的退行性改变后,在外力因素的作用下,椎间盘的纤维环破裂,髓核组织从破裂之处突出(或脱出)于后方或椎管内,导致相邻脊神经根遭受刺激或压迫,从而产生腰部疼痛,一侧下肢或双下肢麻木、疼痛等一系列临床症状。腰椎间盘突出症为现代医学骨伤科疾病,本病属祖国医学腰痛范畴;治疗腰痛需辨虚实,实性腰痛,常见寒湿瘀血阻络。活络效灵丹治疗有效,本方出自《医学衷中参西录》,主治气血凝滞所致腰痛、腿痛臂痛、跌打瘀肿等,具有活血化瘀、通络止痛之功。张琪教授曾运用本方治疗一例腰椎间盘突出症并取得良效。

病案

付某,女,63岁,退休,哈尔滨人。

右侧腰痛,向右下肢放散2个月。于2个月前,因走路不慎突然摔倒后出现右侧腰痛,向右下肢放散,曾诊断为腰间盘突出症,予按摩牵引配合中药治疗2个月,但效果不显,故求诊于张琪教授。

初诊 2011年9月21日。症见右侧腰痛,向右下肢放散,活动后加剧。察其右侧腰4~5压痛(+),右直腿抬高试验(+),诊其舌质淡紫苔薄白,脉弦。CT示腰4~5间盘突出。此乃腰部闪挫致腰部血脉瘀阻,血行不畅,不通则痛所致。法当活血化瘀、通络止痛,方拟活络效灵丹加减治之。

处方 当归20g 丹参20g 乳香10g 没药10g 赤芍15g 桃仁15g 红花15g 元胡索15g 桂枝15g 乌药15g 紫苏15g 陈皮15g 甘草15g

14剂,水煎服,每日1剂,早晚温服。嘱其卧床休息,避免劳累活动。

二诊 2011年10月5日。服用上方2周后,病情明显好转。症见活动后右侧腰痛、右下肢轻度疼痛、乏力。察其右侧腰4~5压痛(±),右直腿抬高试验(±)。诊其舌质淡红有瘀斑苔薄白,脉细涩。据舌脉症,仍辨证为瘀血腰痛,因有乏力气虚之症状,乃行气活血药伤气之证,故前方加太子参30g以补气,同时助活血之功。14剂,水煎服,每日1剂,早晚温服。

三诊 2011年10月19日,服用上方2周后,症状皆无,察其无阳性体征,诊其舌质淡红苔薄白,脉缓。腰CT检查正常,临床治愈,嘱其停止用药,注意休息,防劳累,随访。1个月后随访,无发作。

按 本案因活动不慎,挫伤腰部,致腰部血脉瘀阻,血行不畅,不通则痛,故见腰痛,向右下肢放散;舌质淡紫为瘀血之征,脉弦主痛。故本案病机为跌仆损伤,致腰部血脉瘀阻,气血凝滞,为标实之证,宗"祛邪方可安正"及"血实宜决之"之训,治宜活血化瘀、通络止痛,佐以通阳行气,方以活络效灵丹加减治之。在此方基础上加赤芍、桃仁、红花、元胡索以助活血化瘀、通络止痛之功;加桂枝温阳通阳助血行;乌药、紫苏、陈皮行气以助血行,取"气行则血行"之意,且三药均有和胃之功,防活血药伤胃。全方合用,共奏行气活血化瘀、温阳通络止痛之功,使气行血行,气血调畅,瘀血得去,则疼痛自止。二诊在初诊方基础上加太子参意在补气以助血行,同时防行气活血而伤气血。经4周治疗,临床治愈。

(五) 运用川芎肉桂汤从"肾虚"论治腰痛

虚性腰痛,常见于肾虚或者因虚致实,张琪教授在临床常用一验方川芎肉桂汤,其出自《东垣试效方》,原方为羌活半钱,独活半钱,柴胡、肉桂、桃仁、当归尾、苍术、炙甘草各一钱,炒神曲半钱,酒防己三分,川芎一钱,防风三分。咀作一服,好酒三钱,煎至一钱去滓温服,宜温服之。东垣原书谓:"腰痛皆为足太阳足少阴血络中有凝血作痛,去血络中之凝血乃愈,宜服药通其经络,破其血络败血,宜川芎肉桂汤主之。"

川芎肉桂汤桃仁、归尾、川芎为行血活血之品,其余则为祛风寒除湿之品,如羌独活、防风、防己、苍术、肉桂等。可知此方治风寒湿夹痰血之腰痛为宜,笔者用之屡获良效。如寒甚可加附子、芦巴子,湿甚腰重痛加薏苡仁、茯苓,风盛游走痛可加秦艽、威灵仙等,肾虚加杜仲、狗脊、熟地黄等。

张琪教授在治疗肾小球肾炎、肾盂肾炎等病时,有的经治疗已愈,尿常规已转阴,但腰痛不除,考虑肾病从中医角度多属外受风寒湿而得,侵犯肾脏。肾病虽愈但风寒湿邪,留于经络,血络痹阻以致腰痛不除。因此一面祛风寒湿邪,一面活血通络多能取效。除此之外,属风寒湿之痹症腰痛亦皆有效,原方量不必拘泥,可变通应用。有的患者不善用酒,因此无须用酒,只用水煎即可。

(六) 运用补中益气汤加补肾药从"脾肾两虚"论治骨质疏松症

骨质疏松症是以骨量减少,骨小梁变细、断裂、数量减少,皮质骨多孔、变薄等骨的微观结构退化为特征,以致骨的脆性增高及骨折危险性增高的一种全身性骨病,属祖国医学骨痿、骨痹范畴。"脾主运化"及"脾合肌肉主四肢","肾主骨,生髓",若脾肾虚,则失于运化水谷精微,四肢失于濡养,不能久立。故治疗应以健脾补肾为要。张琪教授常予补中益气汤加补肾药治疗。该方出自《内外伤辨惑论》,其功效为补中益气,升阳举陷,方中黄芪补益中气,升阳举陷固表;太子参、白术、甘草助黄芪补益中气健脾助运化;血为气之母,气虚日久,营血亦亏,故用当归养血和营;柴胡、升麻升阳举陷,助脾气上升;陈皮理气健脾和胃,同时防柴胡、升麻升举太过,升中有降。验案如下。

病案

彭某,男,25岁。

四肢痿软无力、倦怠乏力3年,加重1个月。患者出生后体质弱,5~12岁双上下肢先后骨折七次,在北京301医院诊断为骨质疏松症,予补钙、食疗方法治疗,明显好转,此后再无骨折,但于近3年因饮食不节出现四肢痿软无力,伴倦怠乏力,在哈医大二院诊断为骨质疏松症,补钙及到处服中西药治疗,但效果不显,且于近1月加重,出现双手握力减弱、自汗、便溏,故求诊于张琪教授。

初诊 2010年11月24日。症见四肢痿软无力、双手握力减弱,倦怠乏力,自汗、便溏,察其形体消瘦,面色无华,诊其舌质淡苔薄白,脉虚弱,X线片示四肢骨质略退变。此乃先天禀赋不足,加之饮食不节伤脾,致脾肾两虚,筋骨、肌肉失于濡养所致,法当补脾建中、补肾健骨,方拟补中益气汤加减治疗。

处方 黄芪30g 太子参25g 当归20g 白术20g 柴胡15g 升麻10g 陈皮15g 山茱萸20g 枸杞25g 菟丝子20g 山药20g 五味子25g 牛膝15g 白芍20g 石斛20g 甘草15g

21剂,水煎服,每日1剂,早晚温服。嘱其食饮有节,注重食疗,适当锻炼。

二诊 2010年12月15日,服用上方3周后,病情明显好转,症见活动后下肢无力、轻微倦怠乏力,双手握力正常,余症无,察其形体略胖,面色有光泽,诊其舌质淡红苔薄白,脉弱,据舌脉症,辨证治法同前,因下肢无力,故前方加寄生30g、川断25g、狗脊30g以补肝肾,强筋骨。21剂,水煎服,每日1剂,早晚温服。

三诊 2011年1月5日,服用上方3周后,症见活动、运动后四肢有力,无疲乏无力,察其身体健壮,诊其舌质淡红苔薄白,脉缓,检阅实验室报告为:X线片示四肢骨质无退变,临床治愈。嘱其停止用药,调节饮食,适当锻炼。

按 本案辨证为脾肾两虚,肌肉、筋骨失于濡养。因先天禀赋不足肾虚,加之后天饮食不节伤脾,致脾肾两虚。脾失运化,脾不能将胃所产生的水谷精微转输至四肢三阴经、三阳经,四肢筋骨、肌肉均得不到水谷精微补充营养,故不能随意运动,正如《素问·太阴阳明论》所言:"今脾病,不能为胃行其津液,四肢不能禀水谷气,气日以衰,脉道不利,筋骨肌肉,皆无气以生,故不用焉。"又肾主骨生髓,肾虚则骨髓不充,故骨软无力,故见四肢痿软无力,双手握力减弱;倦怠乏力、自汗为脾气虚,气血化源不足,形骸失养,卫外不固之证;便稀为脾虚清阳不升而下陷之证;舌质淡苔薄白,脉虚弱为脾肾两虚、营卫气血亏虚之征。综上分析,本案病机为脾肾两虚,气血亏虚,四肢筋骨肌肉失于濡养,为本虚之证。宗"治痿独取阳明"及"虚则补之"之训,治宜补脾益气建中,佐补肾强筋健骨,方用补中益气汤加减。在此方基础上加山茱萸、枸杞、菟丝子补肾填精益髓;山药、五味子补肺脾肾;牛膝活血强筋健骨,使补而不滞;白芍、石斛滋养肝阴以助肝用,使筋有所养,则四肢健,同时养胃阴,助胃受纳功能。全方共奏补脾益气建中,升阳固表,补肾强筋健骨之功,使脾胃健则受纳运化有权,气血化源充足,肾精髓充足,则骨骼健壮,肝阴血旺则宗筋得养,则诸症自愈。二诊在初诊方基础上加寄生、川断、狗脊以补肝肾、强筋骨。经 6 周治疗,临床治愈。

九、自身免疫性疾病临证治验录

(一)运用补阳还五汤、四物汤从"虚、瘀"论治系统性硬化病

系统性硬化病又称为系统性硬化症,是一种临床上以局限或弥漫性皮肤增厚和纤维化为特征,可影响心、肺、肾和消化道等器官的结缔组织疾病。如果病变既累及皮肤,又侵及内脏的,称为系统性硬皮病;若病变只局限于皮肤而无内脏损害,则称为局限性硬皮病。临床表现为雷诺现象、手指硬肿、关节痛、关节炎。本病为疑难病,因其常见身体不仁、肢节疼痛等症状,故属祖国医学痹症之血痹范畴。本病证属气血虚、血瘀者可予补阳还五汤合四物汤治疗。四物汤源自《仙授理伤续断秘方》,其功用为补血调血,主治营血虚滞证。

病例

刘某,女,37 岁,干部,哈尔滨人。

四肢肘膝关节以下凉、麻木,左手掌皮硬 1 年。平素纳差,体质虚弱,于 1 年前无明显原因而四肢肘膝关节以下凉、麻木,尤左上肢为重,伴左手掌皮硬、胸闷、有束带感、左眼视物不清、全身软弱无力,在哈医大二院诊断为系统性硬化病,予干扰素、激素、环孢素 A 等治疗 1 个月,左眼视物不清、全身软弱无力症状明显好转,余症无改善,故求诊于张琪教授。

初诊 2010 年 9 月 8 日。症见四肢肘膝以下凉、麻木,左上肢为著,伴左手掌皮硬、胸闷、有束带感、左眼视物模糊、疲乏无力,察其手足凉、左手掌皮硬,诊其舌质淡紫苔薄白,脉沉弱,实验室检查均正常。此乃平素纳差,气血化源不足,日久致气血亏虚,气虚气不帅血,血络瘀阻,同时形骸、四肢皮肤、肌肉、筋脉及目窍失于温煦濡养所致,法当益气活血通络、滋阴养血明目,方拟补阳还五汤合四物汤加减治之。

处方 黄芪 40g　当归 20g　赤芍 20g　川芎 15g　地龙 15g　丹参 20g　鸡血藤 20g　土虫 10g　全虫 10g　蜈蚣 2 条　生地 20g　白芍 20g　山茱萸 20g　枸杞 20g　天麻 15g　怀牛膝 20g　杜仲 15g　决明子 20g　木贼 15g　密蒙花 15g　甘草 15g

21 剂,水煎服,每日 1 剂,早晚温服。嘱其慎起居,调节情志,防寒凉、劳累。

二诊 2010 年 9 月 29 日,服用上方 3 周后,病情明显好转,症见四肢肘膝关节以下轻微凉、麻木,左手掌皮略硬,仍胸闷、有束带感,左眼视物较前清晰,活动后疲乏无力,食欲略差,察其手足凉、

左手掌皮硬均明显好转,诊其舌质淡红略紫苔薄白,脉弱。此乃气血亏虚,失于温煦、濡养,气虚血瘀气滞,脾胃虚弱,受纳运化失司所致,故前方加香附15g、枳壳25g、神曲15g、麦芽30g以行气助血行、理气和胃、消食导滞,助脾胃受纳运化功能。21剂,水煎服,每日1剂,早晚温服。嘱其激素每周减1片。

三诊 2010年10月20日,服用上方3周后病情明显好转,症见四肢肘膝关节以下无凉、麻木,左手掌略硬、轻微胸闷、有束带感,左眼视物基本正常,活动后乏力,饮食正常,察其左手掌皮略硬,诊其舌质淡红苔薄白、脉沉,据舌脉症辨证治法同前。

处方 黄芪30g 当归20g 赤芍20g 川芎15g 地龙15g 丹参20g 鸡血藤30g 生地20g 白芍20g 山茱萸20g 枸杞20g 天麻15g 怀牛膝20g 决明子20g 密蒙花15g 香附15g 枳壳20g 神曲15g 麦芽30g 甘草15g

14剂,水煎服,每日1剂,早晚温服。嘱其激素仍每周减1片。

四诊 2010年11月3日,服用上方2周后症状皆无,察其正常,诊其舌质淡红苔薄白,脉缓,临床治愈。嘱其将二诊方制成丸剂,2丸/次,3次/日,口服,服至激素减完。

2个月后患者反馈,激素已停,病情无反复。

按 本案因平素纳差,气血化源不足,日久致气血亏虚所致。气为血之帅,气虚气不能帅血,必致血瘀;气主煦之,血主濡之,气虚失于温煦,故四肢凉,血虚加之血瘀,致四肢皮肤、肌肉、筋脉失于濡养,故四肢麻木、手掌硬;胸中为气之所宗,血之所聚,气血亏虚,加之血瘀气滞,故胸闷、有束带感;肝藏血,开窍于目,血虚则肝失所养之窍,故视物模糊不清;全身疲乏无力、脉沉弱为气血亏虚,形骸失养,脉道不充,鼓动无力之征。舌质淡紫为气虚血瘀之征;综上分析,本案病机为气血亏虚、血络瘀阻,形骸、四肢失于温煦、濡养,为本虚标实之证,治宜标本兼顾,立益气活血通络、滋阴养血明目之法,方用补阳还五汤合四物汤加减。补阳还五汤出自《医林改错》卷下,其功效为益气活血通络,主治中风气虚血瘀证,与本案气虚血瘀病机相同,属异病同治。在此二方基础上加土虫、全虫、蜈蚣、天麻、鸡血藤助活血通络之力;山茱萸、枸杞、杜仲滋补肾阴,为肝肾同源之意;怀牛膝活血化瘀、强筋健骨;决明子、木贼、密蒙花养肝清肝明目。全方共奏益气活血通络、滋阴养血明目之功,使气血充足,则五脏六腑、四肢形骸得以温煦、濡养,血络畅通,则气调血旺,诸症自愈。二、三诊加香附、枳壳行气以助血运行;加神曲、麦芽升降脾胃之气,消食导滞,助脾胃气血生化之源。四诊后改丸剂以巩固疗效。经近四个月治疗,临床治愈。

(二) 运用圣愈汤从"气血两虚"论治系统性红斑狼疮

系统性红斑狼疮是一种弥漫性、全身性自身免疫病,主要累及皮肤黏膜、骨骼肌肉、肾脏及中枢神经系统,同时还可以累及肺、心脏、血液等多个器官和系统,表现出多种临床表现,血清中可检测到多种自身抗体和免疫学异常。张琪教授曾治疗一例系统性红斑狼疮患者以血液系统损害为主要表现,检查示血小板减少,症见牙龈出血者,经辨证为气血两虚证,给予圣愈汤治疗而愈。圣愈汤源自《医宗金鉴》,主治气血虚弱、气不摄血之证,方中四物汤补血调血,黄芪、太子参益气摄血。病例如下。

病案

王某,女,54岁。

该患于2007年1月感冒后颜面两颧骨处出现红斑,牙龈出血,遂到哈医大二院就诊,查狼疮细胞(+),抗核抗体(+),血小板15×10^9/L,诊断为系统性红斑狼疮,予激素治疗,经2年多治疗血小板有所提高,激素减到2片/日,但效果不明显,故于近日来我院就诊。

初诊 2009 年 6 月 10 日。症见牙龈有时出血,查其颜面潮红,诊其舌淡红苔薄黄,脉虚数,实验室检查:血小板 82×10^9/L。中医辨证为血证(齿衄,热毒郁结,气血亏虚)。西医诊断为系统性红斑狼疮。法当益气养血摄血、清热解毒、滋阴凉血。方用圣愈汤加减。

处方 当归 20g 生地 15g 川芎 15g 白芍 15g 黄芪 30g 太子参 20g 双花 30g 连翘 20g 蒲公英 30g 半枝莲 20g 地骨皮 15g 丹皮 15g 枸杞 15g 女贞子 15g 甘草 15g

21 剂,水煎服,每日 1 剂,早晚温服。

按 本案系统性红斑狼疮病因复杂,病程长,祖国医学认为于感染疫毒有关,热毒蕴结日久则耗伤气血,而致气血亏虚。热毒之邪伤及血络,故牙龈出血;气虚气失统摄,故日久不愈;热毒上壅,故面部出现红斑、面部潮红;舌质红苔薄黄、脉虚数为热毒蕴结,日久伤阴,气血亏虚之征。综上分析,本案为热毒蕴结耗伤气血,伤阴之征,为本虚标实,以本虚为主,故治宜益气补血摄血为主,佐以清热解毒、滋阴凉血止血,方用圣愈汤加减治疗。在此方基础上加双花、连翘、公英、半枝莲清热解毒;地骨皮、丹皮、山萸肉、枸杞、女贞子滋阴补肾,清热凉血止血,因肾为真阴真阳所寄之所,故滋阴以肾阴为主,本方标本兼治以治本为主。

(三) 运用四物汤、理血汤从"血热"论治丙肝相关性冷球蛋白血症

冷球蛋白是一种在低温下能可逆沉淀的免疫球蛋白,通常是 IgM,也可是 IgG。冷球蛋白血症则是与冷球蛋白相关的,以皮肤血管炎损害为主的免疫复合物病。临床表现为皮肤紫癜,皮肤、黏膜溃疡,雷诺现象,关节痛,肾损害,外周神经病变等。本病多发生于中年女性。不伴随任何明确疾病的冷球蛋白血症,称原发性冷球蛋白血症;伴随于某种疾病的冷球蛋白血症称继发性冷球蛋白血症,多见于自身免疫性疾病和感染性疾病。张琪教授曾诊治一例以皮肤紫癜为主要表现的丙型肝炎继发的冷球蛋白血症,经滋阴清热凉血止血治疗取得良效,方用四物汤、理血汤。四物汤源自《仙授理伤续断秘方》,具有滋阴养血和血之功。理血汤源自《医学衷中参西录》,方中茜草化瘀止血。海螵蛸、龙骨、牡蛎收敛固涩止血;山药滋脾肾之阴;阿胶滋阴清热凉血养血;白头翁清热凉血固涩止血;全方共奏滋阴清热凉血收敛止血之功。二方合用滋阴养血和血,清热凉血收敛止血。

病案

付某,女,63 岁。

该患者患丙肝病史 35 年,于 3 个月前无明显原因双下肢出现大小不等出血点,在北京 301 医院诊断为丙肝相关性冷球蛋白血症,予免疫抑制剂等治疗(具体用药不详)无效,且逐渐加重,双下肢满布出血点连成片,伴针刺样疼痛且瘙痒,故求诊于张琪教授。

初诊 2009 年 9 月 9 日。症见双下肢满布斑疹,颜色深浅不一,连成片(膝关节以下尤著),伴针刺样疼痛,瘙痒,全身皮肤干燥,口干、鼻干、眼干,心烦,盗汗,舌质红苔薄黄,脉沉细;实验检查示血冷球蛋白抗体(+)。中医辨证为肌衄(脾肾阴虚火旺)。西医诊断为丙肝相关性冷球蛋白血症。法当滋阴清热凉血收敛止血,养血和血。方用四物汤合理血汤加减。

处方 当归 20g 白芍 20g 熟地 20g 生地 20g 川芎 15g 地骨皮 15g 丹皮 15g 茜草 20g 海螵蛸 15g 龙骨 20g 牡蛎 20g 白头翁 15g 山药 15g 玉竹 15g 阿胶 15g 山萸萸 20g 枸杞 20g 金樱子 15g 白鲜皮 15g 蝉蜕 15g 甘草 15g

按 本案久患肝病,肝血不足,加之年老肾精亏虚,而致肾真阴不足,日久侮脾,脾阴虚,最终脾肾阴虚,阴虚生内热,相火妄动,因脾主肌肉、四肢,故火热之邪伤于肌肤之络脉,迫血妄行,故见双下肢满布斑疹;离经之血必成瘀,故见针刺样疼痛;血虚肌肤失养,故皮肤瘙痒;金水相生,肾阴虚必致

肺阴虚,又肾阴虚,水不涵木,而致脾阴虚,最终而致脾肾心肝肺阴俱虚,故见眼干、口干、鼻干、全身皮肤干;肾阴虚,心火亢盛,故心烦、盗汗;舌质红苔薄黄、脉沉细为阴血亏虚,火热之邪之征。综上分析,本案阴虚(脾肾为主)为病之因,病之本,火热之邪迫血妄行,出血、瘀血为病之标,为本虚表实之证,故治宜标本兼顾,滋阴养血和血,兼清热凉血收敛止血。方用四物汤合理血汤加减,在此二方基础上加上地骨皮、丹皮清热凉血,且丹皮有活血之功;玉竹养肺阴,金水相生;山茱萸,枸杞滋养肾阴;金樱子补肾收敛止血;白鲜皮、蝉蜕清热止痒。诸药合用,使脾肾肝肺之阴得补,火热之邪得消,养血活血,补血而不滞血,滋而不腻,清热而不伤阴,可见配伍之严谨。

(四)运用圣愈汤从"脾"论治特发性血小板减少性紫癜

原发性血小板减少性紫癜(ITP),又称特发性血小板减少性紫癜,指无明显外源性病因引起的血小板减少,但大多数是由于免疫反应引起的血小板破坏增加,故又名自身免疫性血小板减少,是一类较为常见的出血性血液病,其特点为血小板寿命缩短,骨髓巨核细胞增多,80%~90%病例的血清或血小板表面有IgG抗体,脾脏无明显肿大。根据发病机制、诱发因素和病程,ITP分为急性型及慢性型两类。本病病死率约为1%,多数是因颅内出血死亡,ITP主要临床表现为皮肤黏膜出血或内脏出血。原发性血小板减少性紫癜是一种自身免疫性疾病,属祖国医学"紫斑"之范畴,乃系先天禀赋因素或因病久脾虚不摄等,使血溢脉外,以皮肤黏膜出现紫暗斑块及其他部位出血为主要表现的出血性疾病。叶天士认为"斑属血者恒多",张琪教授根据其小儿"先天有余,后天不足"的生理特点,考虑患儿脾虚脾失统摄,血不循经而妄行出现皮肤紫癜;又因脾主肌肉,此类紫癜乃血不归脾而妄行于肌肤,故张琪教授治疗上以补气养血摄血为法,常用《医宗金鉴·删补名医方论》之圣愈汤即四物汤加人参、黄芪。

病案

王某,男,10岁,学生,华楠县人。

反复鼻出血3个月。该患者平素食少纳差,体弱,于3个月前无明显原因突然出现鼻出血,量多,在华楠县医院局部止血配合静脉滴注止血药。血止后转到哈医大二院,查血小板38×10⁹/L,诊断为特发性血小板减少性紫癜,予口服强的松9片/日,配合静脉滴注止血药,半个月后血小板升到60×10⁹/L出院,但此后血小板没再升高,且反复鼻出血伴四肢肌肤紫斑,故于今日来我院就诊。

初诊 2011年6月22日。有时鼻出血,四肢散在瘀斑,手足心热,盗汗,舌质红苔薄黄,脉虚数,查血小板58×10⁹/L。中医辨证为鼻衄(气血亏虚,气不摄血,阴虚火旺)。西医诊断为特发性血小板减少性紫癜。法当益气补血摄血、滋阴清热凉血止血。方用圣愈汤加减。

处方 黄芪15g 太子参15g 当归15g 生地15g 白芍15g 川芎10g 丹皮15g 地骨皮15g 玉竹15g 女贞子15g 枸杞子15g 焦栀子10g 茅根25g 侧柏叶15g 藕节15g 甘草10g

按 本案特发性血小板减少性紫癜为现代医学血液系统疑难病,属祖国医学血证之鼻出血、肌衄范畴,因平素食少纳差,致脾胃虚弱,气血化源不足,致气血亏虚,气不摄血,血不归经而外溢,故见鼻出血、肌肤瘀斑;长期反复出血使阴血更亏,加重气血虚弱,同时阴虚生内热,虚热内扰,故见手足心热、盗汗;舌质红苔薄黄、脉数为气血虚弱,虚热之症。综上分析,本案病机为脾胃虚弱致气血亏虚,气虚气不能摄血,血不归经而溢外,同时阴血亏虚而生内热,虚热内扰,热迫血行,加重出血,为本虚标实之证,以本虚为主。故治宜益气补血摄血治本为主,佐以滋阴清热凉血止血以治标,方用圣愈汤加减。该方出自《医宗金鉴》,主治气血虚弱,气不摄血证,恰合本案,方中黄芪、太子参益气健脾摄血;四物汤补血调血,使补而不滞,行而不伤血,温而不燥,滋而不腻。在此方基础上加地骨皮、丹皮滋阴清热凉血;玉竹、枸杞、女贞子滋养肾阴以生血;焦栀子清热泻火;茅根、侧柏叶凉血止血;藕节止血活血,使血止而不留瘀。全方合用,共奏益气补血摄血、滋阴清热凉血止血之功,使气充脾健,收摄运化有权,阴血充足,虚热得清,血止而不留瘀,则诸症自愈。

十、皮肤科疾病临证治验录

(一)运用逍遥散从"肝郁、脾虚"论治脂溢性脱发

脱发是指头发脱落的现象。其主要症状是头发油腻,如同擦油一样,亦有焦枯发蓬,缺乏光泽,有淡黄色鳞屑固着难脱,或灰白色鳞屑飞扬,自觉瘙痒,分为生理性、病理性和脂溢性脱发,表现为头皮上有较厚的油性分泌,头发光亮,稀疏而细,或者头发干燥,头屑多,无光泽,稀疏纤细。本病为现代医学疑难病。头发与肝脾有密切关系,肝主血,肝性喜条达而恶抑郁,为藏血之脏,体阴而用阳,因平素好生气,情志不畅,肝目不能条达,则肝体失于柔和,致肝郁血虚,又肝郁易于乘脾,致脾虚脾失运化,气血化源不足,加重了肝血虚,发为血之余,血虚发失所养,故见脱发。张琪教授常用逍遥散治疗此类脱发取效。该方出自《太平惠民和剂局方·卷九》,"治血虚劳倦,……月水不调……",其功效为疏肝解郁、养血健脾。在此方基础上加芥穗、蝉蜕、薄荷、菊花疏风清热;丹皮、地骨皮、赤芍清热凉血润燥,且丹皮、赤芍配合丹参、坤草活血化瘀,取"治风先治血,血行风自灭"之意。全方共奏疏肝养血健脾、疏风清热、凉血活血之功。

病案

于某,女,23岁,教师,哈尔滨人。

脱发伴头皮痒6年,加重半年。平素好生气,于6年前开始脱发,伴头皮痒,经多家医院诊断为脂溢性脱发,间断服中药治疗,但效果不显,且于近半年加重,出现入睡困难、月经量少、疲乏无力,到处服中药治疗无效,故求诊于张琪教授。

初诊 2010年10月20日。症见脱发、头皮痒,入睡困难,月经量少,疲乏无力,察其头发稀疏,油脂多,诊其舌质淡苔薄黄,脉沉弱,实验室检查均正常。此乃情志不畅,致肝郁血虚脾虚,脾虚气血化源不足,加重肝血虚,发、心、形体失于濡养,同时血虚化湿生风所致,法当疏肝养血健脾、疏风清热、凉血活血,方拟逍遥散加减治之。

处方 柴胡15g 白芍20g 当归20g 白术15g 云苓15g 甘草15g 芥穗10g 蝉蜕15g 菊花15g 薄荷15g 丹皮15g 地骨皮15g 赤芍15g 丹参15g 坤草30g

21剂,水煎服,每日1剂,早晚温服。嘱其节情志,调节饮食,注意休息,防劳累。

二诊 2010年11月10日,服用上方2周后,病情明显好转,症见服药3周后无脱发,有新发生出,头皮轻微痒,仍入睡困难,月经正常,轻微乏力,察其有新发生出,油脂明显减少,诊其舌质淡红苔薄略黄,脉弱。据舌脉症,辨证治法同前,因睡眠无改善,故前方加枣仁20g、柏子仁25g、石菖蒲20g、远志15g、五味子15g以养血安神。21剂,水煎服,每日1剂,早晚温服。

三诊 2010年12月1日,服用上方3周后,无脱发,新发不断生出,余症皆无,察其头发明显增多,油脂分泌正常,诊其舌质淡红苔薄白,脉缓。嘱其停服汤剂,改服逍遥丸2周,1丸/次,日3次口服,同时注意休息,调节饮食,节情志,随诊。

按 本案脂溢性脱发,辨证为肝郁血虚脾虚,化燥生风。肝性喜条达而恶抑郁,为藏血之脏,体阴而用阳,因平素好生气,情志不畅,肝失条达,则肝体失于柔和,致肝郁血虚,又肝郁易于乘脾,致脾虚脾失运化,气血化源不足,加重了肝血虚,发为血之余,血虚发失所养,故见脱发;血虚化燥生风,故见头皮痒;心主血,藏神,血虚心失所养,故不寐;血虚则胞宫空虚,故月经量少;疲乏无力、脉沉弱为

气血亏虚之征。综上分析,本案病机为情志不畅,致肝血虚化燥生风,为本虚标实之证,以本虚为主,故治宜扶正为主,佐以祛风,立疏肝养血健脾、疏风清热、凉血活血之法,方用逍遥散加减。使肝气得舒,肝体得养,脾气得健,气充血旺,风燥热得除,血行畅通,则诸症自愈。二诊在初诊方基础上加枣仁、柏子仁、石菖蒲、远志、五味子以养心安神。经6周治疗,临床治愈。

(二) 运用桃红四物汤加减从"血虚"论治斑秃

斑秃是一种自身免疫性的非瘢痕性脱发,常发生于身体有毛发的部位,局部皮肤正常,无自觉症状。"发为血之余",一般斑秃脱发都是由于血虚血瘀不能上荣于头所致,以血虚为主,故选用《医垒元戎》,录于《玉机微义》的加味四物汤,即桃红四物汤,以养血活血。

病案

付某,男,27岁。

头发、眼眉脱落6年。该患于6年前因休息不好、劳累、紧张,头发、眼眉开始脱落,逐渐加重,到多家医院就治均无效,故来我院治疗。

初诊 2008年11月5日。头发、眼眉皆脱落,于每年春秋季节暴发,多梦,舌质淡红苔薄白,脉沉弱。中医辨证为血虚血瘀兼肾虚,西医诊断为斑秃,法当养血活血补肾,方拟桃红四物汤加减治之。

处方 当归20g 白芍20g 川芎15g 熟地25g 桃仁15g 红花15g 何首乌25g 玉竹20g 枸杞20g 菟丝子20g 黄芪30g 党参20g 生龙骨20g 生牡蛎20g 茯神20g 甘草15g

按 本案病机为血虚毛发失于濡养,故予以桃红四物汤以养血活血。又"肾主骨生髓,其华在发","精血同源",故配何首乌、玉竹、枸杞、菟丝子滋阴补肾益精血以生发;"气为血帅",气能行血,气能生血,佐以黄芪、党参益气生血活血;生龙骨、生牡蛎、茯神重镇安神、收涩固脱;甘草补和缓。诸药合用共奏养血活血补肾益气固涩之功。